中国医学临床百家·病例精解

北京大学第三医院
骨科疾病 病例精解

主　编　刘忠军

副主编　李危石　周方　田华

科学技术文献出版社
SCIENTIFIC AND TECHNICAL DOCUMENTATION PRESS
·北京·

图书在版编目（CIP）数据

北京大学第三医院骨科疾病病例精解/刘忠军主编. —北京：科学技术文献出版社，2024.4

ISBN 978-7-5235-1206-7

Ⅰ.①北… Ⅱ.①刘… Ⅲ.①骨疾病—病案 Ⅳ.① R68

中国国家版本馆 CIP 数据核字（2024）第 055217 号

北京大学第三医院骨科疾病病例精解

策划编辑：蔡 霞 责任编辑：蔡 霞 责任校对：张 微 责任出版：张志平

出 版 者 科学技术文献出版社
地 址 北京市复兴路 15 号 邮编 100038
编 务 部 （010）58882938，58882087（传真）
发 行 部 （010）58882868，58882870（传真）
邮 购 部 （010）58882873
官 方 网 址 www.stdp.com.cn
发 行 者 科学技术文献出版社发行 全国各地新华书店经销
印 刷 者 北京虎彩文化传播有限公司
版 次 2024 年 4 月第 1 版 2024 年 4 月第 1 次印刷
开 本 787×1092 1/16
字 数 337 千
印 张 26.75
书 号 ISBN 978-7-5235-1206-7
定 价 198.00 元

《北京大学第三医院骨科疾病病例精解》

编 委 会

主　编　刘忠军

副主编　李危石　周　方　田　华

编　者　（按姓氏笔画排序）

刀垠泽　于　淼　王　程　王圣林　王鑫光

韦　峰　田　耘　司　高　吕　杨　刘　啸

刘冰川　刘晓光　许南方　许翔宇　孙　宇

孙卓然　孙垂国　李　扬　李　锋　李子剑

杨钟玮　邹　达　张稚琪　范吉星　周　华

周非非　周思宇　赵　然　赵衍斌　郝有亮

胡攀攀　钟沃权　侯国进　姜　帅　耿　霄

夏　天　郭　琰　郭新虎　曾　岩　蔡　宏

主编简介

刘忠军，骨科主任医师，教授，博士研究生导师，北京大学第三医院大外科主任，脊柱外科研究所所长，北京大学医学部学术委员会委员，北京市脊柱外科重点研究室主任，享受国务院政府特殊津贴。

中国预防医学会骨与关节病预防与控制专业委员会副主任委员，中华医学会骨科分会常务委员，中国康复医学会脊柱脊髓专业委员会顾问，《中国脊柱脊髓杂志》副主编，《中国微创外科杂志》副主编，《中华骨科杂志》编委，《中华外科杂志》编委；曾获国家科学技术进步奖二等奖，北京市科学技术进步奖一等奖，教育部科学技术进步奖一等奖、二等奖及中国医院协会医院科技创新奖一等奖等奖项；曾获卫生部有突出贡献的中青年专家、首都十大健康卫士等称号；主持科技部重点研发专项、国家自然科学基金及省部级科研项目20余项；获发明专利15项、实用新型专利20余项。

从事骨科临床工作40年，致力于脊柱外科疾病的临床诊治与相关基础研究，尤以脊柱退变、创伤性疾病及脊柱肿瘤等疑难疾病的手术技术探索与研发见长。十余年来率先将3D打印技术应用于脊柱外科手术，带领团队在世界范围内首先研发并注册上市3D打印钛合金手术植入假体，成功完成首例定制化3D打印颈椎人工椎体植入及大跨度胸腰椎人工椎体植入术。同时在应用3D打印微孔金属人工植入假体实现骨骼结构重建、骨融合及治疗功能化的相关基础研究方面取得突破性进展，最早提出"骨骼—假体—骨骼"融合及结构/功能重建理念。

前　言

　　《北京大学第三医院骨科疾病病例精解》汇集了北京大学第三医院近年来所收治的 40 余例具有典型意义或借鉴/参考价值的手术治疗病例，包括脊柱外科、关节外科及创伤外科等亚专科内容。这些病例以常见疾病为主，也有少量疑难疾病。

　　作为临床医学中的一个专业学科，骨科学是实践性很强并不断发展的科学。骨科学的发展与医学的整体发展，包括基础研究的不断深入密切相关，各种形式本专业或跨学科的学术研讨与交流促进了骨科学的技术进步与水平提高。然而在疾病诊断、治疗，尤其手术治疗的环节上，寻求针对具体病例的同行专家见解和临床经验分享始终是解决临床实际问题不可或缺的一种有效途径。出版本病例精解的目的正是为骨科同行搭建一个探讨疾病治疗的学习和交流平台，提供具体病例诊断、评估和治疗过程的介绍及解析，希望能在临床实际工作中起到借鉴或参考作用。每个病例均包括病例介绍、分析和点评三个部分，力求体现出术者对病例特征、诊治要点及术式选择的认识与思考，旨在透过每个病例的鲜活展现，比较系统地阐述相关知识要点和临床思路，既"授之以鱼"，亦"授之以渔"。

　　近年来骨科学仍处于快速发展时期，相关学科的交叉融合促进了骨科领域诊断及治疗技术的进步，微创化、智能化、精准化正在形成骨科手术新的发展方向和特征。鉴于上述情况，本病例精解中特意收集了部分能反映骨科治疗技术最新进展的案例。

　　本病例精解汇集了北京大学第三医院骨科多位专家的宝贵经

验，在一定程度上体现了北京大学第三医院骨科在相关疾病治疗方面的整体认识理念和技术水平。但骨科治疗技术仍在不断改进，且病例毕竟由不同医生所提供，难免存在因个人认知因素而带来的局限性及不足之处，故所谓经验之谈，可资借鉴、参考，并非标准答案，不必完全效仿。

目　录

病例 1
颈椎后纵韧带骨化症

📋 病历摘要

【基本信息】

患者，男性，47 岁。

主诉：左下肢麻木 3 年，双上肢及躯干麻木、书写不利半年。

【查体】

左下肢及双上肢针刺觉减退，无明显肌肉萎缩，四肢肌张力增高，肌力 5 级，四肢腱反射活跃，双侧 Hoffmann 征（＋）。mJOA 评分 13 分。

【影像学检查】

（1）颈椎侧位中立位 X 线片（图 1-1）：颈椎生理曲度变直，

笔记

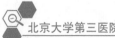

前凸3°，后纵韧带骨化，K线阴性。

（2）重建CT（图1-2、图1-3）：混合型颈椎后纵韧带骨化，$C_{2\sim5}$连续型，C_6、C_7节段型骨化，在$C_{3\sim4}$间隙水平及C_4椎体后方水平，后纵韧带骨化块椎管侵占率>70%。

（3）颈椎磁共振（图1-4）：颈椎管狭窄，$C_{3\sim7}$脊髓受压，$C_{3\sim5}$为著，$C_{3\sim4}$间隙水平椎髓间距8.79 mm，该水平脊髓T_2像信号增高，提示脊髓变性。

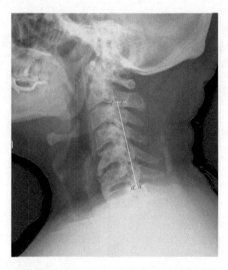

图1-1 术前侧位中立位X线片显示颈椎生理曲度变直，
后纵韧带骨化块在$C_{3\sim4}$水平接触K线

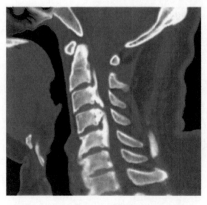

图1-2 重建CT显示混合型
颈椎后纵韧带骨化

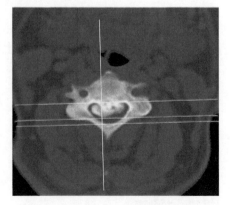

图1-3 在$C_{3\sim4}$间隙水平及C_4
椎体后方水平，后纵韧带骨化块
椎管侵占率达73.9%

笔记

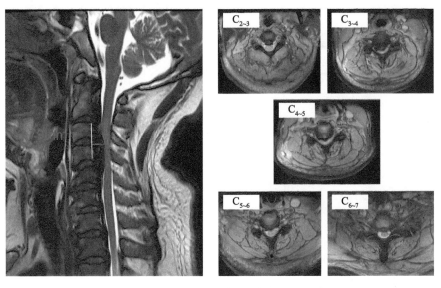

图1-4　颈椎磁共振显示颈椎管狭窄，$C_{3\sim7}$脊髓受压，
$C_{3\sim5}$为著，$C_{3\sim4}$间隙水平椎髓间距8.79 mm，
该水平脊髓T_2像信号增高，提示脊髓变性

【诊断】

颈椎后纵韧带骨化症（混合型）；继发性颈椎管狭窄。

【治疗经过】

完善术前准备后，全身麻醉下行颈后路$C_{2\sim7}$单开门椎管扩大椎板成形术（保留一侧肌肉韧带复合体）。中立位气管插管，安装Mayfield三点式头弓，轴线翻身呈俯卧位，连接头架，固定头颈于轻度屈曲位，固定躯干及四肢，头高脚底位。常规消毒铺单，贴手术膜。后正中做一切口，显露$C_{2\sim7}$棘突，剥离左侧椎旁肌，延棘突根部以摆锯行棘突截骨，连带肌肉韧带翻向右侧，剥离右侧附着于椎板的深层短肌，显露双侧椎板后，开门侧椎板表面去皮质化，在右侧侧块与椎板交界处做门轴，左侧相应位置切断椎板全层，从左向右翻折椎板，在开门侧椎板及漂浮棘突根部分别钻孔，以钛缆依次穿过棘突、椎板预制的孔，恢复颈椎中立位，收紧钛缆，使椎板

笔记

维持在开门状态，漂浮棘突连同附着的肌肉"坐在"开门侧椎板表面，实现棘突重建。仔细止血，冲洗，放置负压引流，逐层闭合切口。术后保持引流通畅，每24小时引流量低于50 mL可拔除引流管。

【随访】

术后3、12、24个月门诊随访。该患者术后3个月复查（图1-5）X线片显示颈椎前凸1.3°，中立平衡，磁共振显示颈脊髓减压充分。术后2年随访仅残留轻微上肢麻木感，余症状缓解，mJOA评分恢复至16.5分，改善率87.5%。磁共振显示颈脊髓减压充分（图1-6）。

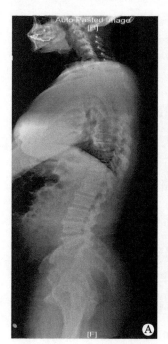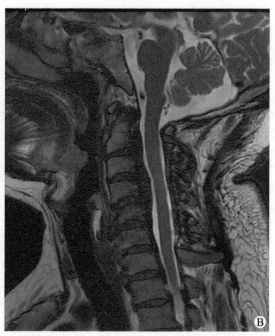

A. X线片显示颈椎前凸1.3°，中立平衡；B. 核磁显示颈脊髓减压充分。

图1-5 术后3个月复查

笔记

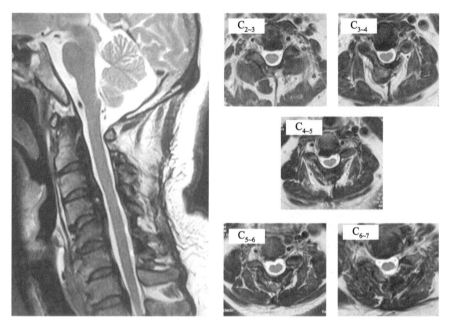

图 1-6 术后 2 年随访磁共振显示颈脊髓减压充分

病例分析

以往的研究多将颈脊髓前方致压物的椎管侵占率大于 50% ~ 60% 时，称为重度脊髓压迫。由于后纵韧带骨化发展缓慢，而脊髓对于缓慢发展的致压物有较好的耐受性，所以出现神经功能受损的表现时，重度脊髓压迫的情况并不少见。然而，在发病早期，神经功能障碍程度与脊髓受压程度往往不平行，呈现出"压迫重，损害轻"的特点，后期可出现神经功能障碍的迅速进展。有些患者确诊前可无任何神经受损表现，仅以头颈部轻微外伤后出现脊髓损伤性瘫痪为首发表现，提示这种"高危颈椎"的潜在危害。对于仅有脊髓受压，没有神经损害或神经功能障碍轻微的病例，是否需要手术治疗，目前尚无统一认识：由于颈椎外伤风险的不可预测性加之脊髓损伤的后果严重，预防性减压手术亦有一定合理性，与患者充分沟通，交代保守观察与手术治疗各自的利弊后，可进行个体化选择；然而，大多学者认为神经功能损害明显或病情进展、脊髓变性、颈椎不稳等情况是手术治疗的指征，否则可保守观察。

结合本例患者的症状、体征、影像学检查均提示颈椎后纵韧带骨化症诊断明确，神经功能障碍进展，磁共振显示颈脊髓变性，因此手术指征明确。

颈椎后纵韧带骨化症前路手术为减压固定融合术，主要适应证为孤立型或者累及 1~2 个椎节的节段型后纵韧带骨化，脊髓受压范围较为局限的病例。减压方式包括骨化块切除、漂浮或椎体前移等具体术式，后两者可视为骨化块切除术的变体，可降低硬膜及脊髓损伤的风险。但是内植物相关并发症及邻近节段退变等前路手术的固有问题仍然存在。

后路减压的适应证是多节段后纵韧带骨化导致脊髓广泛受压。单纯的椎板切除术由于后凸畸形、轴性症状及硬膜后方瘢痕压迫等并发症已较少在临床应用。椎板成形术与椎板切除+融合内固定术是目前广泛应用的两种术式。后者以牺牲颈椎活动度为代价，将颈椎固定于相对较好的曲度下，避免后路术后颈椎后凸畸形及继发的神经功能减退。有研究认为颈椎固定融合还有助于阻止后纵韧带骨化进展；也有学者发现即使在单纯的椎板成形术后经过长期随访，骨化有所进展，但神经功能减退发生率与颈后路减压固定融合组并无显著差异，所以尚无有力证据表明固定融合术具有实质性优势。

本例患者颈椎后纵韧带骨化累及多个节段，后路椎板成形术具有减压广泛、保留颈椎活动、术中神经损伤等严重并发症风险较低、远期疗效可靠等优点。保留肌肉韧带复合体的术式可保留项韧带完整性，保持颈项肌容积，减少术后轴性症状及减小对颈椎矢状位平衡的影响。因此术者选取了单开门椎管扩大椎板成形术（保留一侧肌肉韧带复合体）。

病例点评

以往有研究认为，椎管侵占率超过 50%~60% 的重度脊髓受压进行颈后路手术往往不能获得充分的脊髓减压，残留脊髓压迫经常是神经功能改善不良的重要原因。实际上，颈后路手术减压效果受多种因素影响，本例椎管侵占率超过 70%，仍获得充分减压，除了个体差异之外，还需考虑其他因素。传统观念认为，颈椎生理性前凸是后路术后脊髓向后移动的动力和保障，所以不建议颈椎曲度变直或后凸时进行后路减压。本例术前颈椎曲度直，3°前凸主要存在于 $C_{2~3}$ 之间，后路术后仍获得可观的脊髓后移，证实上述传统观念作为制订手术方案的指导性策略存在不足。K 线是近年来结合了颈椎曲度和致压物大小这两个因素的综合性预测指标，由日本学者提出。当后纵韧带骨化块达到或超过 K 线时，K 线前方与致压物之间的间隙消失，称为 K 线阴性；当骨化块未接触 K 线时，二者间存在间隙，称为 K 线阳性。以 K 线进行分组比较研究发现，K 线阴性组术后神经功能改善率显著低于 K 线阳性组。所以该学者认为 K 线阴性时不宜进行单纯的后路减压。然而，K 线应用过程中存在较多问题：K 线需在直立位颈椎中立侧位 X 线片上标记，然而 X 线精度有限，难以清楚观察骨化块的精确位置，不同的观察者可能得出相反的判断；尤其是不成熟骨化难以在 X 线片上显影，影响对致压物大小的准确判断；在 C_7 水平，椎管中点常被肩部遮挡而不能显示，从而不能准确标记 K 线位置；原始研究仅限于 $C_{3~7}$ 减压，并未分析减压范围改变时对减压效果的影响。本例虽然 K 线阴性，后路术后

笔记

脊髓减压充分，神经功能恢复率高，也证实了 K 线的临床应用仍有明显的局限性。实际上，在原始研究中，以 K 线进行分组与术中超声观察脊髓减压效果存在一致性，所以 K 线本质上仍然反映了脊髓减压效果决定神经功能改善率这一规律，这也是慢性压迫性颈脊髓病治疗中大多情况下遵循的规律。因此，了解颈后路手术的减压限度及其影响因素，是预测手术疗效和制订手术策略的关键。

针对该问题，我们进行了系列研究，将颈后路手术减压限度的影响因素归纳为 3 个方面：①颈椎曲度；②轴面减压范围；③纵向减压范围。

颈椎曲度以往认为是影响脊髓后移的决定性因素，实际上在以往的研究中已发现，位于颈椎前凸顶点水平的脊髓后移与颈椎曲度并无相关性，我们的研究也证实了这一点。所以，即使颈椎曲度变直或存在一定程度的颈椎后凸，后路减压术后仍有可能获得满意的脊髓后移，根据以往文献研究的结果及我们的临床观察，颈椎曲度变直或轻度后凸并不应作为颈后路椎板成形术的禁忌，仅对于影响预后的颈椎后凸（ >15°的整体后凸， >13°的局部后凸或伴有脊髓 MR 信号异常的 >5°的局部后凸）或颈椎不稳定者应予以矫正（不再过度强调颈椎整体曲度的决定意义）。

轴面减压范围包括减压宽度和开门角度，除了规范的手术操作（如门轴侧或开门侧的骨槽应位于椎板与关节突内缘交界处）以外，术中减压应以硬膜囊充分膨起不受阻碍为限，以保障脊髓的充分后移。

纵向减压范围可通过制订不同的手术计划人为调整。改变减压范围，可以改变处在减压范围边缘的颈椎节段的减压特征，从而改变其减压限度。在本例中，在减压范围是 $C_{3 \sim 7}$ 的情况下，$C_{3 \sim 4}$ 水平的减压特征是边缘内减压（C_3、C_4 椎板减压，相邻的 C_2、C_5 椎板并未全部减压），根据我们对一组病例的回顾性研究结果分析发现，$C_{3\sim7}$减压在 $C_{3\sim4}$ 水平获得的减压限度均值为 6.6 mm（95% CI：6.1～7.1 mm），而该水平致压物矢状径已达 8.79 mm，所以该减压方案术后必然在 $C_{3\sim4}$ 水平残留脊髓压迫；如果扩大减压范围至 C_2，$C_{3\sim4}$ 水平的减压特征是中心性减压（C_3、C_4 椎板减压，相邻的 C_2、C_5 椎板也全部减压），减压限度可达 8.74 mm（95% CI：8.10～9.38 mm），从而降低了 $C_{3\sim4}$ 水平残留脊髓压迫的概率。尽管本例在 $C_{2\sim3}$ 水平没有脊髓受压，减压范围仍应包括 C_2，以使 $C_{3\sim4}$ 获得尽可能充分的脊髓减压。从这类病例的结果提供的经验上看，颈后路手术减压范围并不是"压迫在哪里，减压就到哪里"，而是应该对所计划的纵向减压范围的预期获益与致压物大小这两个因素进行比较分析，来判断合理的纵向减压范围。在我们已发表的系列研究中，发现在 $C_{2\sim7}$ 的范围内，减压范围对减压效果的影响规律是一致的：可以通过调整减压范围来改变目标节段的减压特征，从而影响该目标节段的减压效果，目标节段的减压效果遵循中心性减压＞边缘内减压＞边缘外减压这一规律；中心性减压即为该目标节段所能达到的最大限度减压，盲目扩大减压范围并不会提高中心性减压节段的减压效果。在上颈椎，寰椎由于形态特殊，进行后弓切除对邻近节段减压效果的增益有限，不符合上述规律，寰椎后弓切除所影响的范围不超过枢椎椎体中部水平，不会对 $C_{2\sim3}$ 间隙及以下水平的减压产生影响。$C_{1\sim7}$ 范围内各节段减压限度的数据可查询我院发表的相关文献，在此不再赘述。

基于以上理论和分析，本例采取 $C_{2\sim7}$ 单开门椎管扩大椎板成形术，获得了满意的减压效果，患者脊髓功能也获得了较好的改善。对于减压范围，本例也可以选择在 C_2 做穿顶式减压或部分椎板切除减压，优点在于可以减少肌肉韧带的剥离，缺点在于减压操作难

笔记

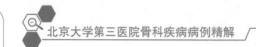

以做到标准化，不同的术者对于判断何时已达到减压要求，可以终止减压操作，只能依据自身经验，减压终点判断不准确可能影响减压效果。尽管借助术中超声或许有助于准确地判断减压终点，但是限于硬件及技术条件限制，尚未普及。而将单开门椎管扩大椎板成形术（保留一侧肌肉韧带复合体）扩大至 C_2，则可以做到标准化操作，从而保证减压充分。同时又可以避免 C_2 肌肉韧带复合体严重损伤带来的一系列并发症。

参考文献

1. KATSUMI K, IZUMI T, ITO T, et al. Posterior instrumented fusion suppresses the progression of ossification of the posterior longitudinal ligament：a comparison of laminoplasty with and without instrumented fusion by three-dimensional analysis. European Spine Journal, 2016, 25(5)：1634 – 1640.

2. OTA M, FURUYA T, MAKI S, et al. Addition of instrumented fusion after posterior decompression surgery suppresses thickening of ossification of the posterior longitudinal ligament of the cervical spine. Journal of Clinical Neuroscience, 2016, 34：162 – 165.

3. LEE C, SOHN M, LEE C H, et al. Are there differences in the progression of ossification of the posterior longitudinal ligament following laminoplasty versus fusion？ SPINE, 2017, 42(12)：887 – 894.

4. WANG L, JIANG Y, LI M, et al. Postoperative progression of cervical ossification of posterior longitudinal ligament：a systematic review. World Neurosurgery, 2019, 126：593 – 600.

5. SUN Y, ZHANG L, ZHANG F, et al. Open door expansive laminoplasty and postoperative axial symptoms：a comparative study between two different procedures. Evidence-Based Spine-Care Journal, 2010, 1(3)：27 – 34.

6. LIN S, ZHOU F, SUN Y, et al. The severity of operative invasion to the posterior muscular-ligament complex influences cervical sagittal balance after open-door

laminoplasty. Eur Spine J, 2015, 24(1): 127 – 135.

7. FUJIYOSHI T, YAMAZAKI M, KAWABE J, et al. A new concept for making decisions regarding the surgical approach for cervical ossification of the posterior longitudinal ligament: the K-line. Spine (Phila Pa 1976), 2008, 33(26): E990-E993.

8. SHIOZAKI T, OTSUKA H, NAKATA Y, et al. Spinal cord shift on magnetic resonance imaging at 24 hours after cervical laminoplasty. Spine (Phila Pa 1976), 2009, 34(3): 274 – 279.

9. 刁垠泽, 孙宇, 王少波, 等. 颈椎椎板成形术后脊髓后移的相关因素分析. 中华骨科杂志, 2013(05): 454 – 458.

10. KIM S W, HAI D M, SUNDARAM S, et al. Is cervical lordosis relevant in laminoplasty? The Spine Journal, 2013, 13(8): 914 – 921.

11. SUDA K, ABUMI K, ITO M, et al. Local kyphosis reduces surgical outcomes of expansive open-door laminoplasty for cervical spondylotic myelopathy. Spine, 2003, 28(12): 1258 – 1262.

12. 刁垠泽, 孙宇, 王少波, 等. 第 2 至第 7 颈椎与第 3 至第 7 颈椎椎板成形术后脊髓前间隙的 MRI 测量比较. 中华外科杂志, 2014(10): 745 – 749.

13. DIAO Y, YU M, ZHANG F, et al. Effect of decompression range on decompression limit of cervical laminoplasty. Chinese Medical Journal, 2020, 133(8): 909 – 918.

14. 刁垠泽, 孙宇, 王少波, 等. 寰椎后弓切除对颈后路手术减压效果影响的定量研究. 中华骨科杂志, 2019, 39(4): 201 – 208.

（刁垠泽   孙宇）

笔记

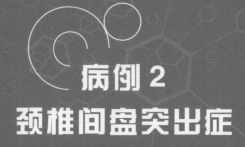

病例 2
颈椎间盘突出症

📋 病历摘要

【基本信息】

患者，男性，27 岁。

主诉：摔伤后双手麻木无力 10 天。

【查体】

双手和双前臂桡侧针刺觉减退，无肌肉萎缩，双手握力Ⅳ级，双侧 Rossolimo（＋）。

【影像学检查】

术前 X 线片、CT、磁共振图像见图 2–1 至图 2–3。

笔记

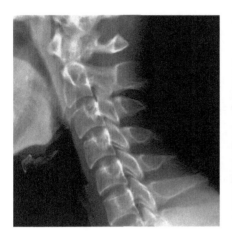
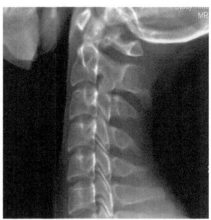

图2-1 术前过伸过屈位X线片

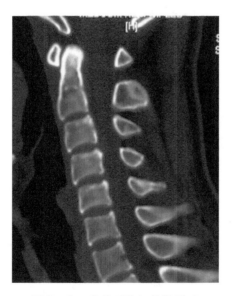

图2-2 术前CT矢状位重建

【诊断】

急性颈椎间盘突出症；$C_{3\sim4}$椎间盘突出。

【治疗经过】

入院后完善术前检查，于全身麻醉下行颈前路$C_{3\sim4}$椎间盘切除减压，Bryan颈椎人工椎间盘置换术。术中保持颈椎中立位，避免

笔记

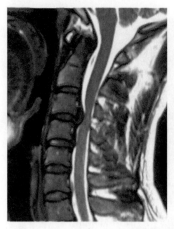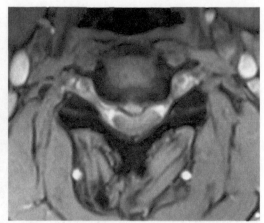

图 2-3　术前磁共振 T_2 像矢状位重建和 $C_{3 \sim 4}$ 横断面

颈部过度仰伸。术中减压切除 $C_{3 \sim 4}$ 后纵韧带，取出游离髓核，根据试模大小选择合适型号假体。术后给予非甾体消炎镇痛药物 2 周以降低术后异位骨化发生率。

【随访】

术后随访图像见图 2-4 至图 2-8。

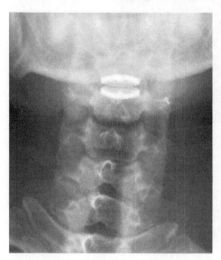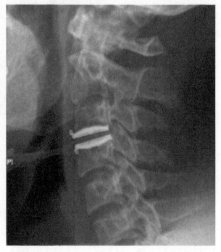

图 2-4　术后正侧位 X 线片

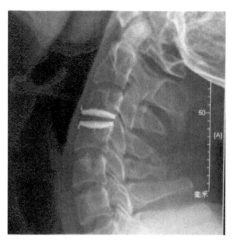
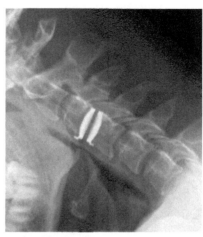

图 2-5 术后 2 年过伸过屈位 X 线片

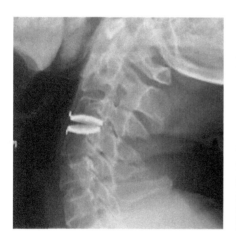
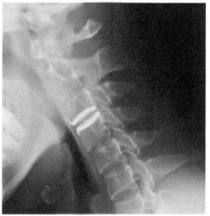

图 2-6 术后 6 年过伸过屈位 X 线片

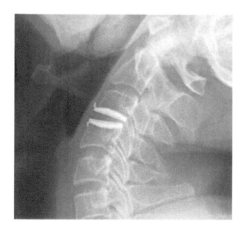
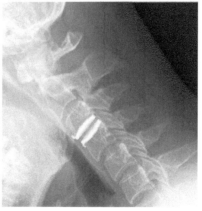

图 2-7 术后 11 年过伸过屈位 X 线片

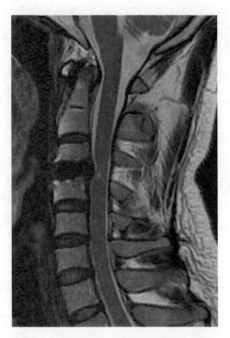

图2-8 术后11年磁共振T₂像

病例分析

颈椎前路减压固定融合术是治疗颈椎病的经典术式,但融合术导致局部活动度丢失,相邻节段退变加速。颈椎人工椎间盘置换术可以保留局部活动度,手术适应证为颈椎病需行前路减压者,造成脊髓或神经根损害的原因以椎间盘退变、突出等软性压迫为主,不伴有明显的骨性压迫,同时颈椎屈伸活动良好、不存在明显椎间隙狭窄、节段性不稳定者,没有明显骨质疏松,年龄一般不超过55岁。该病例年龄27岁,术前X线片没有明显椎间隙高度丢失,磁共振显示致压因素为软性椎间盘突出,符合颈椎人工椎间盘置换手术适应证。术后X线片显示假体与上下终板贴合良好,颈椎曲度良好。Bryan颈椎人工椎间盘置换术中需注意避免对终板过度打磨,防止术后局部出现后凸。Bryan 颈椎人工椎间盘置换术可以维持颈椎局部的曲度，但对于术前局部后凸的病例，应该行前路减压固定融合术以矫正后凸。术后中长期随访 X 线片显示屈伸活动度得到很好保留，没有出现异位骨化，术后 11 年磁共振随访相邻节段没有明显退变表现。早期对人工椎间盘置换术适应证认识不足，我们对 Bryan 颈椎人工椎间盘置换术进行术后 10 年随访，发现异位骨化的发生率超过了 70%，异位骨化导致手术节段活动度丢失，严重的异位骨化也可以导致新的神经压迫症状。而该病例符合手术适应证，术后没有出现异位骨化。

病例点评

颈椎人工椎间盘置换术的手术目的是保留手术节段活动度，减少传统的融合术带来的相邻节段退变加速的一项非融合技术。Bryan 颈椎人工椎间盘假体于 2003 年末进入中国临床使用，术后 10 年随访发现术后异位骨化发生率较高，降低了随访时假体的活动度。该病例手术适应证选择正确，术后没有出现异位骨化，术后 11 年随访假体活动良好。术前手术节段退变严重程度，是影响术后异位骨化发生和发展的最重要因素。严格的手术适应证选择是降低术后异位骨化的关键，术前需对椎间盘退变程度、钩椎关节退变程度、关节突关节退变程度进行全面的评估。假体类型也与术后异位骨化相关，新一代假体具有解剖型终板，可以最大限度覆盖终板表面，进一步优化了手术步骤。手术操作方面需注意在充分减压的基础上，最大限度保护终板骨质，充分的冲洗、骨蜡封填骨质裸露创面、选择适合型号假体以便覆盖终板表面，术后应用非甾体消炎镇痛药物以降低异位骨化发生率。

17

  通过严格把握手术适应证、不断改进的假体设计和手术技术才能降低异位骨化的发生和发展，保持手术节段长久的活动能力，实现颈椎人工椎间盘置换术的设计理念。

参考文献

1. GOFFIN J, CASEY A, KEHR P, et al. Preliminary clinical experience with the Bryan cervical disc prosthesis. Neurosurgery, 2002, 51: 840 – 847.

2. ZHAO Y, ZHANG Y, SUN Y, et al. Application of cervical arthroplasty with Bryan cervical disc 10-year follow-up. Spine (Phila Pa 1976), 2016, 41(2): 111 – 115.

3. ZHOU F, JU K L, ZHAO Y, et al. Progressive bone formation after cervical disc replacement: minimum of 5 year follow-up. Spine, 2018, 43(3): E163-E170.

4. ZHAO Y B, ZHOU F F, SUN Y, et al. Single-level cervical arthroplasty with ProDisc-C artificial disc: 10-year follow-up results in one centre. Eur Spine J, 2020, 29: 2670 – 2674.

5. ZHOU F, LI S, ZHAO Y, et al. Quantitative analysis of the correlation between preoperative cervical degeneration and postoperative heterotopic ossification after cervical disc replacement: minimum 10-year follow-up data. J Neurosurg Spine, 2020, 17: 1 – 6.

6. 孙宇. 加强颈椎人工间盘置换术适应证研究降低异位骨化发生率. 中华医学杂志, 2021, 101(9): 611 – 614.

（赵衍斌 孙宇）

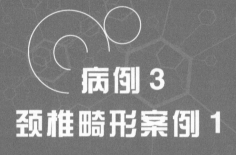

病例 3
颈椎畸形案例 1

📋 病历摘要

【基本信息】

患者，男性，32 岁。

主诉：颈椎椎板切除术后 18 年，左右下肢麻木 7 月余。

【查体】

颈部无压痛，四肢肌力、肌张力正常，感觉正常，四肢腱反射正常引出，双上肢 Hoffmann 征（＋）。

【影像学检查】

（1）颈椎正、侧、过伸过屈位 X 线片（图 3-1）：颈椎术后改变、部分骨质缺如，后凸畸形，伸屈活动受限，寰枕融合，$C_{2\sim4}$ 椎体及附件融合。

笔记

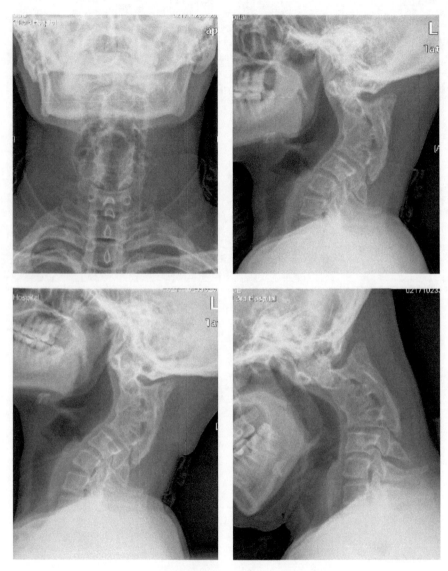

图 3-1　颈椎正、侧、过伸过屈位 X 线片

（2）颈椎 CT（图 3-2）：颈椎部分骨质缺如，骨性椎管开大，颈椎后凸，寰枕融合，$C_{2~4}$ 阻滞椎。

（3）颈椎椎动脉 CT 三维重建（图 3-3）：左侧椎动脉穿行于 C_6 左侧横突孔，右侧椎动脉穿行于 C_5 右侧横突孔。

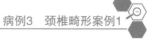

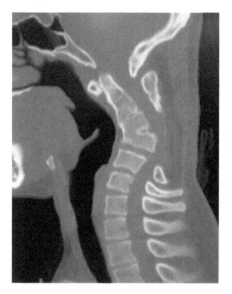
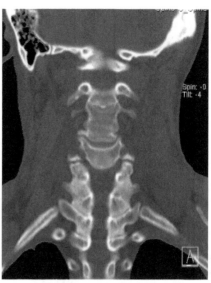

图3-2　颈椎CT矢状面及冠状面重建

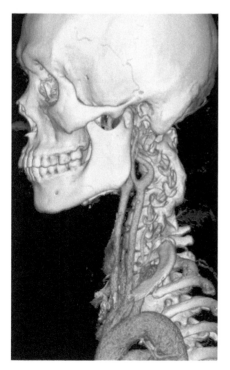
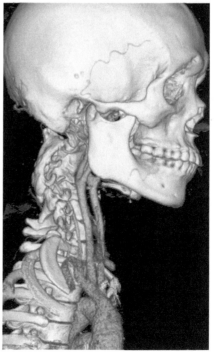

图3-3　颈椎椎动脉CTA

笔记

（4）颈椎 MRI（图 3-4）：颈椎后凸，寰枕融合，$C_{2\sim4}$ 椎体及附件分隔不全，部分附件骨质缺如，骨性椎管开大，$C_{4\sim5}$ 椎间盘突出，椎管狭窄，脊髓受压，$C_{3\sim4}$ 水平脊髓内见长 T_1、长 T_2 信号影。

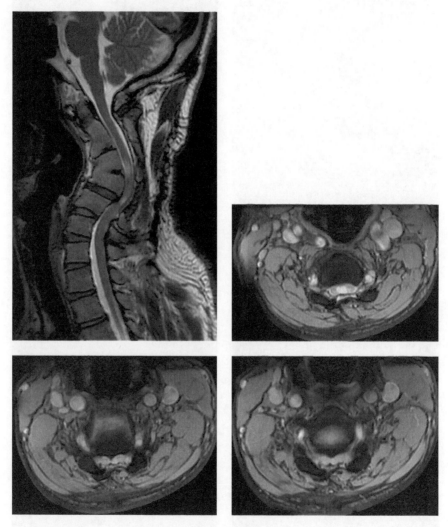

图 3-4 颈椎 MRI

【诊断】

颈椎后凸畸形（继发性）；颈椎椎板切除术后；寰枕融合；Klippel-Feil 综合征（Samartzis III 型）；脊髓空洞症。

【治疗经过】

1. 牵引

住院后予以平衡悬吊牵引（图3-5），但牵引后畸形无明显矫正（图3-6）。

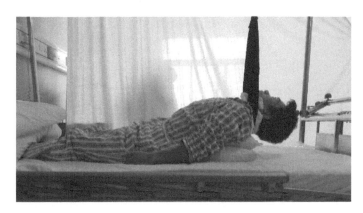

图3-5　平衡悬吊牵引

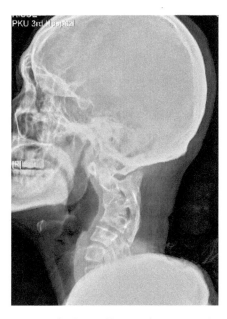

图3-6　牵引后颈椎后凸畸形无明显矫正

2. 打印模型

根据患者术前CT资料，准备按1∶1比例3D打印模型进行手

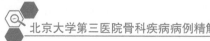

术规划（图3-7）。

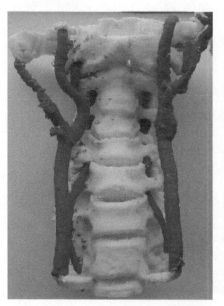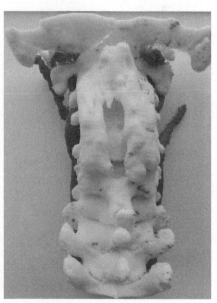

右侧椎动脉穿行 C_5 横突孔，左侧椎动脉穿行 C_6 横突孔。

图3-7 3D 打印模型

3. 手术方式

（1）颈后路 $C_{3\sim4}$ 侧块截骨、$C_{2\sim6}$ 软组织松解、$C_{2\sim6}$ 椎弓根螺钉置入术。

后正中入路，显露 $C_2 \sim T_1$ 椎板，探查 $C_{2\sim4}$ 水平双侧小关节完全融合，$C_{2\sim4}$ 椎板已被切除。充分松解 $C_{2\sim6}$ 后方软组织和小关节。导航下，在 $C_{2\sim6}$ 节段双侧置入椎弓根螺钉（图3-8）。因拟后续行前路 C_4 椎次全切除，故 C_4 椎弓根钉长度 20 mm。使用超声骨刀在 $C_{3\sim4}$ 已经融合的侧块截骨（图3-9），切除 12～13 mm 的侧块和硬膜外瘢痕组织。暂时关闭伤口。

（2）颈前路 $C_{3\sim4}$ 椎体间截骨、$C_{4\sim6}$ 椎间盘切除、C_4 椎体次全切除、后凸矫正、$C_{3\sim5}$ 3D 打印人工椎体置入 + $C_{5\sim6}$ cage 植入椎体间植骨融合、$C_{2\sim6}$ 钛板内固定术。

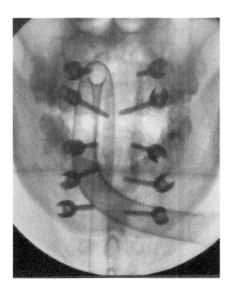

图 3-8　$C_{2\sim6}$ 节段椎弓根螺钉置入

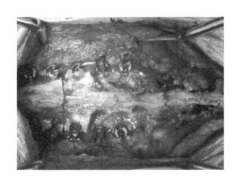

图 3-9　$C_{3\sim4}$ 双侧侧块截骨

患者仰卧位，节段定位后，切除 $C_{4\sim6}$ 椎间盘至后纵韧带。使用超声骨刀沿 $C_{3\sim4}$ 融合的椎间隙由前至后截骨，切除 C_4 椎体，撑开 $C_{3\sim5}$ 椎间隙，通过取出患者枕后垫枕且后伸 Mayfield 头架使颈部后伸，颈椎后凸得以明显矫正。$C_{3\sim5}$ 椎体间植入 3D 打印人工椎体，$C_{5\sim6}$ 间隙植入填入自体骨的 cage。C_2、$C_{5\sim6}$ 椎体前方安放钛板，留置引流管 1 根，闭合切口。

（3）颈后路 $C_{2\sim6}$ 椎弓根螺钉内固定、后凸矫正、$C_{3\sim6}$ 侧块植骨融合术、双侧髂后取骨术。

患者再改为俯卧位，双侧髂后取骨。透视见颈椎后凸畸形已经

笔记

得到矫正。将 $C_{2\sim6}$ 侧块皮质骨粗糙化，在 $C_{2\sim6}$ 椎弓根螺钉上安放预弯的连接棒并固定。将髂后取骨的自体松质骨植于 $C_{2\sim6}$ 侧块和关节突表面（图 3 – 10）。留置引流管 1 根，关闭手术切口，术毕。

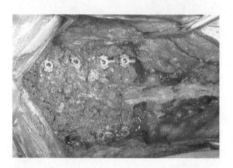

图 3 – 10　髂后取骨，自体骨植骨融合

【随访】

术后 6 个月患者左下肢麻木症状改善，颈椎后凸畸形较前明显改善，$C_{2\sim6}$ Cobb 角 8.2°（图 3 – 11）；术后 2 年症状改善满意，颈椎后凸畸形矫正效果维持满意，$C_{2\sim6}$ Cobb 角 7.4°（图 3 – 12）。

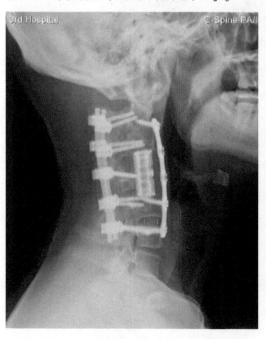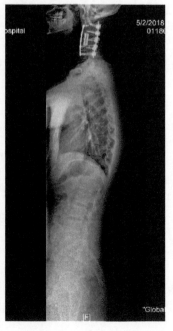

图 3 – 11　术后 6 个月颈椎侧位 X 线片和全脊柱侧位 X 线片

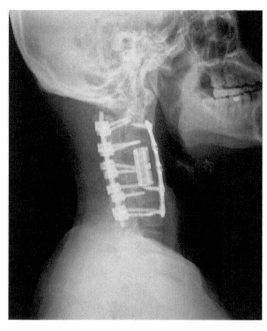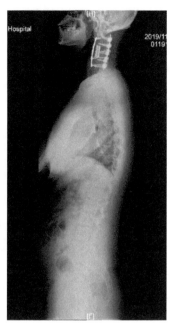

图3-12 术后2年颈椎侧位 X 线片和全脊柱侧位 X 线片

病例分析

颈椎后凸畸形可由多种病因造成，并有着不同的患者群及自然病程。多节段颈椎椎板切除导致的颈椎失稳，继发的后凸畸形是最常见的医源性后凸畸形。多节段颈椎椎板切除后继发后凸畸形的发生率总体为30%~35%，对于儿童及行髓内肿瘤切除的患者，该并发症发生的风险明显增加。对颈椎椎板、关节突在内的后柱切除，破坏了颈椎后方的张力带结构，使得伸颈肌群（特别是颈半棘肌）被拉长，出现后凸畸形。椎板切除术后的后凸畸形通常进展缓慢，患者通常主诉难以维持平视，且由于伸颈肌群为维持平视及头部位置不停收缩，会出现肌肉痉挛及疼痛。而随着后凸不断加重，若脊髓腹侧出现压迫，患者可能出现神经损害症状。

根据患者颈椎的柔韧性可将后凸畸形分为柔韧性畸形和僵硬性畸形两大类。两者手术方式不尽相同，因此术前详细评估颈椎柔韧性非常重要。从患者宏观角度，可嘱患者平卧于检查床，评估患者的被动活动度，以评估畸形的柔韧程度。在此基础上，结合术前颈椎过伸过屈位 X 线片判断颈椎的活动度及对后凸畸形的代偿能力，还需关注颈椎 CT，尤其是矢状面重建上的关节突、椎板等结构是否已经发生了骨性融合，从而间接判断颈椎畸形的柔韧性。对于僵硬性颈椎后凸畸形，若畸形程度较重，建议应行平衡悬吊牵引、颅骨牵引等方法在内的术前牵引，实现预矫形的目的。也可根据经过牵引后的颈椎畸形变化程度，判断柔韧性，这对手术决策有非常重要的意义。

本例患者除医源性颈椎后凸畸形外，还存在寰枕融合、颈椎分隔不全等先天性颈椎骨性结构异常。Klippel-Feil 综合征（以下简称"KFS"），也被称为先天性颈椎融合综合征或先天性短颈畸形，1912 年由法国神经学家 Maurice Klippel 和 André Feil 首次发现并描述。其典型特征是先天性的 2 个及以上颈椎节段异常融合或分隔不全，这种先天性的颈椎融合发生在妊娠第 3 ~ 8 周，由胚胎异常发育导致。KFS 典型临床"三联征"包括短颈、颈后发际线低及颈部活动受限，但仅不足 50% 的 KFS 患者同时表现出上述"三联征"；而且 KFS 患者除 2 个及以上颈椎节段异常融合外，同时可伴有多种其他相关畸形。Samartzis 在 2006 年对 KFS 融合节段进行了研究，他收集了 28 名 KFS 患者信息，对他们进行了影像学和临床特征方面的评估。根据颈椎融合节段的不同模式将 KFS 分为三型：Ⅰ 型仅涉及一个先天融合的颈椎节段；Ⅱ 型包含多个不连续的先天融合节段；Ⅲ 型包含多个连续的先天融合节段。

柔韧性颈椎后凸畸形，根据临床检查、动立位 X 线片和 CT 检查没有关节突关节骨性融合，可以采用单独前路或后路予以矫正。前路手术利用生物力学和体位以获得所需颈椎序列，可行椎间松解和内固定以矫正畸形。僵硬性颈椎后凸畸形，如果没有小关节骨性强直也可行前路手术。如果颈椎前柱结构僵硬并伴有小关节僵硬，可行前后联合入路。严重强直和后凸的颈椎畸形伴有关节强直时，可能需要更大的截骨或联合截骨以矫正畸形（图 3–13）。

TABLE 3. Description of Cervical Osteotomy Classification System			
	Resection	Description	Surgical approach[a]
Grade 1	Partial facet joint resection	Anterior cervical discectomy including partial uncovertebral joint resection, posterior facet capsule resection, or partial facet resection	A, P, AP, PA, APA, PAP
Grade 2	Complete facet joint/Ponte osteotomy	Both superior and inferior facets at a given spinal segment are resected; other posterior elements of the vertebra including the lamina and the spinous processes may also be resected	P, AP, PA, APA, PAP
Grade 3	Partial or complete corpectomy	Partial or complete corpectomy, including discs above and below	A, AP, PA, APA, PAP
Grade 4	Complete uncovertebral joint resection to foramen transversarium	Anterior osteotomy through lateral body and uncovertebral joints and into foramen transversarium	A, PA, AP, APA, PAP
Grade 5	Opening wedge osteotomy	Complete posterior element resection with osteoclastic fracture and open wedge creation	P, PA, AP, APA, PAP
Grade 6	Closing wedge osteotomy	Complete posterior element resection and pedicle resection with closing wedge creation	P, PA, AP, APA, PAP
Grade 7	Complete vertebral column resection	Resection of one or more entire vertebral bodies and discs, including complete uncovertebral joint and posterior lamina and facets	AP, PA, APA, PAP

[a] A = anterior, P = posterior, AP = anterior-posterior, PA = posterior-anterior, APA = anterior-posterior-anterior, PAP = posterior-anterior-posterior.

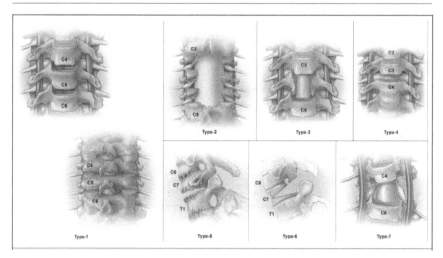

图 3–13　颈椎畸形矫正分级截骨

对于椎板切除后继发颈椎后凸畸形，通常行前后联合入路治疗。对于该类患者，若前路行椎体次全切除术，后路固定可稳定颈

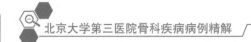
椎局部结构。椎板切除术破坏了颈椎后柱支持结构，若行椎体次全切除术，则颈椎仅存左、右不相连的两部分，该两部分仅通过软组织与相邻节段连接，使得该节段再受到旋转应力时极度不稳定。当行超过一节段椎体次全切除时，若不辅以后路固定，前路内固定有很大的可能性失效。若通过体位摆放就可获得满意的矫形效果时，应避免单纯行后路手术。在接受椎板切除术后，后路手术仅能在侧块及关节突关节植骨，故植骨床制备质量和植骨量都应确切落实，切实保障融合发生，避免术后畸形加重和内植物失效等并发症的发生。

🔲 病例点评

颈椎后凸畸形的病因多元，包括先天性（如椎体发育不良、Klippel-Feil 综合征等）、医源性（如颈后路椎板切除术后、放射后发育畸形等）、退变性、创伤性、病理性、特发性等。在颈椎正常生理前凸状态下，人体从头部向下的重力线应该经过 C_1、T_1、T_{12} 和 S_1 椎体。在颈部，头重力线应从 $C_{2\sim7}$ 椎体后方通过。正常颈椎生理前凸使得颈椎前柱处于张力状态，后柱处于压力状态，因此前柱的椎间盘、椎体与后柱的关节突、椎板及肌肉韧带复合体共同维持颈椎的稳定性。在各种病理因素作用下，颈椎前柱支撑结构或后柱张力带损伤，导致颈椎生物力学环境失衡，头重力线前移，颈椎屈曲力矩增大，继而需要更大的椎旁肌肉收缩以保持头部挺直，这进一步导致肌肉疲劳和疼痛。此外，颈椎后凸畸形会使轴向负荷向前移动，从而加速颈椎间盘退变。椎间盘高度的下降导致颈椎后凸畸形加重。此外，脊柱后凸畸形还可引起脊髓拉伸和延长、张力增加和微循环受损，最终发生脊髓缺血和脊髓病。

在导致颈椎后凸畸形的医源性因素中，椎板切除术是最常见的原因之一，儿童青少年椎板切除术后后凸畸形的发生率远高于成年人。医源性术中对颈椎侧块关节的操作与术后继发后凸畸形关系密切。研究显示，双侧切除50%以上的小关节会明显降低颈椎屈曲及旋转的稳定性。椎板切除后，颈椎后方张力带结构受到破坏，使后方应力集中至小关节，导致小关节迅速退变并最终功能衰竭。头重力线前移引发后方肌肉组织疲劳，加重后凸畸形；颈椎前柱结构应力增加，应力作用下椎体前缘异常塑形，长期造成椎体前后径变长、楔形变。

重度颈椎后凸畸形应重视术前牵引预矫形的作用。传统的轴向颅骨牵引或 Halo-Vest 牵引，颈椎前后及两侧都被牵长，后凸畸形后颈椎前方挛缩的软组织被牵开，对后续术中矫形有利。平衡悬吊牵引的原理则是通过颈项部产生竖直向上的牵引力，即通过作用于颈椎后凸的顶点，依靠头颅的重量，以颈椎关节突关节为旋转轴，产生向颈后部的旋转牵引力，实现牵长前柱软组织结构、缩短后柱的预矫形作用，降低手术难度，将重度后凸畸形转化为相对轻度的后凸，简化手术策略。

对于颈椎后凸畸形的手术方式，前路、后路及联合入路仍存在一定争议。Zdeblick 早期通过单纯前路手术矫正颈椎后凸畸形，术中未使用内固定，其治疗病例中出现植骨块的移位及塌陷，矫正率丢失12.5%（平均随访27.9个月），共有3例患者需要行二次手术矫形治疗。经过手术技术及内固定系统的发展，当前学者对前路手术的疗效认可度增加，袁文等认为大部分柔软的颈椎后凸畸形可以行单纯前路手术解决，即使是严重的畸形都能通过前路手术获得满意的矫形，避免后路手术的并发症。Park 等报告了椎板切除术后颈椎后凸畸形的手术治疗，提示多节段前路颈椎减压（椎体切除和椎间盘切除）及融合手术能获得可以接受的神经功能改善及颈椎后凸的有效矫正。

张宏其等认为先通过规范的颈椎牵引，后行小关节松解植骨钉棒矫形内固定术治疗重度僵硬型非角状颈椎后凸畸形方法可行。Ganju 等认为柔韧的后凸畸形仅行后路内固定即可。亦有部分学者提出后路手术的一些限制情况。Martus 等研究指出对于合并 Larsen's 综合征、神经纤维瘤病等综合征的颈椎后凸患儿，单纯后路手术矫形效果欠佳，容易出现假关节致融合失败；Abumi 等报道后路椎弓根螺钉内固定手术矫正颈椎后凸效果良好（后凸角度由术前 29.4°矫正至术后 2.3°），但其治疗的病例后凸程度较轻，且置入椎弓根螺钉的相关风险仍然限制该手术入路的选择。

对于既往曾接受过固定融合后产生的医源性畸形，治疗通常需要同期前、后多次手术治疗，如前—后—前路手术或后—前—后路手术，一期联合前后路手术治疗，或单纯前路截骨、后路 PSO 截骨治疗。通常手术方式的选择需根据手术医生经验、节段、畸形类型、内固定特点、入路难易程度、椎动脉走行、神经压迫情况及患者症状等综合考虑。Mummaneni 等通过前后联合入路手术治疗 30 例颈椎后凸畸形患者，矫形效果满意，但并发症发生率接近 50%，其中 4 例患者死亡。北京大学第三医院骨科对于 Cobb 角 >90°的严重后凸、颈椎后凸部位前后方结构均有明显骨性融合的患者，通过前后路联合入路行松解及内固定手术矫形，术后即刻畸形矫正率为 65%，术后平均随访 24.8 个月，矫正率为 50.2%，矫形有效。

参考文献

1. ALBERT T J, VACARRO A. Postlaminectomy kyphosis. Spine, 1998, 23: 2738 – 2745.

2. BELL D F, WALKER J L, O'CONNOR G, et al. Spinal deformity after multiple-

笔记

level cervical laminectomy in children. Spine, 1994, 19: 406 – 411.

3. GUIGUI P, BENOIST M, DEBURGE A. Spinal deformity and instability after multilevel cervical laminectomy for spondylotic myelopathy. Spine, 1998, 23: 440 – 447.

4. SAKER E, LOUKAS M, OSKOUIAN R J, et al. The intriguing history of vertebral fusion anomalies: the Klippel-Feil syndrome. Child's Nervous System, 2016, 32(9): 1599 – 1602.

5. FRIKHA R. Klippel-Feil syndrome: a review of the literature. 2020, 29(1): 35 – 37.

6. GREIPP M E. Klippel-Feil syndrome. Orthop Nurs, 1992, 11(5): 13 – 18.

7. MAHIROGULLARI M, OZKAN H, YILDIRIM N, et al. Klippel-Feil syndrome and associated congenital abnormalities: evaluation of 23 cases. Acta Orthop Traumatol Turc, 2006, 40(3): 234 – 239.

8. SAMARTZIS D D, HERMAN J, LUBICKY J P, et al. Classification of congenitally fused cervical patterns in Klippel-Feil patients: epidemiology and role in the development of cervical spine-related symptoms. Spine (Phila Pa 1976), 2006, 31 (21): E798 – E804.

9. SCHEER J K, LAU D, SMITH J S, et al. Alignment, classification, clinical evaluation, and surgical treatment for adult cervical deformity: a complete guide. Neurosurgery, 2021, 88(4): 864 – 883.

10. TAN L A, RIEW K D, TRAYNELIS V C. Cervical spine deformity-part 1: biomechanics, radiographic parameters, and classification. Neurosurgery, 2017, 81 (2): 197 – 203.

11. TAN L A, RIEW K D, TRAYNELIS V C. Cervical spine deformity-part 2: management algorithm and anterior techniques. Neurosurgery, 2017, 81(4): 561 – 567.

12. TAN L A, RIEW K D, TRAYNELIS V C. Cervical spine deformity-part 3: posterior techniques, clinical outcome, and complications. Neurosurgery, 2017, 81 (6):

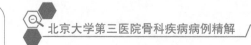
893 – 898.

13. ZDEBLICK T A, BOHLMAN H H. Cervical kyphosis and myelopathy：treatment by anterior corpectomy and strut-grafting. J Bone Joint Surg Am, 1989, 71(2)：170 – 182.

14. ZDEBLICK T A, HUGHES S S, RIEW K D, et al. Failed anterior cervical discectomy and arthrodesis：analysis and treatment of thirty-five patients. J Bone Joint Surg Am, 1997, 79 (4)：523 – 532.

15. 袁文, 刘洋, 陈德玉, 等. 重度颈椎后凸畸形的手术治疗. 中华骨科杂志, 2007, 27(3)：671 – 676.

16. PARK Y, RIEW K D, CHO W. The long-term results of anterior surgical reconstruction in patients with postlaminectomy cervical kyphosis. Spine J, 2010, 10(5)：380 – 387.

17. 张宏其, 袁丹, 刘少华, 等. 重度僵硬型非角状颈椎后凸畸形的手术治疗. 中国脊柱脊髓杂志, 2008, 18(4)：266 – 269.

18. GANJU A, ONDRA S L, SHAFFREY C I, et al. Cervical kyphosis. Techniques in Orthopaedics, 2002, 17(3)：345 – 354.

19. MARTUS J E, GRIFFITH T E, DEAR J C, et al. Pediatric cervical kyphosis：a comparison of arthrodesis techniques. Spine, 2011, 36(17)：E1145 – E1153.

20. ABUMI K, SHONO Y, TANEICHI H, et al. Correction of cervical kyphosis using pedicle screw fixation systems. Spine, 1999, 24(22)：2389 – 2396.

21. MUMMANENI P V, DHALL S S, RODTS G E, et al. Circumferential fusion for cervical kyphotic deformity. J Neurosurg Spine, 2008, 9(6)：515 – 521.

22. 钟沃权, 姜亮, 孙宇, 等. 单纯前路与前后联合入路矫形手术治疗重度颈椎后凸畸形. 中国脊柱脊髓杂志, 2012, 22(3)：235 – 240.

（周非非　孙宇）

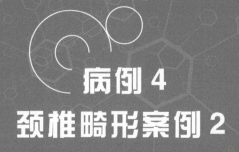

病例 4
颈椎畸形案例 2

病历摘要

【基本信息】

患儿，男性，13 岁。

主诉：发现颈部偏斜 13 年。

【查体】

头部整体位于身体中轴线稍偏左，头面部向右侧偏斜，右侧面部发育较左侧面部稍小，右肩稍高（图 4-1）。全身未见咖啡牛奶斑，脊柱未见异常毛发。颈椎左、右侧屈受限，范围约 20°，屈、伸及旋转活动无受限。四肢感觉、肌力正常。四肢躯干深、浅反射均正常。四肢病理征阴性。

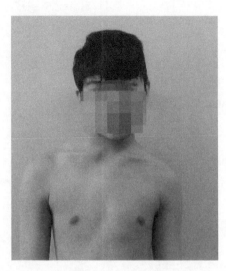

图 4-1 大体像

【影像学检查】

（1）颈椎正侧屈伸位 X 线片（图 4-2）：正位可见颈椎侧凸畸形，凸侧位于左侧，颈胸段代偿性侧凸。侧位可见多发椎体分割不全。

（2）全脊柱正侧位 X 线片（图 4-3）：正位可见头部整体位于身体中线左侧，头颈部向右侧偏斜，颈椎上部侧凸畸形，凸侧位于左侧，胸腰椎未见明显畸形。侧位可见颈段多发椎体分隔不全，颈椎曲度直，胸腰椎未见明显后凸畸形。

（3）颈椎 CT 检查（图 4-4）：可见颈椎侧凸畸形，凸侧位于左侧，$C_{2\sim6}$ 椎体分隔不全，C_3 左侧半椎体，C_5 蝶形椎，$C_{2\sim6}$ 局部侧凸角约 41.6°。

（4）颈椎 MR 检查（图 4-5）：未见脊髓及神经根受压表现，未见椎管内异常信号及占位。

【诊断】

先天性颈椎侧凸畸形（骨性斜颈）；$C_{2\sim6}$ 分隔不全；C_3 半椎体畸形（左）；C_5 蝶形椎；Klippel-Feil 综合征。

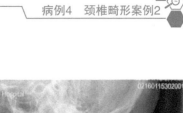

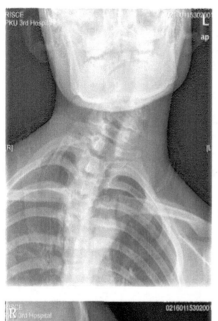
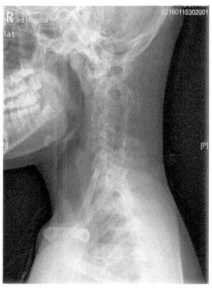

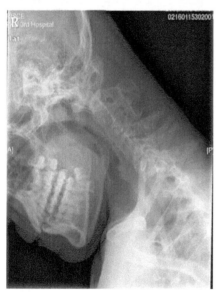
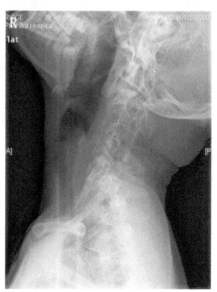

图 4 - 2　颈椎正侧屈伸位 X 线片

【治疗经过】

患者术前拟计划于 $C_{3\sim4}$ 及 $C_{4\sim5}$ 阻滞椎椎体间进行截骨，于患者凹侧（右侧）进行撑开，前方椎间隙及后方小关节间填入 cage，并于 $C_{2\sim6}$ 节段进行椎弓根螺钉固定（图 4 - 6）。

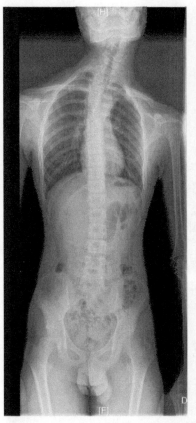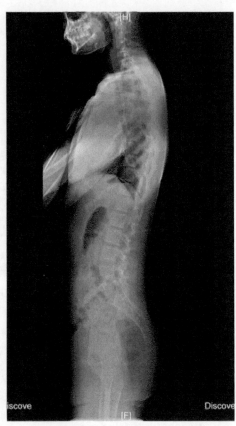

图 4 -3　全脊柱正侧位 X 线片

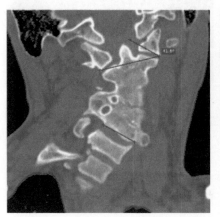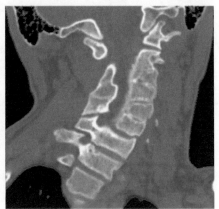

图 4 -4　CT 冠状位重建

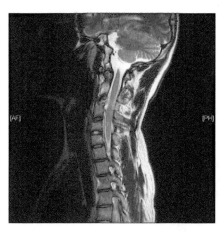

图 4-5 颈椎 MR 检查

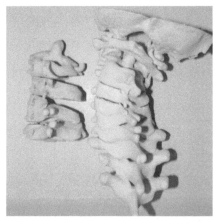

图 4-6 截骨及矫形示意图(后方)

先前路取仰卧位，前路 Smith-Robinson 入路常规暴露至椎前，沿左侧 $C_{3\sim4}$ 及 $C_{4\sim5}$ 间盘残迹进行探查，仍残留少量间盘组织，去除残留间盘后，沿左侧 $C_{3\sim4}$、右侧 $C_{2\sim4}$ 水平用超声骨刀进行截骨，双侧 $C_{4\sim5}$ 水平进行截骨，在上述节段切除后纵韧带，并松解颈长肌及钩椎关节，探查 $C_{3\sim4}$ 及 $C_{4\sim5}$ 椎体间已有活动，关闭伤口。

保护下翻身，探查左侧 $C_{2\sim6}$ 椎板均已融合，右侧 C_2、C_4、C_6 椎体已融合，沿前方截骨水平，左侧 $C_{3\sim4}$ 及 $C_{4\sim5}$，右侧 $C_{2\sim4}$ 及 $C_{4\sim6}$ 用超声骨刀进行椎板间截骨，直至双侧小关节外缘。左侧 C_2、C_4、C_5、C_6 及右侧 C_2、C_4、C_6 植入椎弓根螺钉并安放连接棒，相应截骨水平进行撑开，并在小关节中植入预处理的椎间融合器。后方椎板去皮质，并进行表面植骨，锁紧连接棒。

再次翻身，沿前路原切口，撑开间隙填入预处理的椎间融合器，前方植入钛板，手术结束。

术中出血 600 mL，自体血回吸收 300 mL，手术时间 604 分钟，术中采用电生理监测，术中所用植骨材料为自体髂骨。

【随访】

患者术后顺利拔除气管插管，感觉、运动均正常，术后第 3 天已拔除全部伤口引流，术后头部偏斜较术前有明显改善，术后 3 个月复查内固定位置良好，椎间及小关节植骨融合良好，术后局部侧凸角约为 13.5°（图 4 - 7 至图 4 - 9）。

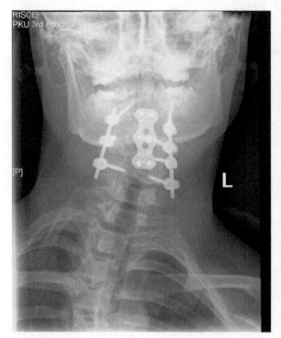
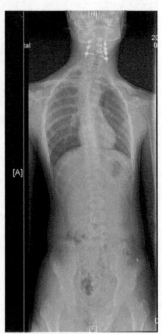

图 4 - 7　术后颈椎及全脊柱正位 X 线片

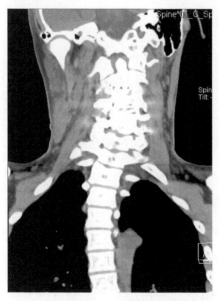
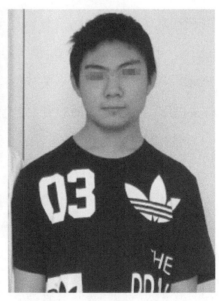

图 4 - 8　术后颈椎 CT 冠状位重建　　图 4 - 9　术后 3 个月

病例分析

颈椎先天性畸形通常为散发病例，起病隐匿，临床表现多样，据文献报道，发生率为1/40 000～1/42 000，多数患者不产生明显的临床症状。导致颈椎侧凸畸形的最主要病因包括 Klippel-Feil 综合征、半椎体畸形、蝶形椎及其他颈椎畸形。颈椎侧凸畸形通常不会产生神经症状。青少年发生颈椎侧凸畸形可产生颜面部发育不对称，影响容貌，且随着颈椎侧凸畸形的加重，会代偿性产生胸椎侧凸畸形及双肩不等高，而严重的胸椎侧凸畸形可能会影响胸廓内部容积，进而影响心肺功能，对于此类患者，可接受手术治疗。

既往对于颈椎侧凸畸形的治疗，主要采用半椎体切除的方式，对凸侧进行短缩操作，但由于椎动脉的存在，若进行经椎弓根截骨或半椎体切除截骨，手术难度高，风险大，且会进一步缩短颈部长度（通常该类患者合并 Klippel-Feil 综合征等畸形，可导致短颈），不利于患者外观。而我院自 2015 年起，尝试对凹侧进行撑开操作，在充分矫形的基础上，明显缩短了手术时间，降低了手术风险，取得了良好的效果。

对于该病例，主要导致畸形的原因是 $C_{2\sim6}$ 的阻滞椎，C_3 左侧半椎体及 C_5 蝶形椎（左侧高于右侧）是导致侧凸发生的主要原因，局部侧凸角 > 40°，根据术前测量，左侧 C_3 半椎体的高度约为 14 mm，$C_{4\sim6}$ 复合体，由于畸形，又导致了凸侧较凹侧在椎体外缘水平，存在约 10 mm 的高度差，若为充分纠正侧凸畸形，理想的前方总体撑开高度应 > 20 mm。

在撑开节段的选择上，20 mm 的高度无法通过单个节段地撑开完成，由于 C_3 半椎体的存在，须在凹侧 $C_{2\sim4}$ 之间进行撑开截骨，

笔记

而下方由于 C$_5$ 蝶形椎双侧高度不一致，根据术前 CT，考虑 C$_{4\sim5}$ 双侧可能存在间盘残迹，可为截骨撑开提供参考，故撑开节段在凸侧选择 C$_{3\sim4}$ 及 C$_{4\sim5}$，凹侧对应节段为 C$_{2\sim4}$ 及 C$_{4\sim5}$。

由于术中需要进行撑开，后方固定方式的选择以椎弓根螺钉固定为宜，术前充分评估椎动脉走行情况及双侧椎弓根发育情况，避免在截骨及置钉时损伤椎动脉，并提高椎弓根螺钉的强度。在行该手术时，通常摆放体位时采用 Mayfield 头架进行操作，在进行撑开时，应充分松开 Mayfield 头架，在台下由助手同步旋转头部位置，减少颈椎撑开局部的应力，避免撑开不足或出现因局部应力过大产生的内固定松动。

病例点评

颈椎侧凸畸形起病隐匿，通常需经过十几年或者几十年的发育才出现症状，且多数情况下无须手术干预，故目前对于骨性结构发育异常所导致的颈椎侧凸畸形的发病率、病因、病理生理改变及治疗等尚处于摸索阶段。出现严重代偿性胸椎侧凸畸形、神经功能障碍时需接受手术治疗，青少年出现明显的颜面部畸形时可考虑接受手术治疗。

手术方案的制订需根据骨性结构的畸形、颈椎侧凸的程度及患者的症状进行个性化的设计。最早通过在凸侧进行半椎体切除，经椎弓根截骨等技术，进行短缩，但由于椎动脉的存在，手术时间长且风险高。我们发现，颈椎侧凸畸形患者约 41% 合并椎动脉畸形。颈椎畸形的患者通常由于半椎体、Klippel-Feil 综合征等原发疾病，本身颈部外观就通常合并短颈，凸侧短缩的操作进一步加重了短颈，不利于患者的外观。而自 2015 年起，我院团队首创了在凹侧

笔记

撑开进行斜颈的矫正，取得了满意的效果，在矫形效果良好的基础上，撑开操作在一定程度上降低了椎动脉损伤的风险。根据目前经验，凹侧撑开并不会产生椎动脉损伤，也不会导致永久的神经并发症，减少了手术时间，降低了风险。

对于内固定的选择，椎弓根螺钉固定相较于侧块螺钉、椎板螺钉强度更高，仅需在撑开的上、下节段进行短节段固定，缩短了固定融合的节段，避免干扰正常节段的生长发育。由于畸形患者通常合并椎动脉变异及椎弓根发育的异常，术前应行头颈部 CTA 评估椎动脉走行，并评估双侧椎弓根发育情况，提前规划入钉点及走行。若条件允许，术中 CT 及导航的应用可提高椎弓根螺钉置入的准确性。

对于撑开节段内植物的选择，起初通过对 PEEK 材质的椎间融合器进行修整及打磨，植入椎间及小关节之间，目前随着 3D 打印技术的普及及应用，术前通过详细的规划，进行定制化的打印，可使得假体更加贴附，降低了假体移位及沉降的概率。

参考文献

1. XIA T Y, SUN S, WANG F, et al. "Vertebral artery variation in patients with congenital cervical scoliosis: an anatomical study based on radiological findings." Spine (Phila Pa 1976), 2021, 46(4): E216 - E221.

2. YU M Y, DIAO Y, SUN F, et al. Evaluation of a combined approach to the correction of congenital cervical or cervicothoracic scoliosis. Spine J, 2019, 19(5): 803 - 815.

3. 夏天, 孙宇, 赵衍斌, 等. 3D 打印定制钛合金融合器在先天性颈椎侧凸畸形治疗中的应用. 中国脊柱脊髓杂志, 2020, 30(9): 791 - 796.

4. 曹硕, 孙宇, 李危石, 等. 应用凹侧撑开技术治疗先天性颈椎侧凸畸形. 中华骨科杂志, 2021, 41(13): 903 - 910.

（夏天　孙宇）

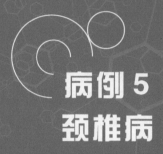

病例 5
颈椎病

📋 病历摘要

【基本信息】

患者，男性，71 岁。

主诉：腰部束带感伴行走踩棉花感 3 年，加重伴足底麻木 1 年。

现病史：患者 3 年前开始出现腰部束带感，行走踩棉感，考虑"颈椎病"，近 1 年患者症状加重，伴足底麻木、头晕，无明显颈部疼痛，无双上肢疼痛、麻木或无力症状，无双下肢疼痛，无间歇性跛行、二便障碍等。

【查体】

自主体位，蹒跚步态，颈椎生理曲度变直，颈椎活动度受限，前屈 60°，后伸 20°，侧屈左侧 20°，右侧 20°，旋转左侧 20°，右侧 20°。四肢肌肉无明显萎缩，四肢肌力 V 级，四肢及躯干深、浅感觉正常。双侧肱二头肌腱反射、肱三头肌腱反射及桡骨膜反射活跃，双侧股四头肌腱反射活跃。双侧 Hoffmann 征（＋），双侧 Babinskii 征（＋）。颈椎改良 JOA17 评分：13.5 分（满分 17 分）。

【影像学检查】

（1）颈椎 X 线片侧位（图 5-1）：颈椎曲度变直，部分椎间隙狭窄，部分椎体边缘及小关节骨质增生硬化。项韧带钙化。

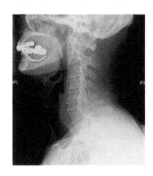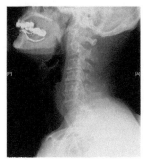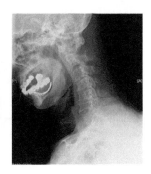

图 5-1　颈椎 X 线片侧位

（2）颈椎 CT 平扫＋重建（图 5-2）：颈椎退行性骨关节病，$C_{3\sim7}$ 椎间盘突出，以 $C_{3\sim4}$、$C_{5\sim6}$ 为著，继发性椎管狭窄。

（3）颈椎 MRI（图 5-3）：颈椎退行性变，$C_{2\sim7}$ 椎间盘突出，椎管狭窄。

【诊断】

脊髓型颈椎病。

【治疗经过】

入院后完善相关检查，行经前路 $C_{3\sim4}$ 间盘切除、椎体间 cage 植入，C_5 椎体次全切除、人工椎体植入，$C_{3\sim6}$ 钛板及螺钉固定术。患者麻醉满意后取仰卧位，肩部垫枕，取右侧颈前相当于 $C_{4\sim5}$ 间隙水

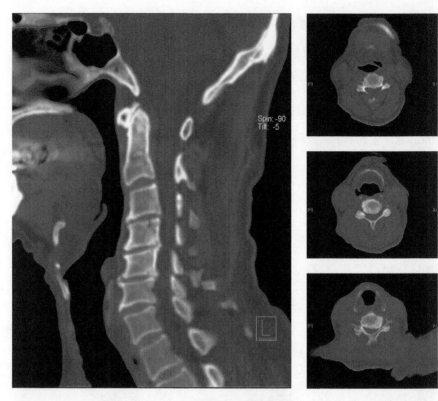

图 5-2　颈椎 CT 平扫+重建

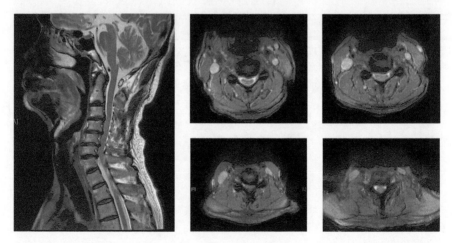

图 5-3　颈椎 MRI

平横切口，沿胸锁乳突肌内侧缘分离，颈前部血管鞘与内脏鞘之间显露，显露 $C_{3\sim6}$ 椎体及椎间隙，确定 $C_{4\sim5}$ 节段，小刀及刮匙行 $C_{3\sim4}$ 椎间盘切除，达椎管间隙后缘，摘除脱入椎管之髓核，冲洗伤口，

于 $C_{3\sim4}$ 椎体间隙植入 cage 1 枚；切除 $C_{4\sim5}$ 及 $C_{5\sim6}$ 间盘，然后用咬骨钳及刮匙行 C_5 椎体中部 2/3 切除，后方显露出后纵韧带，C_4 椎体后下缘及 C_6 椎体后上缘骨赘予刮除。$C_{4\sim6}$ 椎体间植入 3D 打印钛合金微孔人工椎体 1 枚，选取合适长度钛板 1 枚置于 $C_{3\sim6}$ 椎体，于 C_3、C_4、C_6 椎体各以 2 枚带锁螺钉固定，透视显示内置物位置满意（图 5-4）。常规缝合伤口。

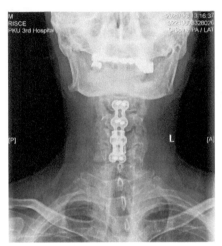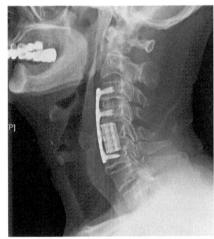

图 5-4 术后内植物位置确认

病例分析

颈椎病是颈椎椎间盘组织退行性改变及其继发病理改变累及其周围组织结构（神经根、脊髓、椎动脉、交感神经等）而出现相应的临床表现。颈椎病分为：神经根型颈椎病，脊髓型颈椎病，交感型颈椎病，椎动脉型颈椎病及其他类型颈椎病（食管型颈椎病、颈型颈椎病）。其中脊髓型颈椎病的发病率为 12%～30%，由于可造成四肢瘫痪，因而致残率高。通常起病缓慢，以 40～60 岁中年人为多。多数患者首先出现一侧或双侧下肢麻木、沉重感。随后逐渐出现行走困难，下肢各组肌肉发紧，抬步慢，不能快走。有些患者出现下楼梯时感觉一侧或者双侧下肢有发软或者不稳的情况，继而出现上下楼梯时需要借助上肢扶着拉手才能登上台阶。接着出现一侧或双侧上肢麻木、疼痛，双手无力，不灵活，写字、系扣、持筷等精细动作难以完成，持物易落，严重者甚至不能自己进食。躯干部出现感觉异常，常有束带感。同时躯干或者下肢可有烧灼感、冰凉感、蚁行感。部分患者可出现膀胱和直肠功能障碍。临床检查颈部多无体征，四肢肌张力增高，可有折刀感；腱反射活跃或亢进，病理反射阳性。浅反射减弱或消失。上肢或躯干部分出现阶段性分布的浅感觉障碍区，深感觉多正常。

脊髓型颈椎病的病情发展较为缓慢且多为渐进性加重，仅少部分患者自发病后一直处于稳定状态的良性过程，大多数患者处于缓慢的、进行性加重及发作性恶化的过程，轻微的外伤、劳累及受凉是症状加重、病情恶化的诱因。极少数患者发病后迅速恶化。由于脊髓型颈椎病对人的运动功能危害最大，绝大多数采用非手术治疗或微创治疗无效。因此，脊髓型颈椎病一旦诊断明确，应当尽早手术治疗。手术干预的目的就是最大限度地缓解和改善脊髓功能，阻止病情的进一步恶化。

颈椎病的手术治疗可以根据手术入路划分为：前路和后路手术两种。颈前路椎间盘切除、椎体间植骨融合术是颈椎病最经典的传统术式。颈椎前路椎体次全切除、椎间盘切除、椎体间植骨融合术适用于椎体后方存在致压因素需要减压的情况。颈椎后路减压术的指征包括：各种原因所致的颈椎管狭窄、多节段椎间盘突出或者退变。术式包括椎板切除术和椎板成形术。前路手术优点是筋膜间隙暴露，不用切断重要的肌肉，创伤小，组织修复快，一般不出现轴性症状，且直接切除突出的椎间盘或者增生的骨刺，能直接解除脊髓和神经根前方的压迫，对颈椎畸形的矫正能力强；但缺点是一般需要融合运动节段，可能增加邻近节段退变速度，多节段融合使颈椎活动度下降，无法解除来自脊髓后方的压迫。手术技术难度较高，增加神经损伤风险。后路手术的优点是通过椎管扩大，增加脊髓的有效空间，可以直接解除来自后方的压迫，同时通过弓弦原理，脊髓向后退让，间接解除脊髓前方的压迫，可以进行多节段广泛减压。但其剥离后方软组织多，对软组织损伤大，术后轴性症状发生率高。脊柱曲度不良或合并后凸畸形时对脊髓减压效果受限，不能对来自脊髓和神经根前方的压迫进行直接减压，术后 C_5 神经根功能障碍发生率高，畸形矫正能力差。

针对此患者，通过仔细阅读影像学资料出现，患者主要压迫来自前方，且主要致压节段在 3 个节段。同时患者存在颈椎曲度不良，存在后凸表现。虽然行后路手术可以解除患者脊髓一定程度的压迫，但存在减压效果受限可能。相比前路手术，后路手术对肌肉软组织剥离程度高，术后轴性疼痛发生率高。故采用前路手术可以直接切除前方压迫，同时纠正患者颈椎曲度，且手术创伤小，利于患者早期恢复，更加有效地解除脊髓压迫，利于患者神经功能的恢复。

病例点评

脊髓型颈椎病病情发展缓慢并逐渐加重。早期出现一侧或双侧下肢麻木、沉重，逐渐发展为行走困难，随后出现一侧或双侧上肢麻木、无力及手部活动不灵活，严重者可表现为四肢瘫痪及二便困难。对于老年患者，往往存在较为严重的颈椎退变表现，颈椎生理曲度丢失、变直，甚至出现僵硬性后凸，在此基础上，合并退变性及发育性椎管狭窄导致局部脊髓受压。

对于此类老年合并后凸及多节段椎管狭窄的脊髓型颈椎病，采用何种手术方式目前尚存争议，颈椎后路椎管扩大成形术可有效改善椎管狭窄这一问题，但对于合并局部僵硬性后凸患者，硬膜囊膨胀及后移因后凸受到影响，减压效果有所减弱。而如果同时进行后路固定矫正后凸，虽然可改善减压效果，但损失了较多的颈椎活动度，且对老年患者创伤较大。传统观点认为前路手术不应超过 3 个节段，此患者存在多节段压迫及后凸，对于存在局限性椎管狭窄，前路椎体次全切除，可实现椎管容积的扩大，同时有效改善局部曲度，随着 3D 打印人工椎体的问世和广泛应用，实现了维持的界面融合率的同时，降低了传统钛网造成的局部椎体塌陷，钛网下沉发生率，同时对于临近节段存在前方压迫的患者，还可增加 1 个节段的间盘切除，由于前方入路为肌间隙入路，不会因此增加太多的手术创伤。但前路多节段解压手术较后路手术操作难度更大，对于年轻脊柱外科大夫来说，学习曲线较为陡峭。因此对此类患者，选择前路或后路手术，应结合患者身体条件及术者的擅长手术方式来决定。

参考文献

1. GRASSO G. Clinical and radiological features of hybrid surgery in multilevel cervical degenerative disc disease. Eur Spine J, 2015, 24(suppl 7)：842 - 848.

2. MAO N, WU J, ZHANG Y, et al. A comparison of anterior cervical corpectomyand fusion combined with artificial disc replacement and cage fusion in patients with multilevel cervical spondylotic myelopathy. Spine (Phila Pa 1976), 2015, 40：1277 - 1283.

3. CHO B Y, LIM J, SIM H B, et al. Biomechanical analysis of the range of motion after placement of a two-level cervical ProDisc-C versus hybrid construct. Spine

（Phila Pa 1976），2010, 35：1769 – 1776.

4. LEE M J, DUMONSKI M, PHILLIPS F M, et al. Disc replacement adjacent to cervical fusion：a biomechanical comparison of hybrid construct versus two-level fusion. Spine（Phila Pa 1976），2011, 36：1932 – 1939.

5. BARREY C, CAMPANA S, PERSOHN S, et al. Cervical disc prosthesis versus arthrodesis using one-level, hybrid and two-level constructs：an in vitro investigation. Eur Spine J, 2012, 21：432 – 442.

6. DING F, JIA Z, WU Y, et al. Fusion-nonfusion hybrid construct versus anterior cervical hybrid decompression and fusion：a comparative study for 3-level cervical degenerative disc diseases. Spine（Phila Pa1976），2014, 39：1934 – 1942.

（刘啸　刘忠军）

笔记

病例 6
难复性寰枢关节脱位

病历摘要

【基本信息】

患者，女性，52 岁。

主诉：枕颈部疼痛 2 年余，加重伴四肢麻木、无力 20 余天。

【查体】

右侧肢体肌力Ⅳ级，左侧正常；左侧肢体感觉稍减退；双侧肱二头肌腱反射活跃，肱三头肌腱反射、桡骨膜反射、股四头肌腱反射亢进；双侧 Hoffman 征(+)，双侧 Rossolimo 征(+)。

【影像学检查】

（1）术前颈椎中立及屈伸侧位 X 线片（图 6 – 1）：屈曲侧位 X

笔记

线片显示寰齿前间隙增大，且仰伸不可复位，因此提示寰枢关节脱位；由于寰齿前间隙在屈伸位几乎无变化，因此考虑寰枢关节脱位为难复性。

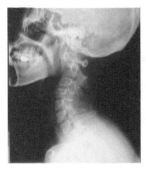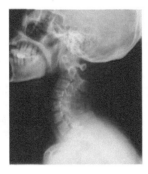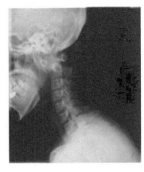

图6-1　颈椎中立及屈伸侧位X线片

（2）术前寰枢椎CT（图6-2）：寰齿前间隙增大，斜坡枢椎角减小，证实了寰枢关节脱位的诊断；寰椎前结节后方可见骨赘形成，对于寰枢关节解剖复位造成阻挡；$C_{1\sim2}$侧块间隙无骨性融合；双侧枢椎椎弓根及双侧寰椎侧块发育良好。

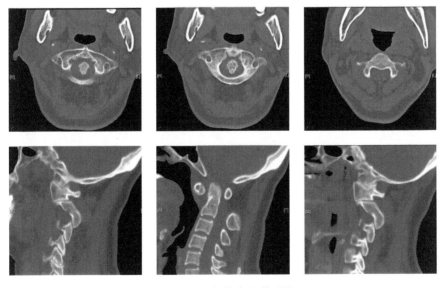

图6-2　术前寰枢椎CT

（3）术前颈椎 MRI（图 6-3）：齿突顶压延脊髓交界处腹侧，延髓脊髓角减小；C_1 水平脊髓 T_2 像高信号。

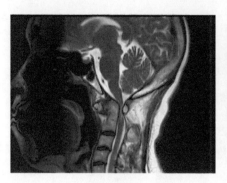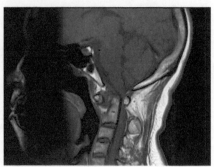

图 6-3　术前颈椎 MRI

【诊断】

寰枢关节脱位（难复性）；高位颈脊髓病；寰齿前间隙骨赘形成；C_1 水平脊髓 T_2 像高信号。

【治疗经过】

患者全身麻醉下行 7 kg 重量牵引（保持 reverse Trendelenburg 体位），在显微镜下经口咽入路，将寰椎前弓、齿突前骨赘及齿突尖切除，此时向前下方撬拨齿突可使寰枢关节解剖复位，前路手术结束；翻身后行寰枢椎弓根螺钉钉棒固定，寰枢关节复位满意，制作植骨床后行小切口左侧髂后取骨（约 20 g 松质骨）并植于寰枢后弓表面。

【随访】

术后第 2 天左侧肢体感觉较术前恢复，四肢肌力同术前；术后第 3 天拔除引流管；第 5 天拔除胃管；第 6 天出院。

复查颈椎侧位 X 线片（图 6-4）：内固定在位，寰枢关节复位良好，口咽部软组织肿胀仍明显。

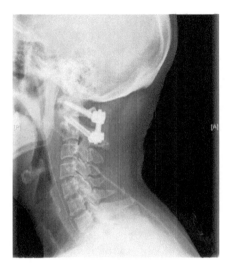

图 6-4　术后第 6 天颈椎侧位 X 线片

复查颈椎 CT（图 6-5）：寰椎前弓、齿突前骨赘及齿突尖切除完整，螺钉位置满意，后正中线植骨确切。

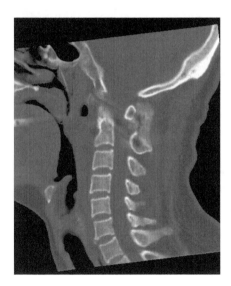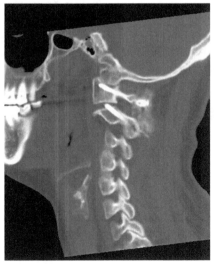

图 6-5　术后第 6 天颈椎 CT

复查颈椎 MRI（图 6-6）：延脊髓受压解除，延髓脊髓角正常，脑脊液通畅。

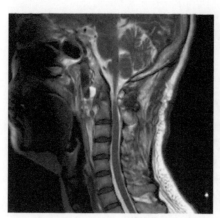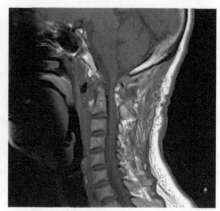

图 6-6　术后第 6 天颈椎 MRI

术后 4 个月四肢麻木、无力完全缓解。

复查颈椎中立及屈伸侧位 X 线片（图 6-7）：内固定在位，寰枢关节复位良好。

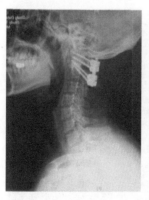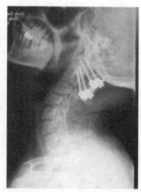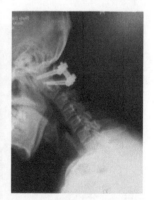

图 6-7　术后 4 个月颈椎中立及屈伸侧位 X 线片

复查颈椎 CT（图 6-8）：复位无丢失，螺钉位置满意，后正中线植骨已融合。

复查颈椎 MRI（图 6-9）：延脊髓无受压，延髓脊髓角正常，脑脊液通畅，T_2 像脊髓高信号范围较术前减小。

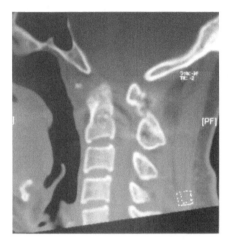
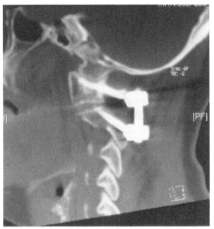

图6-8　术后4个月颈椎CT

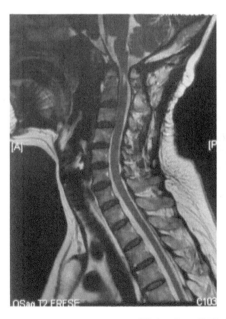
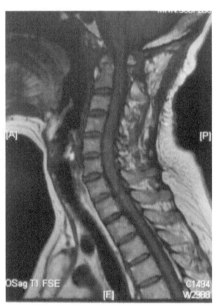

图6-9　术后4个月颈椎MRI

病例分析

　　该患者为中年女性，枕颈部疼痛2年余，20余天来出现加重伴四肢麻木无力，查体提示上运动神经元损害表现，影像学检查提示

57

难复性寰枢关节脱位伴高位颈脊髓病，有手术指征。术前应与其他颈椎疾病（如脊髓型颈椎病、颅底凹陷）及神经内科疾病（如脊髓空洞症、脊髓侧索硬化）等相鉴别。

术式选择如下。

（1）后路寰枢侧块间隙松解＋侧块间隙植骨融合＋寰枢椎弓根螺钉固定＋寰椎后弓切除减压。

（2）前路经口松解＋后路寰枢侧块间隙松解＋后路寰枢椎弓根螺钉固定＋寰枢后弓植骨融合。

（3）前路经口寰椎前弓、齿突前骨赘及齿突尖切除＋后路寰枢椎弓根螺钉固定＋寰枢后弓植骨融合。

正常情况下，在 C_1 水平，齿突、脊髓、脊髓储备空间约各占椎管矢状径（寰椎前弓后缘至后弓前缘）的1/3。对于该患者而言，寰齿前间隙增大（且寰椎前结节和齿突间有明显的骨赘形成），齿突向椎管内滑脱，同时齿突发育较大（超过椎管矢状径的1/2），这些均造成了脊髓腹侧的明显压迫，是患者的主要致病因素；而寰椎后弓对于脊髓背侧的压迫是由于寰椎前脱位导致的。由于单纯后路手术无法解决寰椎前结节和齿突间的阻挡复位的骨赘，难以实现寰枢关节的解剖复位；同时由于齿突发育较大，导致椎管容积相应变小，一旦复位不充分则即使切除寰椎后弓也较难得到脊髓的有效减压。前后路均行软组织松解的术式可以提高寰枢关节的复位程度，但由于齿突发育较大，导致椎管容积相应变小，即使实现寰枢关节解剖复位，仍将存在椎管狭窄的可能；同时，在经口松解术后再行后方的寰枢侧块间隙松解可能造成后方Ⅰ类无菌手术切口与前方Ⅱ类污染手术切口相通，由于后方内固定的存在将大大增加感染的风险。所以最佳的手术方案为前路经口寰椎前弓、齿突前骨赘及齿突尖切除＋后路寰枢椎弓根固定＋寰枢后弓植骨融合。采用小切口的微创方式进行髂后取骨，可以得到较大量的松质骨，同时寰椎后弓至枢椎棘突、椎板的植骨床面积大，因此植骨融合率很高。

🔳 病例点评

　　本例术中全身麻醉下大重量颅骨牵引不能使寰枢关节复位，因此诊断为难复性寰枢关节脱位。治疗中采用了显微镜辅助下用超声骨刀进行前路经口切骨（寰椎前弓、齿突前骨赘及齿突尖）＋后路寰枢椎弓根螺钉固定＋寰枢后弓植骨融合的手术方案。显微镜配合超声骨刀极大地提高了手术安全性和切骨操作的效率。

　　寰枢关节脱位多由寰枢关节不稳逐渐演进而来。向后上方脱位的齿突对于脊髓腹侧造成顶压，可以导致肢体麻木、无力、笨拙等高位颈脊髓损害的表现及构音障碍、饮水呛咳等低位颅神经损害的表现，严重者甚至会影响呼吸中枢、危及生命。一旦出现上述症状，手术治疗几乎是唯一有效的治疗方式。目前，对于难复性寰枢关节脱位，目前主要有3个手术方案。

　　（1）前后路联合：前路经口松解或切骨减压＋后路寰枢椎弓根螺钉固定＋寰枢后弓植骨融合。

　　（2）单纯前路：前路经口松解＋前路寰枢钉板固定。

　　（3）单纯后路：后路寰枢侧块关节松解＋侧块间隙植骨融合＋寰枢椎弓根螺钉固定。

　　前后路联合的手术方案是适用于几乎全部难复性寰枢关节脱位病例的治疗金标准。由于难复性寰枢关节脱位中实现手术复位的主要阻力为前方挛缩的组织（颈长肌、头长肌、前纵韧带、关节囊），因此前路经口的松解手术可以直接地实现挛缩的瘢痕组织的松解，完成松解后即基本实现了寰枢关节的解剖复位，大大减小了寰枢关节脱位的势能，此时在后方辅以坚强内固定即可牢固维持复位并实现植骨融合；但该方案的缺陷是需行前后路联合手术，整体创伤大，且围手术期并发症发生率更高（如经口咽术后患者出现窒息），对于患者而言痛苦程度较高。

单纯前路的手术方案同样通过经口的松解手术直接地实现挛缩的瘢痕组织的松解，实现寰枢关节的解剖复位，再通过前路的钉板装置维持复位；该方案虽然避免了后路的切口，一定程度上减小了创伤，但使用前方内固定存在着内固定把持力不足（可能导致复位程度丢失及内固定松动）、Ⅱ类切口的感染率因为有内固定存在而大幅增加、内固定在咽后壁的切迹导致切口关闭困难甚至裂开等问题。

单纯后路的手术方案避免了经口松解的手术，大大减小了手术创伤和相应的风险（术中硬膜损伤、术后感染等）；通过寰枢侧块关节进行松解，能够一定程度上实现寰枢关节的复位（尤其是在垂直方向上），对于部分脱位程度较轻的病例而言不失为一种较为理想的治疗方案；同时，通过在寰枢侧块间隙进行植骨，所需要的植骨量较小，且由于植骨面间距较近，因此能较快地实现植骨融合，往往可以避免额外行髂骨取骨的操作；另外，如在寰枢侧块间隙植入 cage，则可进一步分担后方内固定承担的应力，降低复位程度丢失或内固定松动的风险；但对于脱位程度较重、寰枢侧块关节变形明显、椎动脉走行变异（如 C_1 节段型椎动脉）、前方骨赘增生阻挡复位等情况，该方案均难以得到理想的疗效，因此其应用是有局限的。

总之，难复性寰枢关节脱位在治疗时应根据脱位程度、解剖结构是否存在变异、神经功能损害程度等因素综合考量，制订个体化的诊疗方案，在力求实现寰枢关节解剖复位的同时，尽量降低手术风险和创伤，以获得最佳疗效。

参考文献

1. TIAN Y, XU N, YAN M, et al. Atlantoaxial dislocation with congenital "sandwich fusion" in the craniovertebral junction: a retrospective case series of 70 patients. Bmc Musculoskeletal Disorders, 2020, 21(1).

2. TIAN Y, FAN D, XU N, et al. "Sandwich Deformity" in Klippel-Feil syndrome: A "Full-Spectrum" presentation of associated craniovertebral junction abnormalities. Journal of Clinical Neuroscience, 2018: S0967586818303631.

3. WANG S, WANG C, YAN M, et al. Novel surgical classification and treatment strategy for atlantoaxial dislocations. Spine, 2013, 38(21): 1348 - 1356.

4. WANG S, WANG C, LENG H, et al. Cable-strengthened C_2 pedicle screw fixation in the treatment of congenital $C_{2\sim3}$ fusion, atlas occipitalization, and atlantoaxial dislocation. Neurosurgery, 2012, 71(5): 976 - 984.

5. WANG S, CHAO W, MING Y, et al. Syringomyelia with irreducible atlantoaxial dislocation, basilar invagination and Chiari I malformation. European Spine Journal, 2010, 19(3): 361 - 366.

6. WANG S, WANG C, LENG H, et al. Pedicle screw combined with lateral mass screw fixation in the treatment of basilar invagination and congenital $C_{2\sim3}$ fusion. Journal of Spinal Disorders & Techniques, 2013, 4(s 2 - 3): 291 - 296.

7. WANG C, YAN M, ZHOU H T, et al. Open reduction of irreducible atlantoaxial dislocation by transoral anterior atlantoaxial release and posterior internal fixation. Spine, 2006, 31(11): E306.

（王圣林　许南方）

笔记

病例 7
胸椎管狭窄症案例 1

病历摘要

【基本信息】

患者，女性，42 岁。

主诉：腹部以下麻木，双下肢无力、行走不稳 2 个月，进行性加重。

既往史：体健，否认高血压、糖尿病、冠心病等病史。

【查体】

发育正常，脊柱无畸形，自主体位，痉挛步态；躯干部双侧肋缘以下及双下肢针刺觉减弱；双上肢感觉、肌力正常；双髂腰肌、踇长伸肌肌力Ⅲ级，其余肌力Ⅴ级。双侧肱二头肌腱反射和肱三头

笔记

肌腱反射正常，双侧膝腱反射和跟腱反射活跃。双上肢病理征（－），双下肢病理征（＋）。

【影像学检查】

（1）胸椎正侧位X线片、全脊柱正侧位X线片（图7-1）：脊柱无畸形，骨质无明显异常，侧位片可见中胸段多个节段椎体后缘高密度的后纵韧带骨化。

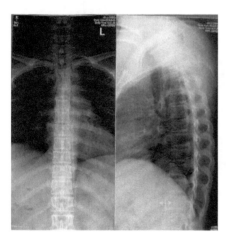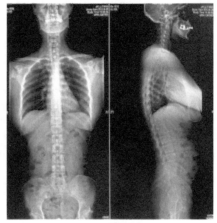

图7-1　胸椎正侧位X线片和全脊柱正侧位X线片

（2）胸椎CT（图7-2）：$C_7 \sim T_7$后纵韧带骨化合并$T_{2\sim6}$黄韧带骨化，$T_{10\sim12}$后纵韧带骨化合并黄韧带骨化。

（3）颈胸段MRI T_2相（图7-3）：颈椎管轻度狭窄，仅硬膜囊受压，$C_7 \sim T_5$连续型后纵韧带骨化，其中$T_{2\sim3}$节段合并黄韧带骨化，继发椎管狭窄、脊髓受压，并可见髓内高信号。

【诊断】

胸椎管狭窄症（$C_7 \sim T_7$、$T_{10\sim12}$后纵韧带骨化，$T_{2\sim6}$、$T_{10\sim12}$黄韧带骨化）。

【治疗经过】

患者住院后完善各项检查和术前准备，充分交代手术风险和预

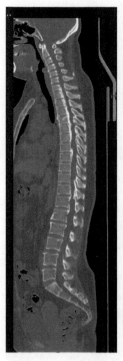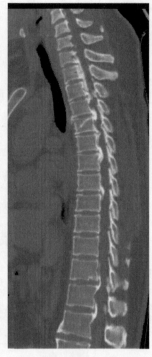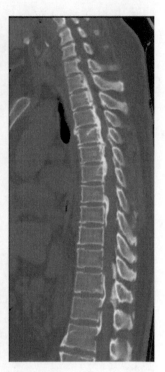

图 7 -2 全脊柱 CT 和胸椎 CT 矢状面重建

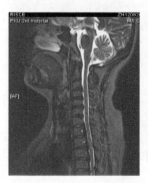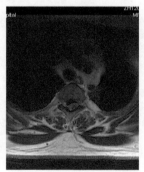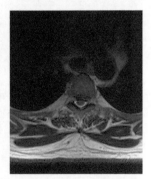

图 7 -3 颈胸椎 MRI

后，行一期后路 $C_7 \sim T_7$ 椎管后壁切除术，$T_{10 \sim 12}$ 椎管后壁切除 + 椎弓根钉固定 + 后外侧融合术。取标准俯卧位，后正中切口，显露 $C_7 \sim T_7$ 后部结构。以电动磨钻于 $C_7 \sim T_7$ 双侧椎弓根内缘连线（同时也是关节突关节中线）纵向磨削，直至磨透骨质，然后再磨透 T_7 椎板上缘并以巾钳轻轻提起，在分离椎板腹侧与硬膜囊之间的粘连

带的同时逐步将 $C_7 \sim T_7$ 椎管后壁提起后整块切除，探查证实 $C_7 \sim T_7$ 节段硬膜囊双侧侧缘已减压充分。此即"揭盖法"椎管后壁切除术。然后于 $T_{10 \sim 12}$ 节段另切口并显露后部结构，先于 $T_{10 \sim 12}$ 椎弓根钻孔，置入定位针透视确认位置满意后旋入椎弓根螺钉，再次透视证实螺钉位置满意。同样采用"揭盖法"切除 $T_{10 \sim 12}$ 椎管后壁，探查证实硬膜囊后方致压因素完全解除。以合适长度的钛棒连接双侧螺钉并原位拧紧固定。将自体碎骨植于 $T_{10 \sim 12}$ 双侧横突间压实。冲洗，止血，切口旁另做一切口放置引流管1根，逐层缝合关闭切口。

【随访】

（1）患者术后即刻下肢神经功能明显好转，伤口引流管在术后第3天拔除，伤口愈合良好后出院。出院前术后第5天行X线片检查（图7-4）显示 $C_7 \sim T_7$ 椎管后壁缺如，$C_7 \sim T_7$ 节段后凸角为 $12°$，$T_{10 \sim 12}$ 节段椎管后壁缺如、内植物位置满意。

（2）术后1年随访，下肢神经功能恢复至完全正常，复查胸椎X线片和CT（图7-5）显示中上胸段后纵韧带骨化较之前有轻度增厚，$C_7 \sim T_7$ 后凸角较术前稍增大（$16°$）。

（3）术后2年随访时下肢功能仍为正常，复查胸椎X线片和CT（图7-6）显示中上胸段后纵韧带骨化较之前又有轻度增厚，尤其是 $T_{2 \sim 3}$ 节段增厚最明显，$C_7 \sim T_7$ 后凸角较术后1年时稍增大（$17°$）。

（4）术后4年随访时患者症状复发，腹部以下麻木、上下肢无力、行走不稳，且进行性加重。复查胸椎X线片和CT、MRI（图7-7）显示中上胸段后纵韧带骨化较之前有明显增厚，尤其是 $T_{2 \sim 3}$ 节段增厚最明显，同时 $C_7 \sim T_7$ 后凸角较术后2年时明显增大（$25°$）。

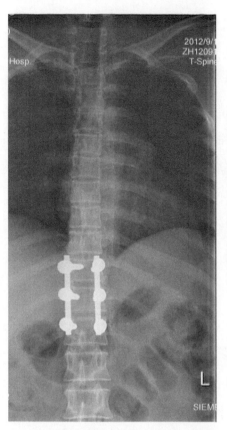
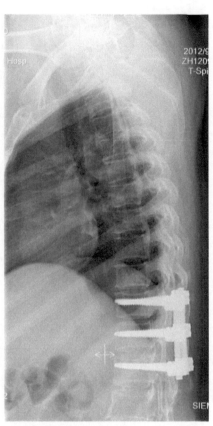

图 7-4 术后第 5 天复查的胸椎正侧位 X 线片

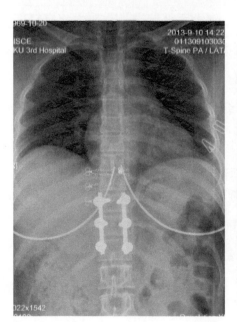
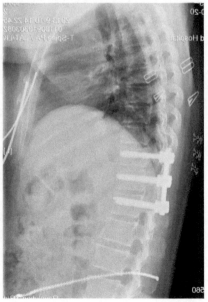

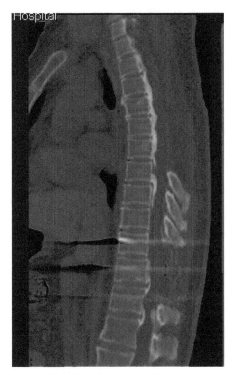
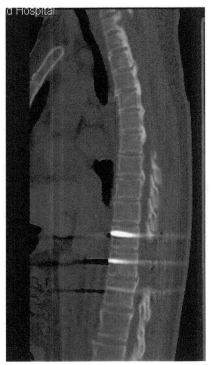

图7-5　术后1年胸椎X线片和胸椎CT

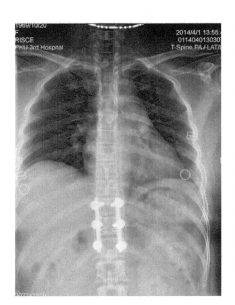
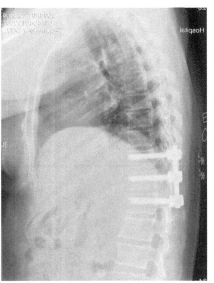

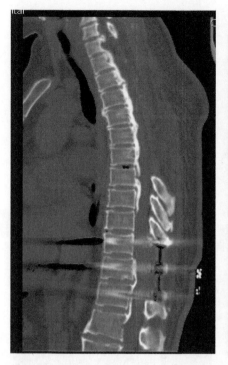
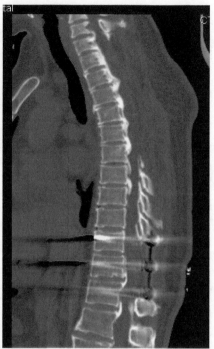

图7-6　术后2年胸椎X线片和胸椎CT

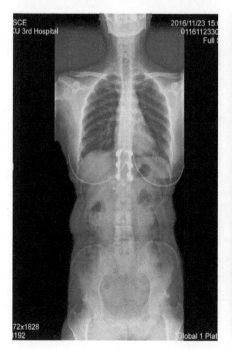
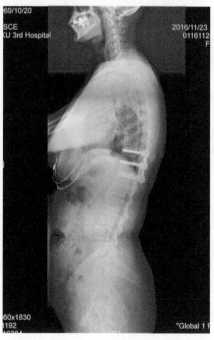

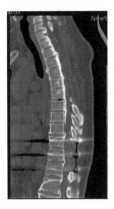 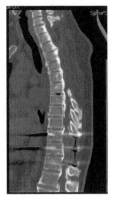 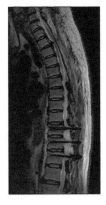 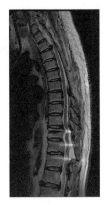

图 7-7　术后 4 年胸椎 X 线片和胸椎 CT、MRI

病例分析

1. 胸椎黄韧带骨化和后纵韧带骨化对脊髓的压迫机制

胸椎黄韧带骨化是胸椎管狭窄症最常见的病理因素，在黄韧带骨化严重到一定程度时对脊髓后方形成直接的机械压迫，在临床研究中常通过测量椎管侵占率或椎管面积残余率量化脊髓受压程度。

胸椎后纵韧带骨化是胸椎管狭窄症常见的病理因素之一，其对脊髓的压迫机制与黄韧带骨化的压迫机制有所不同。由于胸椎生理性后凸的存在（20°~40°），胸椎后纵韧带骨化对脊髓所形成的压迫与骨化节段的后凸程度密切相关。当胸椎生理性后凸相对较明显时，即便是后纵韧带骨化的椎管侵占率较低，也有可能对脊髓腹侧形成明显的压迫，此时脊髓背侧客观上仍存在一定的空间，但因脊髓纵向张力的存在而无助于脊髓缓解脊髓腹侧的压迫，此时单纯行椎管后壁切除术的疗效不明显。反之，当胸椎生理性后凸程度较轻时，后纵韧带骨化就相对不容易压到脊髓，此时对于椎管侵占率较低的后纵韧带骨化而言单纯行椎管后壁切除术即可获得满意的疗

笔记

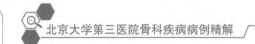
效。该例患者就是后一种情况，术前其 $C_7 \sim T_7$ 节段的后凸角只有 12°，加上后纵韧带骨化较为平坦且椎管侵占率较低，单纯行后壁切除术后脊髓功能获得了良好的恢复。

2. 胸椎黄韧带骨化和后纵韧带骨化的手术治疗策略

胸椎黄韧带骨化的治疗策略是充分减压，兼顾稳定。减压范围需要包括切除骨化节段硬膜囊两侧缘正后方的椎板、黄韧带及双侧关节突关节的内侧半，即"椎管后壁切除"。在胸腰段行椎管后壁切除术，或中上胸段连续行 5 个节段以上的椎管后壁切除术时，需要加做椎弓根钉固定和后外侧融合，以防节段失稳、后凸加重。

胸椎后纵韧带骨化的治疗策略是直接减压和间接减压相结合，同时关注后纵韧带骨化的椎管侵占率（脊髓局部的横向受压迫程度）和后纵韧带骨化节段的生理性后凸程度（脊髓整体的纵向张力程度）。对于生理性后凸较轻且后纵韧带骨化椎管侵占率也较轻者，单纯行椎管后壁切除术 + 原位固定融合术是安全有效的治疗方式。而对于生理性后凸较重且多节段后纵韧带骨化者，则需在接近后凸顶点处选择椎管侵占率较重的节段进行环形减压，并在环形减压基础上经椎间隙和下位椎弓根适度截骨，然后直接闭合短缩脊柱，从而减轻胸椎后凸程度，使脊髓整体上获得良好的减压。

本例患者的 $T_{10 \sim 12}$ 节段在椎管后壁切除基础上加做了固定融合，至术后 4 年随访局部节段曲度无变化，局部后纵韧带骨化也无发展。而 $C_7 \sim T_7$ 节段单纯行椎管后壁切除术，术后 4 年随访的节段后凸从 12° 增大至 25°，印证了长节段椎管后壁切除时加做固定融合的必要性（图 7 –8）。

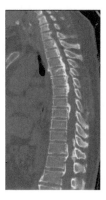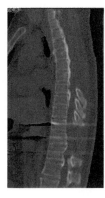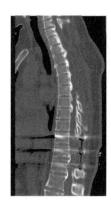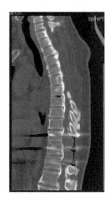

图7-8　自左至右，术前、术后1年、术后2年、术后4年的
胸椎CT，可见其中上胸段后纵韧带骨化的发展和节段后
凸角的渐进性增大，而$T_{10\sim12}$节段持续保持稳定

病例点评

1. 以"发展的眼光"看待胸椎韧带异位骨化

胸椎韧带骨化是导致胸椎管狭窄症的主要病理因素，截至目前其发病机制仍未阐明，但病理学研究已证实其成骨方式为软骨内成骨。每一个节段的韧带骨化都不是静止的，而是需要经历从成纤维细胞化生为软骨细胞，再由软骨细胞化生为成骨细胞，从不成熟的骨组织发展到成熟的骨组织，成熟之后依然持续进行着新陈代谢。所以在临床诊疗过程中，除了关注患者就诊时其韧带骨化的现况之外，还需考虑到其骨化未来的发展趋势。

2. 科学地界定胸椎管后壁切除加做固定融合的指征

临床研究和实验室研究均已证实：应力刺激在韧带异位骨化的发生过程中扮演着重要的作用。胸椎管后壁切除之后，局部张力带结构的缺失势必导致手术节段的应力环境发生改变，胸椎生理性后凸有进一步加重的可能，同时后纵韧带骨化也会受到更为明显的应

笔记

71

力刺激，从而呈现动态的发展。需要通过进一步深入的临床研究，阐明那些易于进展的后纵韧带骨化的病理特征，然后才可选择性地进行固定融合术。

　　该例患者初诊时较为年轻（42岁），且多节段后纵韧带骨化为不成熟型，如果最初在椎管后壁切除的基础上加做固定融合术，有可能避免其术后4年的症状复发。

参考文献

1. FUJIMORI T, WATABE T, IWAMOTO Y, et al. Prevalence, Concomitance, and distribution of ossification of the spinal ligaments: results of whole spine CT scans in 1500 Japanese patients. Spine (Phila Pa 1976), 2016, 41: 1668 - 1676.

2. FENG F B, SUN C G, CHEN Z Q. Progress on clinical characteristics and identification of location of thoracic ossification of the ligamentum flavum. Orthop Surg, 2015, 7: 87 - 96.

3. TAKAHATA M, ITO M, ABUMI K, et al. Clinical results and complications of circumferential spinal cord decompression through a single posterior approach for thoracic myelopathy caused by ossi fication of posterior longitudinal ligament. Spine (Phila Pa 1976), 2008, 33: 1199 - 1208.

4. YAMAZAKI M, OKAWA A, FUJIYOSHI T, et al. Posterior decompression with instrumented fusion for thoracic myelopathy caused by ossification of the posterior longitudinal ligament. Eur Spine J, 2010, 19: 691 - 698.

5. BOODY B S, LENDNER M, VACCARO A R. Ossification of the posterior longitudinal ligament in the cervical spine: a review. Int Orthop, 2019, 43: 797 - 805.

（刘啸　刘晓光）

病例 8
胸椎管狭窄症案例 2

病历摘要

【基本信息】

患者，男性，47 岁。

主诉：下肢无力伴不全瘫 3 个月。

【查体】

无法站立，轮椅推入病房。双侧平肋弓平面以下感觉减退，双下肢肌肉未见明显萎缩，肌张力普遍增加。双侧髂腰肌、股四头肌、胫前肌Ⅱ级，踇背伸肌肌力Ⅰ级，双侧股四头肌腱反射、跟腱反射亢进。双侧 Babinski 征（＋）。肛周针刺觉减退，肛门括约肌肌力减弱。

笔记

VAS 评分：背部 1 分，腿痛 3 分；改良 JOA 评分（满分 11 分）：4 分。

【影像学检查】

（1）全脊柱正侧位 X 线片（图 8-1）：脊柱胸腰段后凸畸形，整体矢状位尚平衡。

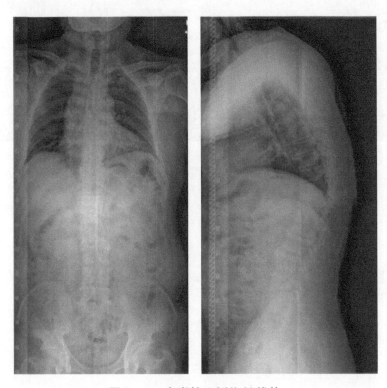

图 8-1　全脊柱正侧位 X 线片

（2）术前胸椎 CT（图 8-2）：多节段胸椎后纵韧带骨化（OPLL），以 $T_{2\sim3}$、$T_{5\sim9}$、$T_{12}\sim L_2$ 为主，合并多节段胸椎黄韧带骨化（OLF）。

（3）术前胸椎 MR（图 8-2）：胸脊髓多节段受压，以 $T_{5\sim9}$ 为主，形成前后挤压，相应节段的脊髓内可见信号改变。

笔记

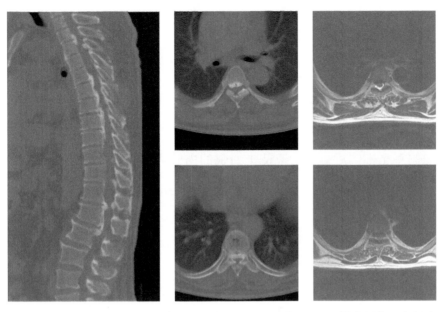

左侧为术前矢状位 CT 重建，中间为 $T_{5\sim6}$、$T_{7\sim8}$ 节段的 CT 轴位图像，右侧为 $T_{5\sim6}$、$T_{7\sim8}$ 节段的 MR 轴位图像。

图 8-2　术前 CT 及 MR

【诊断】

胸椎后纵韧带骨化症（混合型，$T_{5\sim9}$）；不全瘫（Frankel B 级）；胸椎黄韧带骨化。

【治疗经过】

本例患者较为复杂，出现了胸椎 OPLL 合并 OLF，多节段、范围大。脊髓功能损伤严重，出现不全瘫，有较为明确的手术指征。手术方式为胸椎后壁减压、部分节段进行 360° 的环形减压。手术的技术操作细节包括：患者采用后正中入路，后壁减压范围为 $T_{5\sim9}$，头尾椎板切开的位置选择为椎板中间，左右减压范围为椎弓根内侧缘。首先使用尖嘴咬骨钳于预减压的骨面咬出骨槽，后使用高速磨钻磨至内侧皮质，然后再用超声骨刀切破内层骨皮质，此时椎板已

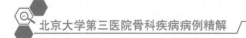

完全游离。使用巾钳由尾侧提起已经切开的椎板，以"揭盖法"的方式移除椎板，完成后壁减压。

以术中超声探查腹侧压迫情况，可见 $T_{7~8}$ 和 $T_{8~9}$ 腹侧压迫明显，相应脊髓节段变形，遂决定行此两节段的环形减压手术。采用"涵洞塌陷法"，切除双侧上下关节突显露椎弓根，切除椎弓根内侧直至椎体后方，沿双侧椎弓根的内侧切除 OPLL 深方的椎体松质骨，此时左右贯通形成一个"涵洞"，切断头尾的连接处，使用神经剥离子将致压的 OPLL 和椎体后方的皮质骨压向"涵洞"，然后从一侧取出。

固定节段选择为 $T_{5~10}$，连接钛棒后进行轻度的加压去后凸，选择横连，增加钉棒系统的稳定性。

手术后采用常压引流，术后 3 天即可拔除引流管。因术中发现硬膜囊骨化，切除部分骨化的硬膜，术后出现脑脊液漏，拔除引流管后加压包扎。术后强调康复锻炼的重要性，术后第 1 天即要求患者在病床上做康复锻炼，鼓励患者在家人辅助下坐起。术后常规使用抗生素、止痛药物等。

【随访】

本患者术后下肢的肌张力增高的情况得以改善（图 8 - 3、图 8 -4），下肢的麻木紧缩感有所缓解。术后 3 个月复查时，下肢力量恢复良好，关键肌的肌力已恢复至 III 级左右。术后 6 个月、术后 1 年均在我院进行随访，术后 1 年时，患者已可以自行站立，在助步器或者他人扶持下步行。后每年于我院复查。影像学检查提示 $T_{7~9}$ 环形减压较为充分，虽然出现了切口深方的脑脊液囊肿，但脊髓减压充分（图 8 -5），患者症状持续恢复。

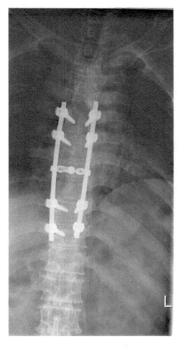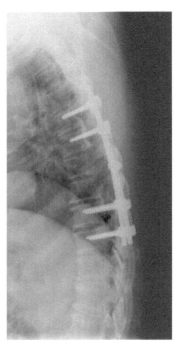

图 8-3 术后复查 X 线片

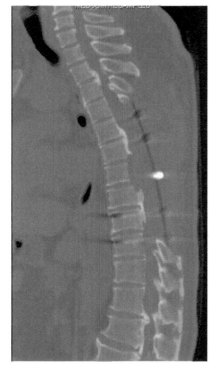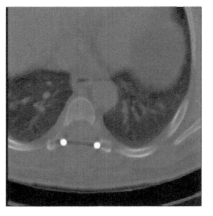

图 8-4 术后 CT 矢状位重建和右侧的 T_8 轴位显示减压情况

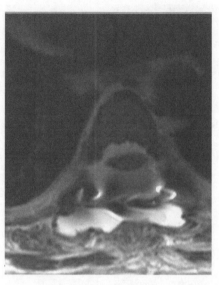

图 8-5　T_8 节段磁共振显示胸脊髓实现了 360°环形减压

病例分析

　　该患者为中年男性，缓慢病程，近 3 个月来逐渐出现了不全瘫的情况，符合胸椎后纵韧带骨化症的疾病发生发展规律。该病例的 OPLL 为多节段，上至 $T_{2\sim3}$，下至胸腰段均有较为明显的 OPLL 灶。另外，CT、MRI 检查显示患者合并多节段的胸椎 OLF，部分节段形成了脊髓腹背"钳压"的情况，相对应的该节段的脊髓变性也较为明显。该病例的诊断比较容易，手术较为困难。

　　1. 责任节段的确定

　　脊柱外科的诊断依然是采用症状、体征、影像学检查结合的原则，对于胸椎管狭窄的患者更是如此。患者症状主要表现为平肋弓以下的感觉运动障碍，因此可以确定其责任节段在 T_8 上下，结合影像学检查，确定 $T_{5\sim9}$ 为患者症状的主要责任节段。$T_{2\sim3}$ 和胸腰段的病变可能会导致部分症状，但手术仍要以主要责任节段为主，术后观察症状恢复情况再决定是否进行二期或三期手术。

2. 手术方案的选择

本患者的胸脊髓的压迫情况为环形压迫，理想的手术方式是实现360°的环形减压。但是胸脊髓相对脆弱，对于手术操作的耐受性低，容易出现截瘫等严重的并发症。因此，对于此类严重压迫的患者究竟是出于安全的考虑采用单纯后路减压，还是出于彻底减压的目的而进行环形减压，目前仍有很大的争议。对于本例患者，我们采用了环形减压手术，具体实现的方式是通过"涵洞塌陷法"，先在OPLL的深方、椎体的后方挖出一个"涵洞"，将OPLL和残留的椎体后壁压入"涵洞"后，再缓慢取出。

3. 腹侧减压节段的选择

经后路的环形减压手术的操作技巧要求较高，手术出血量也很多，因此需要行之有效的方式来决定行环形减压的具体节段。本例患者的手术过程中，我们在完成后壁减压后，利用超声检查的优势，直观地观察脊髓腹侧情况。由于看到$T_{7\sim8}$和$T_{8\sim9}$节段腹侧之脊髓仍有压迫，脊髓形变较为明显，遂决定对这两个节段施行环形减压术。

4. 硬膜骨化及脑脊液漏

胸椎韧带骨化的患者常常合并硬膜的骨化，处理起来相当麻烦。有些学者建议对于硬膜骨化采用漂浮法的方式，尽量削薄骨化灶后予以旷置。这种操作诚然能降低硬膜撕裂/脑脊液漏的风险，但存在减压不彻底的顾虑。因此，术中切除骨化之硬膜，以达到彻底的减压。胸椎术后的脑脊液漏的处理采用深缝后沙袋压迫，多数情况下脑脊液漏自行愈合，少数情况下可能形成长期的脑脊液囊肿存在，只要不造成脊髓受压，可不予处理。

另外，对于本患者的内固定节段的选择，一般的规律是与

OPLL 压迫的节段相同，对于行环形减压的节段，固定节段要超出环形减压节段一个椎体的范围。

 病例点评

胸椎后纵韧带骨化症是相当少见的疾病，东亚人群为主要的易感人群，日本的一项调查显示，一般人群中出现后纵韧带骨化的概率为0.8%。国内主要的患者群在太行山脉，以山西、内蒙古等地为主。手术是该疾病的唯一有效的治疗方式，手术后的总体神经功能恢复率在50%左右。手术技巧复杂，并发症发生风险高，主要的手术风险包括脑脊液漏、神经功能恶化，甚至是瘫痪。

近年来，随着超声骨刀的应用，胸椎手术的安全性已大为改善。但一些复杂操作的手术风险依然较高，如环形减压手术。北京大学第三医院是国内最早开展胸椎手术的中心之一，我们面对连续性后纵韧带骨化，实施了"涵洞塌陷法"360°环形减压手术，经双侧椎弓根直抵椎体后壁，减压范围较为广泛，对于严重的、连续的后纵韧带骨化病灶有良好的减压效果。同时，由于仅切除了病灶椎体的后1/4～1/3的椎体松质骨，不破坏椎体整体的稳定性，不需要进行植骨或融合器的植入。临床病例的随访研究结果表明，"涵洞塌陷法"手术疗效可靠。

参考文献

1. 刘晓光. 胸椎管狭窄症的手术技术要点. 中国脊柱脊髓杂志, 2017, 27(7): 670 – 672.

2. 刘晓光, 刘忠军, 陈仲强, 等. "涵洞塌陷法" 360°脊髓环形减压术治疗胸椎管狭窄症. 中华骨科杂志, 2010, 30(11): 1059 – 1062.

3. 孙垂国, 陈仲强, 齐强, 等. 胸椎黄韧带骨化症手术并发硬脊膜损伤或脑脊液漏

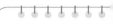

的原因分析及防治. 中国脊柱脊髓杂志, 2003, 13(12): 724 - 726.

4. 陈仲强, 党耕町, 刘晓光. 胸椎黄韧带骨化症的治疗方法选择. 中华骨科杂志, 1999, 19(4): 197.

5. MATSUMOTO M, CHIBA K, TOYAMA Y, et al. Surgical results and related factors for ossification of posterior longitudinal ligament of the thoracic spine: a multi-institutional retrospective study. Spine, 2008, 33(9): 1034 - 1041.

6. HU P P, LIU X G, YU M. Cerebrospinal fluid leakage after thoracic decompression. 中华医学杂志(英文版), 2016, 129(16): 1994 - 2000.

7. HU P P, YU M, LIU X G, et al. A circumferential decompression-based surgical strategy for multilevel ossification of thoracic posterior longitudinal ligament. The spine journal, 2015, 15(12): 2484 - 2492.

（胡攀攀　刘晓光）

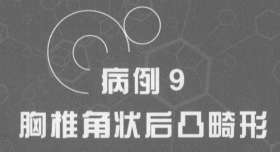

病例 9
胸椎角状后凸畸形

📋 病历摘要

【基本信息】

患者，女性，34 岁。

主诉：驼背畸形多年，双下肢无力，行走困难，进行性加重 2 年，目前需坐轮椅。

既往史：幼年曾行胸椎结核病灶清除手术。

【查体】

轮椅推入病房，无法行走，胸椎后凸畸形，双下肢浅感觉和痛觉正常，双下肢肌力：双髂腰肌、股四头肌、腘绳肌肌力 3 级，其余肌力 2 级。双侧膝反射和踝反射亢进。双下肢病理征（＋），阵挛（－）。

【影像学检查】

（1）胸椎X线片、全脊柱X线片和外观照（图9-1）：中胸段脊柱严重角状后凸畸形。

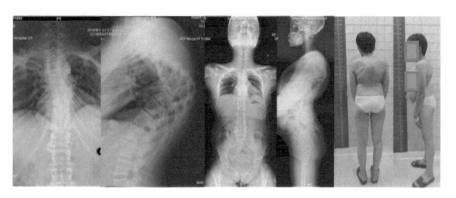

图9-1　胸椎X线片、全脊柱X线片及外观照

（2）胸椎CT（图9-2）：后凸顶点$T_{4\sim9}$椎体融合。

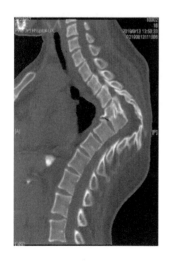
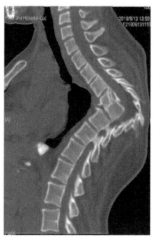
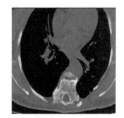
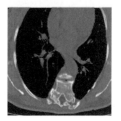

图9-2　胸椎CT

（3）胸椎MRI（图9-3）：胸脊髓在后凸顶点严重受压和牵张。

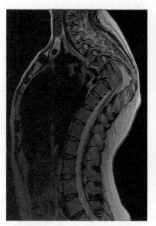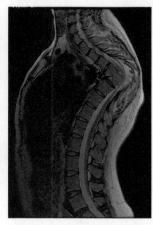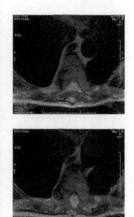

图 9-3　胸椎 MRI

【诊断】

胸椎角状后凸畸形；$T_{4\sim9}$陈旧结核；胸脊髓病；双下肢不全瘫。

【治疗经过】

患者住院后完善各项检查和术前准备，充分交代手术风险和预后，行 $T_{5\sim8}$ 后凸节段切除截骨，后凸矫形，$T_1\sim L_1$ 椎弓根固定，植骨融合术。

手术取俯卧位，后正中切口，暴露 $T_1\sim L_1$ 后部椎节附件结构，在后凸近端 $T_{1\sim4}$ 和后凸远端 $T_9\sim L_1$ 各椎弓根置入螺钉。切除后凸顶点棘突和椎板，切除双侧小关节，注意保护神经根和硬膜囊。切除各神经根之间的椎弓根。安装临时固定棒，切除后凸顶点上下的肋横突关节，使肋骨近端游离，暴露后凸椎节外侧壁，自两侧椎节外侧壁向中线切除后凸顶点，最后切除硬膜囊正前方的骨质，使硬膜囊获得360°环形减压。切除后凸顶点的前方骨质，使截骨上下端完全游离。选择合适长度的永久固定棒，预弯至合适弧度，安装固定棒于一侧截骨端的各螺钉尾部，缓慢放松临时固定棒，同时加压永久固定棒进行矫形，并固定于另一截骨端的各螺钉尾部。取出临时固定棒，安装另一枚永久固定棒，并获得进一步矫形。测量上下截骨端前柱间隙距离，截取合适长度的钛网，其内充填碎松质骨。先于截骨间隙植入大量碎松质骨，再放入钛网，加压截骨端固定钛网。透视证实后凸矫形满意，内植物位置良好，冲洗，截骨上下端植骨，止血，放置引流，关闭切口。整个手术过程行持续神经电生理监测，监测数据平稳。

【随访】

（1）患者术后下肢神经功能状况平稳恢复。伤口引流管在术后第5天拔除，伤口愈合良好后出院。出院前行 X 线片检查（图9-4）显示后凸矫形满意，内植物位置良好。

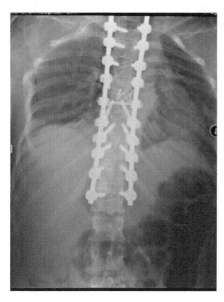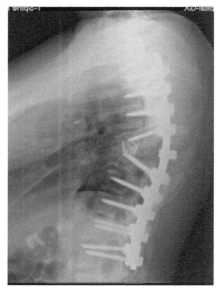

图9-4　术后1周胸椎 X 线片

（2）术后3个月 X 线片和 CT（图9-5）显示矫形维持良好，内植物在位。

（3）术后2年 X 线片、CT、MRI 和外观照（图9-6）显示矫形维持良好，脊髓已无受压。

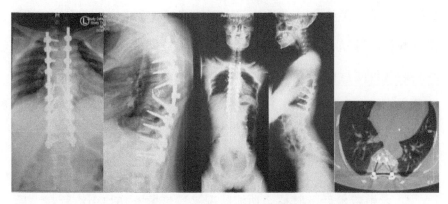

图 9-5　术后 3 个月胸椎和全脊柱 X 线片、胸椎 CT

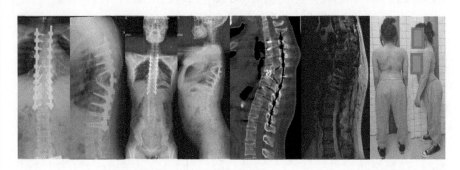

图 9-6　术后 2 年胸椎和全脊柱 X 线片、CT、MRI 和外观照

病例分析

　　陈旧结核性胸腰椎后凸是严重的脊柱角状后凸畸形，其形成与脊柱感染结核菌的时间和程度密切相关。较为典型的形成过程为年幼时（通常为 10 岁以内，甚至 5 岁以内）椎体或椎间隙受到感染，造成骨质的塌陷和椎节的融合，形成楔形的融合椎，其常常包括数个破坏塌陷的椎体。由于椎节的融合而使该部位的前柱失去生长能力，而后柱由于骨结构相对较完整，具备正常的生长能力，在随后的生长发育过程中继续生长。这种不对称的生长使局部的后凸程度越来越重，从而对脊髓神经造成越来越明显的压迫和牵张。成年之

笔记

后虽然生长发育停止，但由于后凸的存在，畸形近端的重力和剪切作用可以导致后凸进一步发展，尤其是随着年龄的增长，后部肌肉韧带等稳定结构逐渐退化，失去张力带作用，持续的后凸发展和失稳造成脊髓神经受压和牵张越来越重，而其耐受性也在变差，患者逐渐出现神经功能受损的症状，如下肢麻木无力、行走不稳、踩棉感、大小便障碍等。此种症状一旦出现，证明脊髓神经已经进入失代偿期，功能损害将进行性加重，药物治疗无效，应及时行手术治疗，否则最终将导致瘫痪。如果在瘫痪或接近瘫痪后再进行手术治疗，则很难逆转神经功能损害。

严重胸腰椎角状后凸导致神经症状的手术治疗需要达到 2 个目的：神经的减压和松弛。后凸顶点对脊髓神经造成了直接压迫，使脊髓的形状发生明显的变化，后凸角度越大，此种顶压越明显，有时在 MRI 上甚至难以观察到后凸顶点水平脊髓的形态。另外，后凸也造成了脊髓的拉长和紧张，使之处于紧绷状态，这会严重影响脊髓的血液循环，使之功能进一步受损。因此，手术应在切除后凸顶点进行环形减压的同时进行畸形的矫正，以解除局部脊髓神经的牵张，使其恢复松弛状态，从而重建血液循环，改善神经功能。对于部分以腰背部疼痛或外观畸形为主要治疗诉求的患者，畸形的矫正则更为重要，应努力追求较好的矫形效果，获得正常的顺列、躯干的平衡、稳定的生物力学结构和良好的外观。

胸腰椎角状后凸的手术治疗入路包括前路、后路和前后路联合手术。前路手术采取经胸腔、胸膜后或腹膜后入路，切除后凸顶点，减压后进行局部固定。前路手术仅能进行后凸顶点的减压，局部操作由于空间狭小而较困难，且无法进行有效的矫形，顶点减压后在上下端形成新的后凸顶点而产生神经压迫，手术效果往往不佳，因此此种术式目前已较少应用。前后路联合手术先行前路后凸

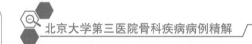

顶点的松解或切除，再行后路截骨矫形，可以获得较好的矫形效果，但手术创伤较大，并发症较多，随着后路截骨矫形技术的发展和成熟，先进行前路的松解或顶椎切除已无必要。因此，单一后路手术已成为目前的主要手术方式。手术的过程可以依照以下步骤：俯卧位，正中切口，暴露后凸节段和上下椎节，在畸形远近端置入椎弓根螺钉。切除后凸顶点的棘突和椎板，切除两侧小关节，切除相连的肋骨近端，切除顶点椎弓根，安装临时固定棒，注意保护硬膜囊和神经根，自两侧向中线切除后凸顶点骨质，前方切透椎节前缘。最后切除硬膜囊正前方的骨质，使其获得环形减压。安装永久固定棒，同时撤除临时固定棒，完成矫形，根据前方截骨间隙的大小和脊髓的松弛程度选择前柱支撑重建。手术需在全程神经电生理监测下进行。术后患者需佩戴支具3~6个月。

严重胸腰椎角状后凸的手术治疗难度高，风险大，尤其是在中上胸椎水平，由于胸脊髓血运较差，对手术操作刺激更敏感，并且此类患者在术前已存在一定程度的神经功能障碍，说明其脊髓神经已有损害，处于失代偿期，术前脊髓功能状态越差，对手术的耐受性越低，则手术中神经损伤的风险就越高，术中的截骨，尤其是脊髓前方切骨操作，以及矫形过程中脊髓形状变化，如牵张、成角、扭曲、短缩等，均可能造成脊髓损伤。截骨操作中的大量失血和血压降低极易造成脊髓血运的减少，使本来就存在血液循环障碍的脊髓功能进一步受损。因此，对于该类患者应在术前进行充分沟通，将手术的必要性和高风险性，尤其是脊髓神经受损可能导致的瘫痪并发症交代清楚，使患者和家属在充分理解手术收益和风险的状态下做出慎重选择。

病例点评

　　后凸畸形是脊柱结核的晚期并发症，其程度在所有病因的胸腰椎角状后凸中最为严重。除了外观畸形外，还可以引起脊髓受压和牵张损害，以及明显的腰背部疼痛。由于后凸局部畸形重且较为僵硬，原有组织结构破坏，局部解剖存在异常，且很多为二次手术，局部瘢痕粘连明显，重要结构辨识困难，造成手术矫形十分困难，并发症风险较大，是脊柱外科治疗的难点。

　　严重后凸的矫形手术最大的风险是脊髓的损伤，在截骨和矫形的过程中可能对脊髓造成碰触、顶压、牵拉、扭曲和短缩等干扰。同时，截骨在不同程度上影响脊髓周围的血液循环，特别是多个椎体融合的严重后凸，进行整个后凸顶点的节段切除会破坏多个节段动脉，从而影响脊髓血运。由于中胸段脊髓供血来源单一，侧支循环少，血运障碍更易发生，手术风险最大。所以，对于中胸段结核性后凸的手术应更谨慎地对待，严格把握手术适应证。一般来说，因为胸椎有自然的生理性后凸，又有胸廓的限制，所以该部位后凸畸形在外观上常不明显，无须仅为改善外观而施行手术；同时，由于后凸水平距离腰椎较远，其引起的代偿性腰椎前凸增大和矢状位失衡也较轻，腰背部疼痛症状较少。所以，该部位后凸主要引起脊髓压迫和牵拉症状，手术应以减压和适度矫形为原则，在彻底减压的基础上，截骨范围尽量缩小，矫形程度以能够松弛脊髓和适应整个胸椎后凸角度为限，这样可以减轻对脊髓的干扰和对血运的破坏，提高安全性。另外，术前需要与患者及其家属充分沟通，使其明确手术的目的，可能达到的效果和较大的风险性，获得其理解和配合。术后一旦出现脊髓功能障碍，尽早积极治疗并配合康复训

笔记

练，仍有恢复的希望。

对于严重后凸者，由于节段切除截骨矫形会对局部稳定性造成明显的破坏，所以矫形后的坚强固定和前柱重建至关重要。在满意矫形的基础上，截骨远近端要各自有至少三对锚定点，矫形过程一定要在充分松解前方截骨间隙的基础上完成，以免形成过大的应力，造成内固定松动或断裂。前柱的重建应选用合适长度的钛网，使得重建后脊髓和硬膜囊的张力适中，既不被拉长，也不过度短缩，同时钛网上下端与截骨面具备良好而较紧密的接触，使之承担大部分垂直应力，减轻后方内固定的负担。另外，要在钛网内和周围截骨间隙充分植骨，尽快获得骨性融合，及早达到稳定，避免远期内植物疲劳断裂。近年来，有部分学者采用跨越截骨间隙的卫星棒来增加固定强度，减少固定棒断裂风险，取得了较好效果。

参考文献

1. SUK S I, KIM J H, KIM W J, et al. Posterior vertebral column resection for severe spinal deformi-ties. Spine, 2002, 27(21): 2374 – 2382.

2. KALRA K P, DHAR S B, SHETTY C, et al. Pedicle subtraction osteotomy for rigid post-tuberculous kyphosis. J Bone Joint Surg Br, 2006, 88: 925 – 927.

3. LENKE L G, O'LEARY P T, BRIDWELL K H, et al. Posterior vertebral column resection for severe pediatric deformity: minimum two-year follow-up of 35 consecutive patients. Spine, 2009, 34(20): 2213 – 2221.

4. CHEN Z, ZENG Y, LI W, et al. Apical segmental resection osteotomy with dual axial rotation corrective technique for severe focal kyphosis of the thoracolumbar spine. J Neurosurg Spine, 2011, 14(1): 106 – 113.

5. RAJASEKARAN S, RISHI MUGESH KANNA P, SHETTY A P. Closing-opening wedge osteotomy for severe, rigid, thoracolumbar post-tubercular kyphosis. Eur Spine J, 2011, 20(3): 343 – 348.

6. 曾岩，陈仲强，郭昭庆，等. 中—重度脊柱后凸成角畸形后路矫形手术的并发症及其对策. 中国脊柱脊髓杂志, 2011, 21(6): 468 - 473.

7. 曾岩, 陈仲强, 郭昭庆, 等. 陈旧结核性脊柱后凸的后路手术治疗. 中华外科杂志, 2012, 50(1): 23 - 27.

8. ZENG Y, CHEN Z, QI Q, et al. Clinical and radiographic evaluation of posterior surgical correction for the treatment of moderate to severe post-tuberculosis kyphosis in 36 cases with a minimum 2-year follow-up. J Neurosurg Spine, 2012, 16 (4): 351 - 358.

9. ZENG Y, CHEN Z, GUO Z, et al. The posterior surgical treatment for focal kyphosis in upper-middle thoracic spine. Eur Spine J, 2014, 23(11): 2291 - 2298.

（曾岩）

笔记

病例 10
马方综合征性脊柱侧凸畸形

病历摘要

【基本信息】

患者，女性，12 岁。身高 154 cm，臂展 172 cm，体重 32 kg。

主诉：发现背部畸形 11 个月，偶伴有疼痛不适。

家族史：其母亲基因检测患有"马方综合征"。

【查体】

双侧腕征（ + ），指征（ + ），胸椎和腰椎可见侧凸。四肢肌力和肌张力正常，深浅感觉正常，深反射正常，病理征（ - ）。

ODI 功能评分 5 分。SRS 评分 61 分。

笔记

【影像学检查】

　　患者大体像、全脊柱 X 线片正侧位和左右 Bending 像见图 10 - 1、图 10 - 2。

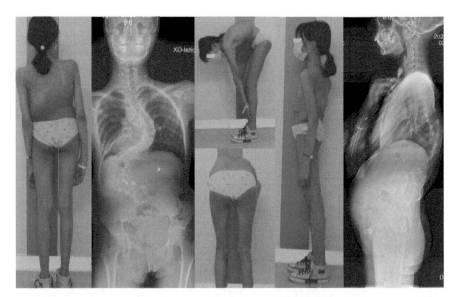

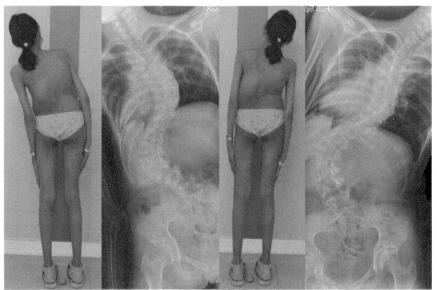

　　侧凸曲度胸椎 $T_{5\sim11}$ 侧凸 100°，$T_{11}\sim L_3$ 侧凸 115°，$T_{10}\sim L_3$ 后凸 80°，左右侧凸 $T_{11}\sim L_3$ 100°，$T_{5\sim11}$ 95°。

图 10 - 1　患者 X 线片检查

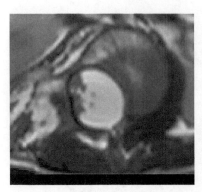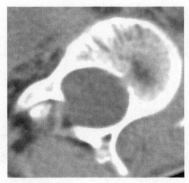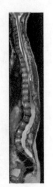

图 10 - 2　骨质发育差，椎弓根发育差。椎管内硬脊膜扩张，
未见明显神经压迫

【诊断】

脊柱侧后凸畸形；马方综合征。

【治疗经过】

（1）治疗概要：住院后给予患者头环—骨盆牵引（图 10 - 3、图 10 - 4），以纠正其重度脊柱畸形的特点，每 3 ~ 4 天头端撑开 1 cm，患者在术后 3 个月侧凸曲度为 40°，后凸为 20°。同时肺功能 FVC、FEV1 和 FEV1/FEV 分别从术前 32%、31% 和 96% 改善到 62%、67% 和 108%。

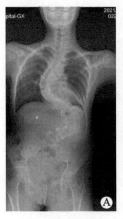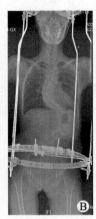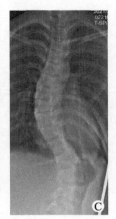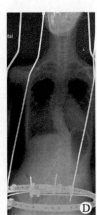

A. 术前侧凸 120°；B. 牵引 1 个月侧凸 90°；C. 牵引 2 个月侧凸 60°；D. 牵引 3 个月侧凸 40°。

图 10 - 3　进行头环—骨盆牵引 3 个月，曲度具有明显改善

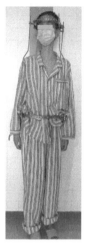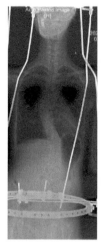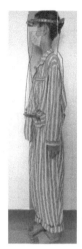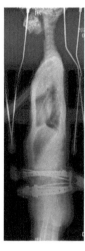

图 10 - 4　经过 3 个月撑开牵引，患者外观改善明显

（2）手术方式：最终融合手术，患者俯卧位佩戴头环—骨盆外架，术中给予导航下椎弓根螺钉植入，双侧关节突截骨，植骨融合手术。全程神经电生理监测 MEP 和 SEP 信号稳定。

【随访】

术后随访 1 年（图 10 - 5）：术后患者外观和影像学曲度均得到明显改善。

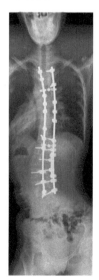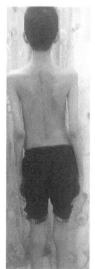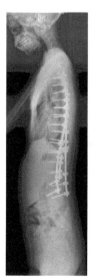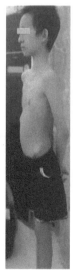

图 10 - 5　最终融合手术患者外观和曲度得到很大改善

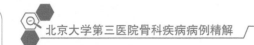

病例分析

马方综合征是涉及 15 号染色体 15q21.1 变异造成的全身性疾病。最初是由法国儿科医生 Marfan 在 1896 年首次描述，在欧洲白种高加索人当中，患病率约为 3/10 000，是一种常染色体显性遗传的结缔组织遗传病，15 号染色体突变引起 Fibrillin-1（原纤蛋白-1）的编码基因 *FBN*1 发生突变。其发病具有一定遗传性，但是仍有 15% ~ 25% 的散发病例。其诊断涉及骨骼、心脏、肺、眼等多科室阳性体征表现方可明确。

在脊柱疾病的诊断方面，其造成的侧凸又称为间充质型侧凸，是由于 Fibrillin-1 和纤微蛋白结合能力减低，造成结合弹性蛋白能力减低。在骨骼系统，分为主要标准和次要标准，主要标准中包括：鸡胸；漏斗胸需要外科矫正；上肢臂展/身高 > 1.05；腕征、指征阳性；侧凸 > 20°；肘关节外展减小（< 170°）；中踝中部关节脱位形成平足；任何程度的髋臼前凸（髋关节内陷）（X 线片上确定）。次要标准包括：中等程度的漏斗胸；关节活动异常增强；高腭弓；牙齿拥挤重叠；面部表现长头（正常头颅指数为 75.9 或以下）；颧骨发育不全；眼球内陷；缩颌；睑裂下斜。骨骼系统受累需符合的条件：至少有 2 项主要标准或一项主要标准加两项次要标准。

此外还包括眼科系统晶状体脱位/异常扁平角膜/研究轴长增加等；心血管系统包括升主动脉扩张伴或不伴主动脉瓣反流，Valsava 氏窦扩张，升主动脉夹层等；呼吸系统自发性气胸；神经系统硬脊膜膨出；家族中父母或兄弟姐妹之一存在确诊。同时 *FBN*1 基因突变。

此患者除了脊柱病变外，其母亲经过基因检测确诊了马方综合征，因此其诊断明确。

重度僵硬性脊柱侧凸通常定义为 Cobb 角度 >80°，Bending 像局部柔韧性低于 30%。脊柱牵引针对脊柱侧弯曲度大，Bending 像显示侧弯僵硬，一期手术矫形有限的患者。重度僵硬脊柱侧凸，通常伴有患者肺功能降低，主要体现在术前 FVC、FEV1 和 FEV1/FVC，当 FVC 或 FEV1 比值低于 65%，通常表明存在肺功能损害。常用方法分为头环—重力牵引、头环—股骨髁上牵引、头环—骨盆牵引。头环—骨盆牵引早在 1970 年已经广泛采用，其具有矫形效果明显、对患者日常活动影响小的优点，尤其是具有脊髓功能减退的脊柱畸形矫正，可以通过缓慢牵引，降低畸形顶点对于脊髓的张力。其牵开平均 33 天后，畸形矫正率可以达到 73.3%。但是常见并发症包括臂丛神经损伤、颅神经损伤、室上性心动过速、颈椎椎间关节退变等。另外，骨盆 Stein 针钉道容易发生感染，Halo 头环头钉存在切割头皮的可能。在 1990 年随着椎弓根螺钉技术的大量应用，此方法逐渐淡出人们视野。

　　此患者不仅有骨骼系统改变，同时有家族史，符合马方综合征诊断。通常马方综合征被称为"间充质性侧弯"，其关节韧带系统的广泛松弛，使得掌指关节、指间关节和腕关节存在韧带松弛的表现，从而出现腕征和指征（图 10-6）。

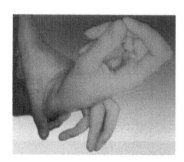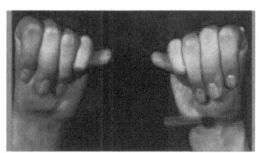

图 10-6　马方综合征腕征和指征

　　患者侧凸主弯超过 100°，在自我 Bending 像柔韧性差，如果行一期手术，只有通过 Schwab 三级或以上截骨方式，才能进行矫正（图 10 - 7）。而椎体切除术（VCR）通常能够矫正 40°～45°，残留的曲度仍旧非常大。同时由于患者术前肺功能差，体重低，如果一期进行 VCR 手术，失血量大，耐受手术能力低，容易造成术后严重并发症。因此，我们采取头环—骨盆牵引技术，经过 3 个月缓慢牵引，患者侧凸和后凸曲度都有明显改善，同时肺功能亦得到良好纠正，手术级别从一期 Schwab 4 级椎体切除截骨矫形手术降低到 Schwab 2 级经关节突截骨矫形。降低了手术风险，减少了手术出血。同时，术中应用导航技术，有效避免了椎弓根螺钉误置的风险。术后患者拆除头环—骨盆架，术后第 3 天佩戴支具下地活动，获得满意效果。

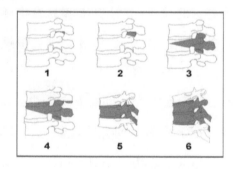

图 10 - 7　Schwab 截骨 1～6 分级

🩺 病例点评

　　马方综合征是一种罕见的遗传性基因疾病，其引起全身系统改变，包括脊柱、四肢、心脏大血管、视网膜等器官。这是一种需要外科医生具备相应知识，把握全身系统变化，从而为脊柱外科手术赢得安全空间的疾病。

　　针对此病例，随着青春期开始后，脊柱侧后凸加重，短期 6 个月内进展超过40°，足以说明马方综合征是由于胚胎中胚层发育障碍导致疾病的特点，由于 15 号染色体突变，引起原纤蛋白-1（FBN1）突变，从而全身性韧带松弛，因此脊柱的旋转加重。通常此类重度畸形需要 Schwab 3 级以上截骨，即经椎弓根截骨或者椎体切除术，这样就增加了手术风险和术后并发症的危险因素。

头环骨盆牵引是 20 世纪 70 年代，由美国医生 Moe 发明，旨在针对重度畸形矫正，以时间换疗效的治疗方法。由于其骨盆 Stein 针的骨髓炎感染风险，以及椎弓根螺钉矫形的开展，因此其主要针对重度脊柱畸形伴有呼吸衰竭的患者治疗。

此患者利用了头环—骨盆牵引，逐渐纠正了椎体旋转，同时延长了身高，改善了胸腔容积，其手术耐受性进一步改善。同时简化了手术方式，从 3 级以上截骨改为 2 级（关节突）截骨，大大降低了手术风险，并且长期看达到了满意效果。为患者重返社会提供了条件。

参考文献

1. BITTERMAN A, SPONSELLER P. Marfan syndrome: A clinical update. Journal of American Academicl Orthopedic Surgery, 2017, 25: 603 – 609.

2. SUCATO D. Management of severe spinal deformity. Spine, 2010, 35(25): 2186 – 2192.

3. RINELLA A, LENKE L, WHITAKER C, et al. Perioperative halo-gravity traction in the treatment of severe scoliosis and kyphosis. Spine, 2005, 30(4): 475 – 482.

4. SPONSELLER P, TAKENAGA R, NEWTON P, et al. The use of traction in the treatment of severe spinal deformity. Spine, 2008, 33(21): 2305 – 2309.

5. SCHWAB F, BLONDEL B, CHAY E, et al. The comprehensive anatomical spinal osteotomy classification. Neurosurgery, 2014, 74: 112 – 120.

（于淼）

笔记

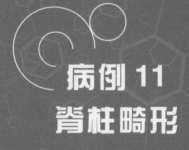

病例 11
脊柱畸形

病历摘要

【基本信息】

患者，女性，21 岁。身高 158 cm，臂展 168 cm，体重 52 kg。

主诉：发现背部畸形 20 年，进行性加重伴有活动后腰部酸胀不适 6 个月。

既往史：患者曾行支具治疗 3 年，不能够耐受，效果不明显。

【查体】

四肢肌力和肌张力正常，深浅感觉正常，深反射正常，病理征（ − ）。

ODI 功能评分 5 分。SRS 评分 59 分。

【影像学检查】

患者大体像、全脊柱 X 线片正侧位和左右 Bending 像：结构性侧弯，$T_7 \sim L_1$ Cobb 角 $68°$，$T_{2\sim7}$ Cobb 角 $36°$，Bending 像 $30°$。CT 和 MRI：$T_{9\sim12}$ 阻滞椎，$T_8 \sim L_2$ 脊髓纵裂畸形，$T_8 \sim L_2$ 骨性纵隔形成，脊髓低位圆锥（图 11-1）。

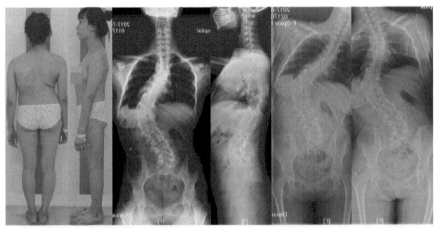

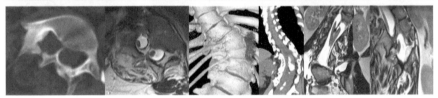

图 11-1　CT 显示 $T_{9\sim12}$ 阻滞椎，$T_8 \sim L_2$ 脊髓纵裂畸形，
$T_8 \sim L_2$ 骨性纵隔形成，脊髓低位圆锥

【诊断】

先天性脊柱侧弯；椎体分隔和形成不全；椎管内骨性纵隔；脊髓纵裂；低位圆锥。

【治疗经过】

患者存在先天性脊柱侧弯，结构性侧弯 $>50°$，需要进行矫正。椎管骨性纵隔脊髓纵裂，为手术添加了难度。根据 Pang 氏分类，通常将椎管内的纵隔分为骨性纵隔（Ⅰ型）和纤维性纵隔（Ⅱ型）。而骨性纵隔切除的手术并发症可以达到 $22\% \sim 31\%$，其中 $7.3\% \sim 9\%$ 为神经损伤。传统观点认为，骨性纵隔如果不在手术顶椎范围内，可以不进行处理，只是把融合椎体作为整体，参与到脊

笔记

柱侧弯的矫形范围内。如果骨性纵隔在脊柱侧弯顶椎范围内，则需要对于骨性纵隔进行切除，同时进行椎体切除术。

过去对于骨性纵隔的切除，术者常常是避之不及。因为在超声骨刀问世之前，无论是切除骨性纵隔中的出血问题，或是对于脊髓的物理性损伤问题，都是非常严重的并发症。但是自超声骨刀应用于脊柱外科后，其对于出血的控制，以及对于脊髓较小的干扰，都使得手术难度降低了（图11-2）。

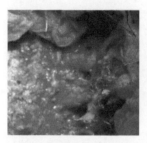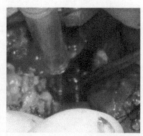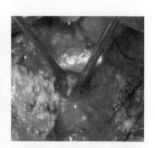

椎管内骨性纵隔存在，脊髓纵裂。使用超声骨刀分别自中心切除了骨性纵隔，同时自两侧椎弓根切除了椎体，完成了椎体切除术。

图11-2 骨性纵隔切除

另外，对于脊髓低位圆锥和栓系，在脊柱矫形手术之前是否需要神经外科先对其进行松解，也存在很大争议。同意先进行松解的医生认为，脊髓栓系存在，会在矫形时造成脊髓牵拉，从而引起脊髓或者马尾神经的损伤，造成瘫痪；不同意先进行松解的医生认为，椎体切除术（VCR）是短缩脊髓的手术，会改善脊髓的血运，因而不需要进行提前的栓系松解。甚至很多神经外科医生也觉得没有下肢症状和体征的患者，是不需要进行矫形前的脊髓栓系松解手术。

在处理过程中，我们遵从存在栓系时，无论是否有下肢症状，神经外科应当在矫形手术前干预，进行栓系的松解，以保证脊髓的可活动性。并且栓系松解后约2周，脊柱外科再进行矫正手术。

此患者在神经外科松解术后13天进行了脊柱畸形矫正手术，效果良好（图11-3）。

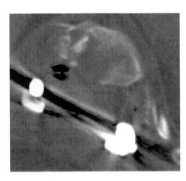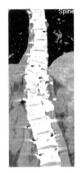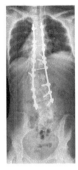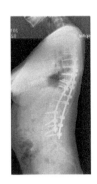

图 11-3　后路 T_3 ~ L_3 椎弓根螺钉内固定，$T_{10~11}$ 椎体
切除术，椎间和后外侧植骨融合

病例分析

此患者是青年女性，先天性脊柱侧弯，椎体分节不全和形成不
全，伴有椎管内骨性纵隔，纵隔刚好位于侧凸顶点，如果不给予处理，
矫形效果有限，反而容易出现其他并发症。同时患者还有低位圆锥和
脊髓栓系。因此按照诊疗过程，需要神经外科先进行处理，之后骨科
给予进一步治疗。国内外文献，也有报道如果给予顶椎椎体切除可以
不必事先进行神经外科干预，但是为了避免由于脊髓牵拉症状，我们
还是按照治疗流程，由神经外科先手术给予干预。之后骨科再进行手
术。术中给予顶椎骨脊切除，同时椎体切除，从而能够达到良好效果。

病例点评

患者因先天性脊柱侧弯就诊，其椎管内存在骨性纵隔、二分脊
髓的情况，同时此先天性畸形位于侧弯顶点。对于先天性脊柱侧
弯，骨性畸形通常分为椎体形成不全和分节不全 2 种机制，同时脊
髓和椎管内也可能存在异常，例如脊髓空洞、低位圆锥、椎管骨性
纵隔或膜性纵隔、椎管内肿瘤等。

对于骨性纵隔，因为其操作复杂、脊髓损伤风险高，通常不需

103

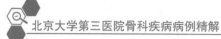
要切除。因此，不位于顶椎区域，或者无神经损害的骨性纵隔，通常只需要固定融合，而不干预椎管内结构；但是位于顶椎区域，伴有先天性分节不全，无法利用其椎间盘弹性进行矫正，因此只能通过顶椎区域截骨，去除部分椎体、椎弓根和骨性纵隔，松解脊髓，才能够达到理想的矫形效果。

超声骨刀在脊柱外科的应用，为手术提供了安全保障，其超声波震断骨小梁，封闭局部松质骨血管的原理，为手术提供了良好的视野，降低了风险。

此例患者通过结构性畸形的矫正，辅助以顶椎区域的截骨，脊髓的松解，达到了良好的手术效果。

参考文献

1. HUANG Z, LI X, DENG Y, et al. The treatment of severe congenital scoliosis associated with Type I split cord malformation: Is a preliminary bony septum resection always necessary? Neurosurgery, 2019, 85(2): 211 – 222.

2. FENG F, SHEN J, ZHANG J, et al. The clinical outcomes of different surgical strategy for patients with congenital scoliosis and type I split cord malformation. Spine, 2016, 41(16):1310 – 1316.

3. FENG F, SHEN J, ZHANG J, et al. Characteristics and clinical relevance of the osseous spur in patients with congenital scoliosis and split spinal cord malformation. JBJS, 2016, 98: 2096 – 2102.

4. CHEN B, YUAN Z, CHANG M, et al. Safety and efficacy of one-stage spinal osteotomy for severe and rigid congenital scoliosis associated with split spinal cord malformation. Spine, 2015, 40(18): E1005 – E1013.

5. ZHANG H Q, DENG A, TANG M X, et al. Posterior-only surgical correction with heavy halo-femoral traction for the treatment of rigid congenital scoliosis associated with split cord malformation. BMC Musculoskeletal Disorder, 2020, 21(1): 98.

（于淼）

病例 12
发育不良性腰椎滑脱

病历摘要

【基本信息】

患者，男性，12岁。

主诉：腰痛伴双下肢酸痛6个月。

【查体】

腰椎生理曲度变直，屈伸活动受限，$L_5 \sim S_1$ 棘突间压痛，双侧椎旁肌压痛，伴右下肢放射样感觉异常，双小腿后外侧皮肤感觉减退，双侧拇长伸肌肌力Ⅳ级，双侧小腿三头肌肌力Ⅳ级，其余肌力Ⅴ级，双侧膝腱反射、跟腱反射消失，双侧直腿抬高试验（＋），加强试验（＋）。

笔记

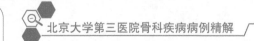

VAS 评分：腰痛 5 分，腿痛 3 分；ODI 评分：31.1%；JOA29 评分：17 分。

【影像学检查】

（1）腰椎正侧屈伸位 X 线片（图 12 - 1）：L_5 Ⅲ度滑脱，腰骶部后凸，S_1 后附件发育不良（上关节突及椎板发育不良），S_1 上终板"拱顶样"改变，$L_5 \sim S_1$ 及 $L_{4 \sim 5}$ 不稳定。

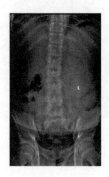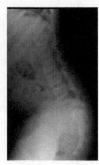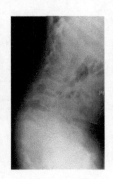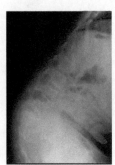

图 12 - 1　腰椎正侧屈伸位 X 线片

（2）全脊柱正侧位 X 线片（图 12 - 2）：明显矢状位参数异常，高 PI、骶骨垂直化（PI = 79°，PT = 46°，SS = 33°），矢状位失平衡（SVA = 148 mm）。（注：PI-骨盆入射角，PT 骨盆倾斜角，SS-骶骨倾斜角，SVA-矢状面垂直轴）。

（3）术前腰椎 CT（图 12 - 3）：L_5 峡部完整（白箭头），S_1 上关节突发育小（黄箭头），S_1 椎板发育不良伴隐性脊柱裂（红箭头）。

（4）术前腰椎 MRI（图 12 - 4）：$L_5 \sim S_1$ 椎间盘退变，椎间隙塌陷，$L_5 \sim S_1$ 后凸顶点处椎管明显狭窄，$L_{4 \sim 5}$ 椎间盘突出。

【诊断】

腰椎滑脱症（L_5 发育不良性Ⅲ度）。

【治疗经过】

患者于全身麻醉下行后路 $L_5 \sim S_1$ 椎间盘切除、滑脱复位、后

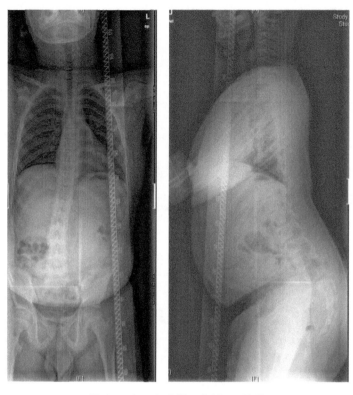

图 12 -2　全脊柱正侧位 X 线片

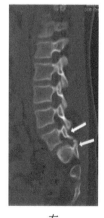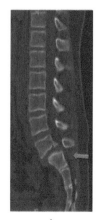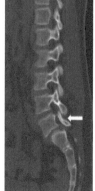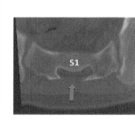

右　　　　　中　　　　　左

图 12 -3　术前腰椎 CT

笔记

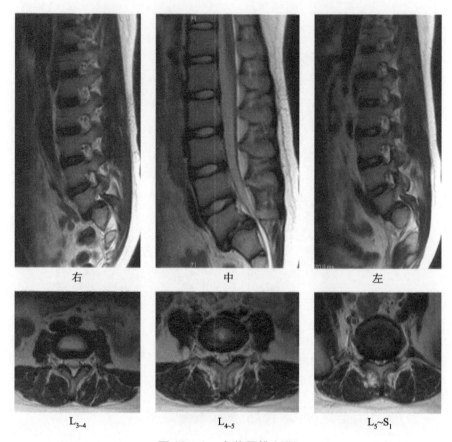

右　　　　　　　中　　　　　　　左

$L_{3\sim4}$　　　　　　$L_{4\sim5}$　　　　　　$L_5\sim S_1$

图 12-4　术前腰椎 MRI

凸矫正、椎间 cage 植骨，$L_4 \sim S_1$ 椎弓根螺钉固定术。取俯卧位，后正中入路，显露 $L_4 \sim S_1$ 双侧椎板、椎板间隙、关节突关节和横突，$L_4 \sim S_1$ 椎弓根置钉，切除 L_4 椎板下缘、L_5 椎板，切除 $L_5 \sim S_1$ 关节突关节，清理峡部及椎间孔区域瘢痕组织，完全显露和松解双侧 L_5 和 S_1 神经根切除，$L_5 \sim S_1$ 椎间盘，彻底松解 $L_5 \sim S_1$ 椎间隙，前方至 L_5 前下缘，两侧达峡部以外。植入连接棒及螺母，行 L_5 滑脱复位和局部后凸矫正，处理椎间隙，植骨并植入合适大小 cage 后加压，进一步恢复局部前凸。探查双侧 $L_5 \sim S_1$ 神经根松弛无压迫后留置引流并关闭伤口。

【随访】

术后第 2 天左小腿外侧轻度疼痛，对症治疗后缓解，下肢肌力正常。术后第 4 天拔除引流管，第 5 天出院。术后 3 个月、2 年及 6 年随访，腰腿痛完全缓解，体育活动无不适。术后 2 年腰椎 CT：滑脱完全复位，$L_{4\sim5}$ 小关节、$L_5 \sim S_1$ 椎间隙融合良好（图 12 - 5，箭头所示）。术后 2 年全脊柱 X 线片显示脊柱曲度恢复正常（图 12 - 6）。

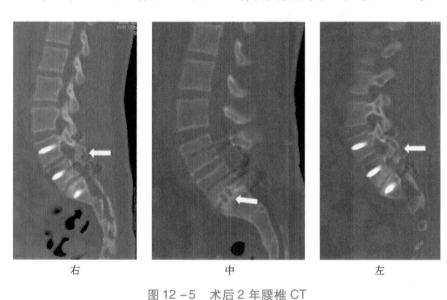

右　　　　　　　　中　　　　　　　　左

图 12 - 5　术后 2 年腰椎 CT

病例分析

该患者为青少年男性，腰痛伴下肢疼痛半年，查体及相关功能评分显示神经功能受损及日常生活能力障碍，影像学检查提示重度腰椎滑脱伴明显矢状位失平衡，椎管狭窄，保守治疗无效，诊断为腰椎滑脱症（L_5 发育不良性Ⅲ度），有手术指征。术前应与其他青少年腰部疾病相鉴别，如腰椎间盘突出症、峡部裂性腰椎滑脱、腰椎感染及腰椎肿瘤等。

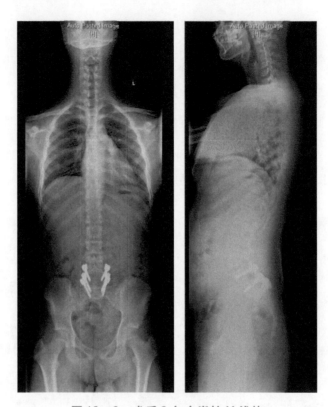

图 12 -6　术后 2 年全脊柱 X 线片

术式上有以下几种选择。

（1）后路减压 + 后外侧原位融合：因手术技术及工具所限，早期治疗此类疾病常以后方原位融合为主，伴或不伴减压，部分患者可获得良好效果。但患者矢状位曲度改善较差及假关节形成率较高，远期随访存在滑脱进展及相邻节段退变加速等风险。

（2）后路减压 + 前路 360°原位融合：此术式可获得更高融合率，但增加了前路手术及其并发症的发生率。

（3）后路减压 + 部分/完全复位 + 360°融合：随着手术技术及工具的进步，滑脱复位、后凸矫正逐渐成为主流术式，此术式可以更好地改善患者矢状位异常及提高融合率，但复位操作可能会增加神经根损伤风险，复位前应充分松解及显露各神经根。

（4）前路 L_5 椎体切除 + 后路 L_4 ~ S_1 复位固定融合：对于部分 Ⅳ 度及 Ⅴ 度滑脱患者，可采取一期或分期前路 L_5 椎体切除，将 L_4 复位至 S_1 固定融合的术式，可很好地改善脊柱异常序列，但该术式难度大，对术者有很高的技术要求，并发症发生率相对较高。

对于该患者而言，其为重度滑脱（Ⅲ度），伴有明显矢状位失平衡表现，因此可选择后路减压 + 部分/完全复位 + 360°融合，手术时应注意腰骶部后凸的矫正，以改善矢状位异常。结合患者重度滑脱、存在 $L_{4 \sim 5}$ 不稳定，为更好地维持滑脱复位，固定节段应选择 L_4 ~ S_1，$L_{4 \sim 5}$ 仅做后方融合即可，无须行椎体间融合。

🔲 病例点评

发育不良性腰椎滑脱临床较少见，多发生于青少年及儿童，以明显的腰骶部发育不良及后凸畸形为主要表现，且多为重度滑脱（滑脱程度≥50%）。发育不良主要表现在关节突结构异常、椎板缺如、脊柱裂、峡部延长、骶骨拱顶样改变和 L_5 椎体梯形样变等。此类患者因腰骶部后凸明显，常导致矢状位参数异常甚至脊柱失平衡。严重的发育不良性滑脱患者外观上表现为躯干短缩，臀部上翘，双侧髂骨翼突出，站立及行走时屈膝屈髋、躯干前倾，呈现蹲伏步态（crouch gait and stance）。症状以腰痛、腰部无力感及下肢放射痛为主，部分患者因腰骶部后凸部位椎管严重狭窄可伴有马尾综合征。因发育不良性滑脱易进展，保守治疗不佳，大多需手术治疗。

近年来，随着对脊柱—骨盆矢状位平衡相关研究的深入，发育不良性腰椎患者的矢状位平衡问题越来越得到关注，深入了解发育不良性腰椎滑脱的腰骶部形态及矢状位特点，重建局部序列矢状位

笔记

平衡，对其正确诊治具有重要的临床意义。因此后路减压＋部分/完全复位＋360°融合逐渐成为治疗该疾病的主流术式。对滑脱的复位应包括椎体滑移及腰骶部后凸的纠正，且纠正腰骶部后凸比纠正椎体滑移更为重要。但需要注意的是，复位时需权衡神经损伤、内固定松动等风险，不应强求完全复位。理想的复位程度是既能纠正腰骶部后凸、改善脊柱整体矢状位序列，又能尽量减小过度复位带来的神经损伤风险。手术过程中，在进行复位操作前，应充分进行椎间隙及神经根的松解。

手术固定节段的选择应综合考虑各种因素：滑脱严重程度和僵硬程度、术中螺钉的把持力、复位的程度、相邻节段的稳定性及关节突的发育等。对于滑脱程度重（Ⅲ度及以上）、术中复位强度大或存在相邻节段不稳定患者，笔者建议将固定节段向近端延长至 L_4。

总之，发育不良性腰椎滑脱患者的滑脱程度往往较重，且常合并矢状位序列异常，治疗时不仅要纠正椎体滑移，还应注重腰骶部后凸及整体脊柱序列的改善，术者在手术过程中应找到复位、后凸矫正及避免神经并发症的"平衡点"，以获得最佳疗效。

参考文献

1. MARCHETTI P G, BARTOLOZZI P. Classification of spondylolisthesis as a guideline for treatment//BRIDWELL K H, DEWALD R L. The Textbook of Spinal Surgery. 3rd. Philadelphia：Lippincott-Wilkins, 2011, 556－562.

2. 郭昭庆，陈仲强，齐强，等. 重度发育不良性腰椎滑脱的手术治疗. 中国脊柱脊髓杂志, 2014, 52(11)：845－850.

3. GAINES R W. L5 vertebrectomy for the surgical treatment of spondyloptosis：thirty cases in 25 years. Spine（Phila Pa 1976）, 2005, 30：S66－S70.

4. LONGO U G, LOPPINI M, ROMEO G, et al. Evidence-based surgical management

of spondylolisthesis：reduction or arthrodesis in situ. J Bone Joint Surg Am, 2014, 96 (1)：53 – 58.

5. HOEL R J, BRENNER R M, POLLY D W Jr. The challenge of creating lordosis in high-grade dysplastic spondylolisthesis. Neurosurg Clin N Am, 2018, 29(3)：375 – 387.

6. 李危石, 郭新虎. 重视高度发育不良性腰椎滑脱的矢状位平衡及重建问题. 中国脊柱脊髓杂志, 2020, 30(8)：676 – 678.

（李危石　郭新虎）

病例 13
腰椎峡部裂

病历摘要

【基本信息】

患者，女性，14 岁。

主诉：腰痛半年，活动后加重 2 个月。

【查体】

腰部活动受限，$L_{4\sim5}$ 棘突间及双侧椎旁肌压痛，双下肢肌力正常，双侧膝腱反射、跟腱反射正常，双侧直腿抬高试验（﹣）。

VAS 评分：腰痛 7 分，腿痛 0 分；ODI 评分：44%；JOA29 评分：21 分。

【影像学检查】

（1）腰椎正侧屈伸位 X 线片（图 13 - 1）：L_4 峡部裂（红箭头），屈伸位 X 线片未见明显不稳定。

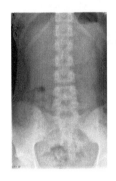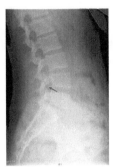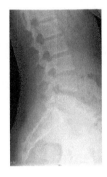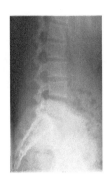

图 13 - 1　腰椎正侧屈伸位 X 线片

（2）术前腰椎 CT（图 13 - 2）：L_4 双侧峡部裂（红箭头）。

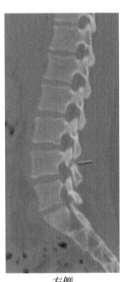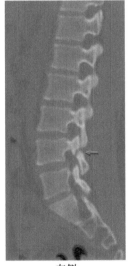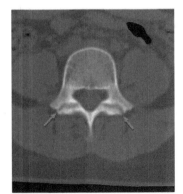

右侧　　　　　　左侧

图 13 - 2　术前腰椎 CT

（3）术前腰椎 MR（图 13 - 3）：T_2 压脂像显示 L_4 双侧峡部裂处高信号（红箭头），$L_{4\sim5}$ 椎间盘无明显退变。

笔记

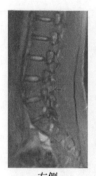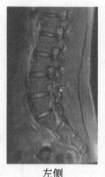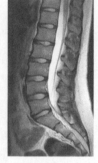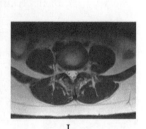

右侧　　　　　　　左侧　　　　　　　　　　　　　L_{4-5}

图 13 −3　术前腰椎 MR

【诊断】

腰痛；L_4 双侧峡部裂。

【治疗经过】

患者于全身麻醉下行后路 L_4 双侧峡部清理、植骨修补、椎弓根螺钉—椎板钩固定术，髂后取骨术。取俯卧位，后正中入路，显露 L_4 双侧椎板和关节突关节和横突基底部，见 L_4 双侧峡部裂，L_4 椎板浮动，峡部骨质较硬。双侧 L_4 椎弓根置钉。以骨刀、刮匙修整双侧 L_4 峡部，切除峡部瘢痕及硬化骨质，使峡部断端粗糙化。于右髂后另做一切口取髂骨内松质骨，植于 L_4 双侧峡部。于 L_4 双侧椎板下缘安装椎板钩，于椎弓根螺钉和椎板钩之间安装固定棒，加压后拧紧螺帽。探查椎板无活动、固定牢靠，放置引流并关闭伤口。

【随访】

术后恢复顺利，第 7 天出院。术后 3 个月、1 年及 3 年随访，腰痛缓解，可正常体育活动。术后 1 年腰椎正侧屈伸位 X 线片：L_4 双侧峡部愈合，屈伸位片无明显节段间不稳定（图 13 −4）。术后 1 年腰椎 CT：L_4 双侧峡部愈合良好（图 13 −5）。

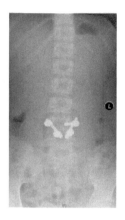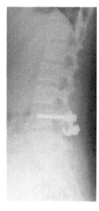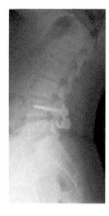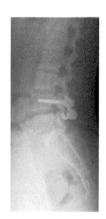

图 13-4 术后 1 年腰椎正侧屈伸位 X 线片

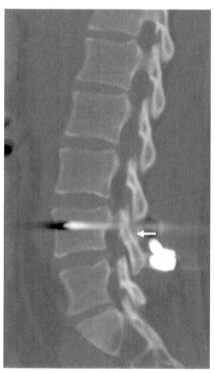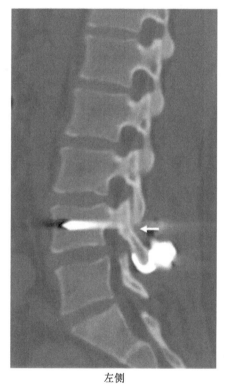

右侧　　　　　　　　　　左侧

图 13-5 术后 1 年腰椎 CT

病例分析

　　患者为青少年女性，以腰痛为主，查体椎旁肌压痛，结合 X 线片及 CT 显示 L_4 双侧峡部不连，MR 的 T_2 压脂像可见水肿信号，考虑腰痛与峡部裂相关，病史半年，保守治疗无效，有手术指征。术前需要与腰椎间盘突出症、腰椎滑脱症及肿瘤（如骨样骨瘤）等相鉴别。

术式上有以下选择。

（1）椎板—峡部拉力螺钉固定（Buck 法）：通过拉力螺钉直接经椎板打入峡部缺损处进行修复，是早期经典的腰椎峡部裂修补术，融合率大约为80%，近些年有学者报道采用微创 Buck 法取得满意疗效。

（2）横突—棘突钢丝固定（Scott 法）：术中暴露椎板及横突后，将拉力钢丝捆绑于横突和棘突之间，以双侧横突和棘突为支点进行加压，稳定峡部。该术式满意率约为80%，但并发症发生率较 Buck 法高。

（3）椎弓根螺钉—椎板钩固定法：先在病椎置入双侧椎弓根螺钉，然后在椎板下缘插入椎板钩，清理峡部及植骨后用连接棒链接椎弓根螺钉与椎板钩并加压锁紧。此方法为目前临床所熟知并应用广泛的方法，成功率在90%以上，并发症发生率较低。

（4）节段间固定法：在病椎和相邻尾侧节段均置入椎弓根螺钉并用连接棒刚性固定，清理峡部并植骨，待峡部愈合后取出内固定。有研究报道该术式可取得满意效果，但存在无法对峡部进行加压及需要 2 次手术取出内固定等缺点。

（5）椎弓根螺钉结合"U"形棒固定：近年来，有学者提出"U"形钛棒系统节段内固定联合峡部植骨治疗峡部裂的方法亦取得较好临床疗效，但尚未得到广泛应用。

该患者无明显腰椎滑脱、不稳及椎间盘退变表现，结合病史及检查，考虑腰痛来源于峡部裂，因此可行峡部修补术，术式采用椎弓根螺钉—椎板钩固定法，术中清理峡部瘢痕，取自体髂骨松质骨植于峡部断端以利于愈合。

病例点评

目前的研究表明峡部裂为获得性而非先天性，出生时的发病率为0，随年龄增加逐渐升高，在成年人中的发病率为5%~7%。腰部反复的过伸及旋转运动会增加峡部裂的发生率，在某些体育运动中高发，如体操、举重、足球、摔跤等。青少年腰痛患者中，大约50%为腰椎峡部裂所致。传统的辅助检查包括腰椎斜位片，可显示"狗颈断裂征"，CT检查可清晰显示峡部断裂位置及形态。MR或SPECT/CT检查可进一步帮助明确腰痛是否来源于峡部裂，症状性峡部裂往往在MR的T_2压脂像表现出高信号，或者在SPECT/CT上显示同位素摄取量的增加。青少年峡部裂还需要与非特异性腰痛、骨样骨瘤等相鉴别。

非手术治疗是青少年峡部裂的主要、优先的治疗方式，80%~85%以上的患者可保守治疗成功。对于峡部裂患者的手术指征，目前仍有争议，无统一标准，主要包括以下几点：①保守治疗3~6个月无效；②年龄不超过35岁；③不伴有腰椎滑脱或者滑脱程度在Ⅰ度以内；④无明显的椎间盘退变及间隙狭窄；⑤尚需考虑患者职业特点、工作性质及社会因素等。手术治疗的方法多种多样，主要治疗方式为保留节段活动度的节段内固定，其中椎弓根螺钉—椎板钩固定法固定强度高、利于术后早期活动及峡部愈合率高，在临床应用最为广泛。手术过程中峡部瘢痕及硬化骨的清理并植骨是关键。目前对于峡部裂修补术后的远期疗效研究较少，如椎间盘退变的情况、滑脱进展情况等。近些年，部分学者报道采用改良及微创

笔记

119

术式修补峡部裂可取得良好效果。对于峡部裂修补术后的远期疗效的研究及微创术式治疗的改进是该疾病相关的重要研究方向。

参考文献

1. CRAWFORD C H 3rd, LEDONIO C G, BESS R S, et al. Current evidence regarding the etiology, prevalence, natural history, and prognosis of pediatric lumbar spondylolysis: a report from the scoliosis research society evidence-based medicine committee. Spine Deform, 2015, 3(1): 12 – 29.

2. RAHMAN R K, PERRA J, WEIDENBAUM M. Wiltse and Marchetti/Bartolozzi classification of spondylolisthesis—guidelines for treatment//BRIDWELL K H, DEWALD R L. The Textbook of Spinal Surgery, 3rd. Philadelphia: Lippincott-Wilkins, 2011: 556 – 562.

3. 陈峰, 滕乐群, 秦永超, 等. 单纯腰椎峡部裂的治疗进展. 中华骨与关节外科杂志, 2019, 12(10): 816 – 820.

4. GUPTA P, GUPTA M C. Pars lnteraricularis repair//JAMES M, CHAPMAN M W, JAMES M A. Chapman's comprehensive orthopaedic surgery. 4th. New Dehli: Jaypee Brothers Medical Publishers, 2017.

5. MOHAMMED N, PATRA D P, NARAYAN V, et al. A comparison of the techniques of direct pars interarticularis repairs for spondylolysis and low-grade spondylolisthesis: a meta-analysis. Neurosurg Focus, 2018, 44(1): E10.

6. BEUTLER W J, FREDRICKSON B E, MURTLAND A, et al. The natural history of spondylolysis and spondylolisthesis: 45-year follow-up evaluation. Spine (Phila Pa 1976), 2003, 28(10): 1027 – 1035; discussion 1035.

（李危石　郭新虎）

病例 14
腰椎融合术后相邻节段退变

病历摘要

【基本信息】

患者，女性，74岁。

主诉：因腰椎管狭窄症行 $L_{3\sim5}$ 减压融合固定术后 10 年，腰痛伴双下肢放射痛，间歇性跛行 2 年入院治疗。

【查体】

跛行步态，$L_{2\sim4}$ 棘突压痛伴下肢放射痛，腰椎后伸受限，其余方向活动度正常，双侧直腿抬高试验及加强试验阴性，双下肢感觉正常，双下肢肌力正常，双侧股四头肌腱反射及跟腱反射减弱，双侧 Babinskii 征阴性。

笔记

121

【影像学检查】

（1）腰椎 X 线片：初次手术前腰椎正侧位 X 线片见图 14 - 1；本次入院腰椎正侧位 X 线片可见腰椎曲度直，$L_{3\sim5}$ 椎体、附件及椎间隙内金属固定物及椎间置入物影，未见松脱、断裂。$L_{2\sim3}$ 椎间隙狭窄，部分椎体缘及小关节可见骨质增生、硬化（图 14 - 2）。

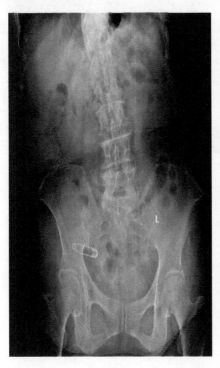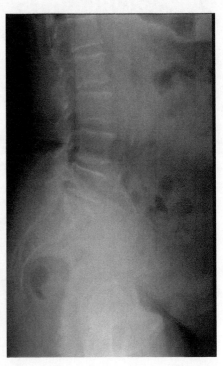

图 14 - 1　初次手术前腰椎正侧位 X 线片

（2）腰椎 CT：初次手术前腰椎 CT 图像见图 14 - 3；本次入院时腰椎 CT 图像可见 $L_{2\sim3}$ 椎间盘突出，椎管狭窄，局部硬膜囊及神经根受压（图 14 - 4）。

（3）腰椎 MRI：初次手术前腰椎 MRI 图像见图 14 - 5；本次入院术前腰椎 MRI 图像可见 $L_{2\sim3}$ 腰椎间盘突出，椎管狭窄，局部硬膜囊及神经根受压（图 14 - 6）。

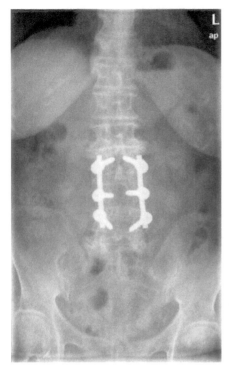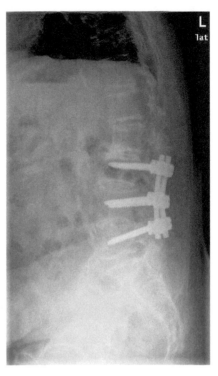

图 14 -2　本次入院腰椎正侧位 X 线片

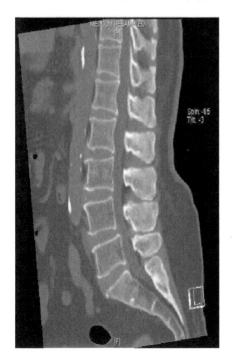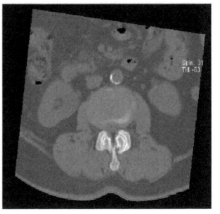

图 14 -3　初次手术前腰椎 CT

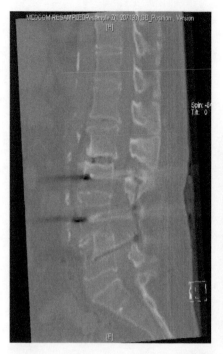
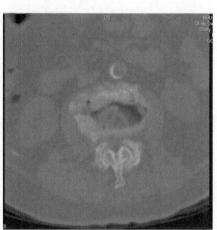

图 14 -4　本次入院时腰椎 CT

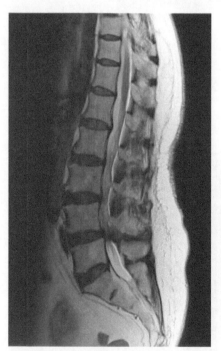
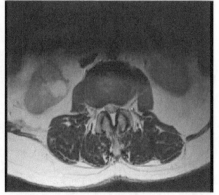

图 14 -5　初次手术前腰椎 MRI

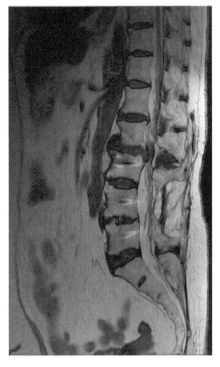

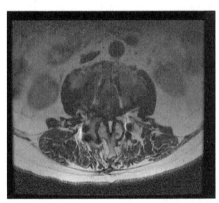

图 14 -6　本次入院术前腰椎 MRI

【诊断】

相邻节段病变（$L_{2\sim3}$）；腰椎减压融合内固定术后（$L_{3\sim5}$）；高血压；糖尿病。

【治疗经过】

常规术前准备，控制血压、血糖。手术：患者俯卧位，取腰部后正中切口，充分显露 $L_{1\sim5}$ 节段，暴露双侧 $L_{1\sim5}$ 椎板、关节突关节及 $L_{3\sim5}$ 螺钉固定棒，取出内固定，于 L_1、L_2 双侧椎弓根、L_3 原钉道置钉，位置满意。以骨刀切除 L_2 椎板下半部、L_3 椎板上半部、L_2 双侧下关节突及 L_3 双侧上关节突内侧半，使椎管及神经根管彻底减压。将两根固定棒与螺钉连接，适度撑开后暂时拧紧，探查并暴露硬膜囊及双侧 L_3 神经根，松解硬膜外及神经根之粘连带。探

查 $L_{2\sim3}$ 椎间盘，见椎间盘明显向后突出，从双侧摘除突出髓核组织，切除 $L_{2\sim3}$ 间盘，取椎间融合器置入，透视证实内部物位置满意。双侧椎体加压后拧紧各螺帽。

【随访】

术后第 3 天，右侧臀部疼痛、右大腿内侧麻木减轻，无下肢放射样疼痛。术后第 6 天下肢麻木疼痛症状缓解。复查腰椎正侧位 X 线片见图 14 - 7。

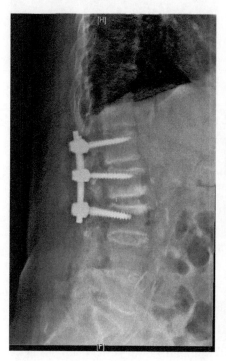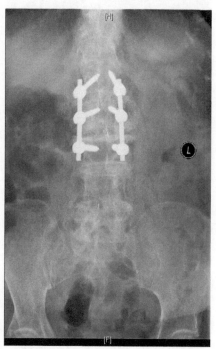

图 14 - 7　复查腰椎正侧位 X 线片

病例分析

脊柱融合手术是目前治疗脊柱不稳定和退行性变的一种常用而有效的技术手段，但其同时也可能导致融合术后邻近节段应力集中，进而引发相邻节段退变（adjacent segment degeneration，ASD）。ASD 可表现为手术邻近节段的椎间盘信号降低、椎间隙狭窄、新骨赘形成或原有骨赘增加、椎管狭窄等征象。其影像学诊断标准包括：①伸屈位 X 线邻近节段椎体前后滑移超过 3 mm，或者椎体活动角度 >10°；②X 线片显示终板硬化，邻近节段侧弯；③X 线片显示椎间隙高度丢失超过 10%；④X 线片显示新骨赘形成或原有骨赘增加 3 mm 以上；⑤MRI 显示相邻节段椎管狭窄程度较前进展；⑥MRI 显示椎间盘退变 Pfirrmann 分级加重，或者出现局限性高信号改变（high-instensity zone，HIZ），椎间盘突出加重。

ASD 的发生率在脊柱融合术后逐年增加，既往文献报道 ASD 的发生率为 11%～100%，这可能与不同研究随访时间、手术方式、融合节段等存在差异有关，大部分出现 ASD 的患者并没有相关的临床症状。但是，当相邻节段退变逐渐进展至引起新的临床症状时，则称为相邻节段病变（adjacent segment disease，ASDis），会严重影响患者的生活质量。系统性综述显示胸腰段脊柱融合术后每年相邻节段病变的发生率为 1.8%。

在相邻节段退变的诊治中，临床医生首先需要综合考量患者病史、体格检查与影像学结果。如果症状、体征及影像学检查均指向 ASD 的诊断，非手术治疗不仅是首选的治疗方式，也是后续治疗的支柱。需要注意：①假关节形成是否继发于 ASD；②是否合并存在腰椎前凸丢失或腰椎后凸；③神经结构是否需要减压。如果患者以轴性腰痛、术后症状改善不明显或症状复发为主诉，则应通过 MRI 及 CT 评估是否存在假关节形成或减压不充分的情况。对于非手术治疗效果不佳的患者，手术治疗是最后的手段，包括后路翻修手术、微创手术。对于伴有假关节形成的 ASD，翻修时需要做邻近节段的融合；而如果仅是单纯的邻近节段侧隐窝狭窄，伸屈位没有椎

笔记

体不稳定的征象，则可以选择单纯的椎板切除术。同时，有学者认为后路翻修手术破坏了后方肌肉韧带复合体，可能会进一步导致ASD，所以他们更推荐微创手术方式，而且微创技术也更适合于高龄、合并症较多的患者。

📋 病例点评

脊柱融合术后出现相邻节段退变的机制，是生物力学改变还是自然退变，尚无统一结论。但目前关于相邻节段退变发生可能的影响因素已有大量文献报道，包括年龄、性别、体质量指数、固定节段长短、融合方式、局部矢状位曲度、术前相邻节段退变等。

对于腰椎退行性疾病的患者，其往往术前多个节段均存在不同程度退变，对于与责任节段相邻的已存在退变的节段，如何选择适宜的手术策略，目前存在较大争议。因此，对术前相邻节段退变的严重程度进行评估十分必要。既往文献大多从椎间盘退变程度和小关节退变程度方面来描述术前相邻节段退变情况，发现术前相邻节段椎间盘存在退变虽然更容易在术后出现退变加重，却与术后临床症状没有明显相关性。考虑到临床上相邻节段的翻修手术大多是因为相邻节段椎管狭窄加重而再次引起神经压迫症状，从椎管狭窄程度的角度来考量术前相邻节段退变程度的问题可能更为适宜。

依据 MRI 上脑脊液闭塞程度，有学者提出可将中央椎管形态进行分级。

0 级：椎管无明显狭窄，马尾神经前方有明显脑脊液充盈。

1 级：椎管轻度狭窄，马尾神经前方无明显脑脊液充盈，但神经终丝仍可相互辨别。

2 级：椎管中度狭窄，马尾神经积聚成束。

3 级：椎管重度狭窄，硬膜囊内空间几乎完全闭塞。

0 级几乎不会引起患者临床症状，大多数 2 级和 3 级的患者会出现临床症状，但 1 级轻度的椎管狭窄与临床症状之间的相关性尚不明确。有学者曾报道，在术后早期出现的 ASD 大部分以椎管狭窄为主要影像学表现，而且术前相邻节段存在 1 级的椎管狭窄，也会显著增加患者术后中远期发生 ASDis 的风险。

总而言之，不管是手术治疗还是非手术治疗，根本目的都是缓解症状和改善生活质量，而相邻节段退变的发生受到多种因素的影响，拟手术节段邻近节段术前存在退变而没有相应临床表现时，是否需要一起处理以预防术后相邻节段退变尚存争议，延长手术节段也同样会引入新的相邻节段。因此，如何更精准化、个体化制订手术策略仍待进一步研究。

参考文献

1. 孙卓然，李危石，郭扬，等. 腰椎融合术前相邻节段存在退变因素对术后早期临床疗效的影响. 中国修复重建外科杂志，2019，33(7)：837 – 844.

2. LUND T, OXLAND T R. Adjacent level disk disease—is it really a fusion disease? Orthop Clin North Am, 2011, 42(4): 529 – 541.

3. MASEVNIN S, PTASHNIKOV D, MICHAYLOV D, et al. Risk factors for adjacent segment disease development after lumbar fusion. Asian Spine J, 2015, 9(2): 239 – 244.

4. TOBERT D G, ANTOCI V, PATEL S P, et al. Adjacent segment disease in the cervical and lumbar spine. Clin Spine Surg, 2017, 30(3): 94 – 101.

5. HASHIMOTO K, AIZAWA T, KANNO H, et al. Adjacent segment degeneration after fusion spinal surgery-a systematic review. Int Orthop, 2019, 43(4): 987 – 993.

6. OKUDA S, NAGAMOTO Y, MATSUMOTO T, et al. Adjacent segment disease after single segment posterior lumbar interbody fusion for degenerative spondylolisthesis:

minimum 10 years follow-up. Spine（Phila Pa 1976），2018，43（23）：E1384 - E1388.

7. LEE G Y, LEE J W, CHOI H S, et al. A new grading system of lumbar central canal stenosis on MRI：an easy and reliable method. Skeletal Radiol, 2011, 40（8）：1033 - 1039.

8. 孙卓然，周思宇，郭扬，等. 腰椎融合术前相邻节段退变对术后中长期临床疗效的影响. 中国脊柱脊髓杂志，2019，29(3)：193 - 199.

（李危石　周思宇）

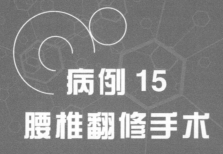

病例 15
腰椎翻修手术

病历摘要

【基本信息】

患者，男性，76 岁。

既往史：患者主因"腰痛伴右下肢麻木 10 年，加重伴间歇性跛行 3 年"于我院行 $L_4 \sim S_1$ 减压固定融合术（PLIF），手术后症状有缓解顺利出院，出院后约 1 个月出现腰痛（VAS：6 分）及左下肢麻木疼痛（VAS：6 分），外院检查 X 线片提示内固定失效，再次住院治疗（入院 ODI：84%）。

【查体】

跛行步态，双侧髂腰肌Ⅳ级，余双下肢肌力正常，左侧直腿抬

笔记

131

高试验阳性（20°）、加强试验阳性，右侧直腿抬高试验阳性（30°）、加强试验阳性，双膝腱反射及跟腱反射消失，病理征未引出。

【辅助检查】

1. 影像学检查

（1）腰椎 X 线片（图 15 - 1）：L_4 双侧螺钉周围透亮影，$L_{4\sim5}$ 椎间 cage 后移。

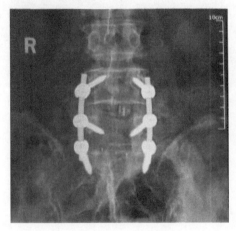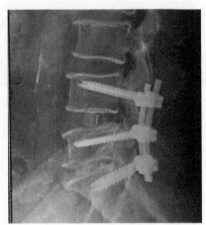

图 15 - 1　腰椎 X 线片

（2）腰椎三维重建 CT（图 15 - 2）：L_4 双侧螺钉松动，$L_{4\sim5}$ 椎间 cage 向后移位，突出中央偏左侧椎管。

（3）腰椎 MRI（图 15 - 3）：$L_{4\sim5}$ cage 移位侵占椎管，压迫相应硬膜囊及神经根。

2. 骨密度检查（初次手术前检查）

	L_1	L_2	L_3	L_4
T 值	0.7	0.5	0.1	1.1
CT 值	103.2	90.9	88.0	82.0

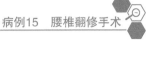

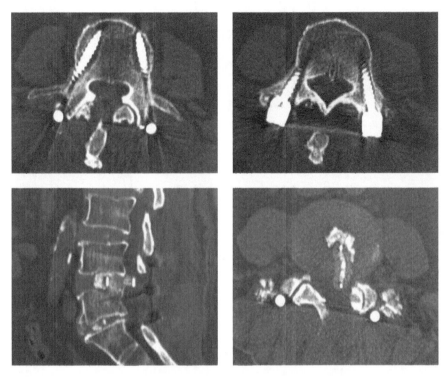

图 15-2 腰椎三维重建 CT

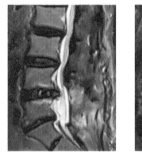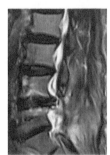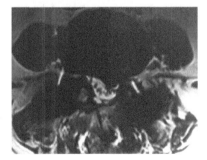

图 15-3 腰椎 MRI

【诊断】

腰椎术后内固定失效；L_4 螺钉松动；$L_{4\sim5}$ cage 后移位。

【治疗经过】

患者行翻修手术，术中探查双侧 L_4 螺钉（直径为 6 mm）松

133

动，取出后探查钉道明显空虚，从左侧钉道向椎体内注入骨水泥 2 mL，右侧注入骨水泥 1 mL，拧入直径为 7 mm 的中空型骨水泥螺钉，并注入骨水泥进行强化（双侧各 1 mL），沿左侧关节突关节外侧向内暴露，仔细分离粘连，取出松脱 11#cage，重新置入 1 枚 13#cage，重新进行 $L_4 \sim S_1$ 间加压固定（图 15 - 4）。

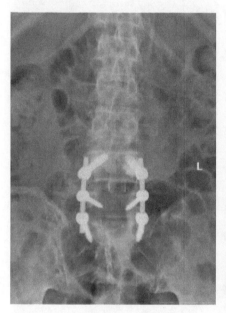
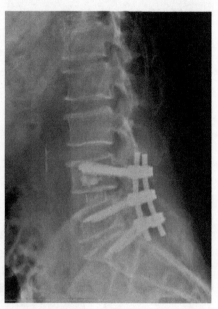

图 15 - 4　翻修术后即刻 X 线片

【随访】

术后患者腰痛及左下肢麻木疼痛明显缓解。术后 1 年至 2 年时随访 X 线片虽然可见 L_4 螺钉周围可疑透亮影，但无进展，且与术后即刻 X 线片相比较，未见内固定位置变化，患者病情稳定（图 15 - 5、图 15 - 6）。

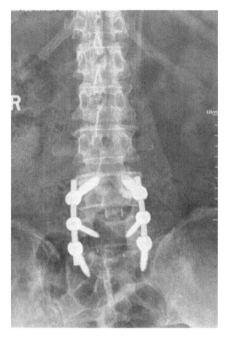
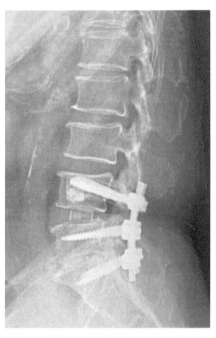

图15-5 术后1年X线片

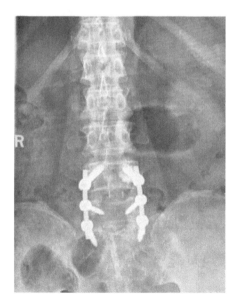
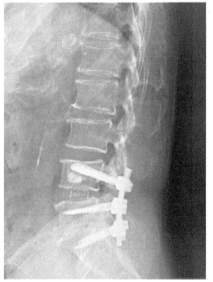

图15-6 术后2年X线片

病例分析

1. 内固定松脱原因

(1) 骨质疏松症

患者 76 岁男性，骨质疏松症可能性大，但患者初次术前检查骨密度显示，$L_{1 \sim 4}$ 椎体的 T 值均为正值，未提示骨质疏松症，临床不易考虑骨质疏松症诊断，当患者出现内固定失效后，通过椎体 CT 值测量，$L_{1 \sim 4}$ 的 CT 值均低于 110，提示存在骨质疏松症，手术节段在内的 L_4 椎体 CT 值为 82.0，明显低于界限值 110，考虑患者的骨质疏松症是内固定失效（双侧 L_4 螺钉松动）的一个重要原因。

另外，由于术前 T 值带来的误导，该患者术后仅接受了钙剂和维生素 D 的基础用药，未积极采用规范抗骨质疏松治疗，这也可能是内固定失败的原因之一。最后，如何对合并骨质疏松症患者进行个性化的康复指导仍无标准，严重骨质疏松症患者术后早期可能需支具而非围腰保护，以及功能锻炼的时机可能需要适当推后，锻炼强度也可能需要适当减少，但具体的个性化康复方案尚需进一步研究。

(2) 螺钉及融合器大小选择不当

基于患者骨质疏松症（见上一原因分析），本患者使用常规直径 6 mm 椎弓根螺钉固定，螺钉把持力不足，可能为螺钉松动的原因之一，因患者 L_5 螺钉同样为直径 6 mm 而未出现松动，融合器的大小有可能成为内固定失效的另一个原因，二次翻修手术时将原 11#cage 更换为 13#cage，翻修术后复查 X 线片显示 13#cage 与椎间隙高度匹配度较好，提示初次手术 $L_{4 \sim 5}$ 椎间 cage 高度可能偏小。

(3) 植骨床处理不足

椎体间融合手术，对于间隙内软骨终板的处理要求较高，处理

笔记

不彻底导致软骨甚至是间盘残留，将阻碍植骨融合，若处理过度损伤骨性终板，将降低前中柱的支撑力，导致终板塌陷，可能反向引起椎弓根螺钉松动，本患者翻修手术前的 CT 显示 L_5 后部上终板骨质不完整，易于导致 cage 后移；对于终板骨质的破坏，除了有初次手术植骨床处理不当的可能性外，还可能由于螺钉松动导致 $L_{4\sim5}$ 间异常活动，cage 与终板间出现异常挤压及撞击而引起。

2. 翻修要点

（1）螺钉松动的处理方式

螺钉轻度松动时，即 X 线片及 CT 显示螺钉周围透亮影较窄时，结合术中取出松动螺钉时的阻力，若考虑螺钉松动程度轻，可更换直径更大的螺钉进行固定，同时可考虑行双皮质固定（尤其适合于 S_1 螺钉松动患者），以增加螺钉把持力。

取出螺钉后，于钉道内植入自体碎骨或同种异体骨（前者骨量充足时，首选自体碎骨），再拧入直径更大的椎弓根螺钉。

应用骨水泥强化螺钉，一般有 2 种强化形式：第 1 种为先往钉道内注入骨水泥，后拧入螺钉；第 2 种为拧入中空型骨水泥螺钉后，再经螺钉中通道注入骨水泥，弥散至椎体内以增强螺钉把持力。本患者因取出螺钉后探查钉道明显空虚，故选择 2 种形式结合，先往钉道内注入骨水泥，后拧入直径更大的中空螺钉，经过螺钉进一步注入骨水泥，以便获得术中即刻更强的固定强度。

注：上述螺钉更换时，若能选择椎弓根段为皮质骨螺纹的椎弓根螺钉，可进一步增加螺钉把持力。

（2）手术瘢痕的分离

原手术部位的翻修手术，处理手术瘢痕的粘连是必须面对的问题，实际操作中应注意以下几点。

术前仔细阅片，了解硬膜囊与表皮的距离，手术暴露时控制深

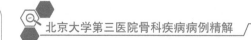

度，避免常规后方暴露时损伤硬膜，尤其对于前次手术有脑脊液漏并形成脑脊液囊肿患者，暴露需格外注意控制深度后向两侧剥离，当暴露出侧方钉棒后，结合患者 CT、MRI，即可更好定位患者的硬膜囊及神经根相应位置，以便操作时进行保护。

从正常组织结构逐步向瘢痕区域进行分离，即选择无瘢痕区域先行暴露，以便显示正常的硬膜囊或神经根，对于前次手术未行椎体间融合者或行后路腰椎椎体间融合手术者，关节突关节的外侧半未予切除，该部位深方/前方多为无粘连区域，本患者即从左侧关节突关节作为切入点，切除左侧剩余的 $L_{4\sim5}$ 关节突骨质后，即可暴露椎间孔区域的出口根（L_4）及内侧的硬膜囊侧缘，当关节突骨质连接内侧瘢痕时，可把持骨质轻轻提起，使得硬膜囊与瘢痕间存在一定张力，通过神经剥离子将两者逐步分开，避免暴力操作，必要时可通过小刀锐性分离瘢痕，此时需对患者术前影像中神经结构的大致位置充分掌握，也可在硬膜表面留下薄层瘢痕组织，不限制硬膜囊向内侧牵拉，以暴露椎间盘/cage 结构为度。

（3）暴露出目标椎间盘结构及移位 cage

需要探查 cage 松紧度，由于初次手术 $L_{4\sim5}$ 螺钉间为加压锁紧状态，需确保 $L_{4\sim5}$ 间连接已松开，争取分离 cage 至其可连接把持器，便于 cage 的取出，cage 的取出务必轻柔，边退出边分离粘连，避免损伤硬膜囊及神经根。

（4）取出 cage 后进一步处理椎间隙

取出原植骨块并重新以环状刮匙刮除椎间隙内瘢痕组织，处理目标仍为——显露出骨性终板而不破坏骨性终板强度，再次行椎体间植骨时，本患者于自体碎骨中混入骨形态发生蛋白，以促进远期椎体间融合。

病例点评

双能 X 线吸收法（dual-energy X-ray absorptiomery，DXA）是目前诊断骨质疏松症的主要方法，有文献指出，中老年腰椎退变患者骨质疏松患病率高，DXA 检出率约为 40%，真实患病率可能 >50%，常规 DXA 的骨质疏松症漏诊率高（假阴性率 >1/4），年龄越大的患者，DXA 的假阴性率越高，70 岁以上假阴性率超过 40%。

为了降低 DXA 的假阴性率，不少文献提出测量椎体 CT 值以评估患者骨质情况，测量方法如图 15-7：选择椎弓根水平的椎体轴位 CT 片，选取椎体内尽量大的松质骨区域，一般为圆形或椭圆形区域，需要注意避开椎体边缘皮质骨、硬化骨及椎体后缘中央处的基底静脉窦区域，通过 PACS 系统计算该区域的平均 CT 值。当 CT 值低于 110 HU 时，需要考虑患者存在骨质疏松的可能。

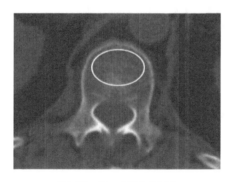

图 15-7 DXA 测量

本患者初次术前的 DXA 测量 $L_{1\sim4}$ 椎的 T 值均为正值（0.1 ~ 1.1），属于骨量正常，但患者高龄，椎体及关节突等骨质增生可能提高 T 值，故进行椎体 CT 值测量，$L_{1\sim4}$ 椎体均低于 110，提示存在骨质疏松症，手术固定的 L_4 椎体 CT 值为 82.0，骨质疏松更为明显，若初次术前已知该数据，可于术中采取相应措施增加螺钉的把持力。

椎体 CT 值比骨密度检查 DXA 更准确，方法简单，对于脊柱疾病患者，CT 为基本检查项目，易于获得，是一种值得推广的方法；有文献指出，腰椎 CT 值降低是螺钉松动的独立危险因素，而内固定松动患者平均腰椎 CT 值（$L_{1~4}$）≤110 HU。

增强螺钉抗拔出力的方法：①应用长度更长的螺钉；②应用直径更粗的螺钉；③应用特殊设计的螺钉，如皮质骨螺钉、膨胀螺钉、涂层螺钉等；④行椎体双皮质固定；⑤避免多次穿刺钉道或多次调整螺钉深浅及方向；⑥应用皮质骨通道技术（cortical bone trajectory，CBT）置钉；⑦骨水泥强化，包括钉道内预注骨水泥或中空螺钉内注入骨水泥方式；⑧围手术期抗骨质疏松治疗。

瘢痕处理原则：翻修手术中的瘢痕问题几乎是不可避免的，也是最为棘手的问题之一，避免分离瘢痕而损伤硬膜或神经结构，应注意：①术前充分了解患者病情及影像学资料，尤其是患者术后局部解剖结构的变化、硬膜囊大小、神经结构与内植物之间的位置关系等；②先从正常结构暴露，即初次手术未进行显露操作的区域，如关节突保留骨质处，从瘢痕的外侧暴露正常结构后再向手术目标区域推进；③分离瘢痕时，神经剥离子（钝性）及小刀（锐性）各有优点，可交替使用，有利于提高分离效率、减少对神经结构的牵拉；④不要强求瘢痕的完全分离，无减压或探查需求的部位不须分离瘢痕，有减压或探查需求处，只要瘢痕薄化至不影响操作即可。

对于腰椎的减压固定融合术，获得最终的融合稳定是保证远期疗效的硬指标，椎体间融合是有效的融合方式，术中应注意以下几点：①植骨床范围内的间盘及终板软骨要清除彻底；②避免损伤椎体的骨性终板及相应椎体的后上缘及后下缘骨质；③制备合格的自体碎骨，彻底去除其附着的软组织；④选择合适高度的 cage，由于腰椎退变性疾病患者椎间隙高度多有下降，cage 高度以轻度撑开椎间隙为宜，最后螺钉间适度加压锁紧，既利于恢复椎间隙高度、腰椎前凸曲度，又可减少 cage 移位的风险。

腰椎翻修手术的目标与初次手术大致相同，包括充分减压、坚强固定及获得远期融合等，但翻修手术由于前次手术瘢痕的粘连，以及内固定失效等原因，大大增加了手术的难度及风险，翻修手术的整体疗效及患者的满意度均不如初次手术患者，故临床治疗的重点应在提前预防，初次手术前全面评估患者的病情，制订合适的手术方式，术中仔细操作，做到充分减压、坚强固定及融合处理等，以尽可能降低翻修手术的发生率。

参考文献

1. ZOU D, JIANG S, ZHOU S Y, et al. Prevalence of osteoporosis in patients undergoing lumbar fusion for lumbar degenerative diseases a combination of DXA and hounsfield units. SPINE, 2019, 45(7)：E406 – E410.

2. CHOI M K, KIM S M, LIM J K. Diagnostic efficacy of Hounsfield units in spine CT for the assessment of real bone mineral density of degenerative spine：correlation study between T-scores determined by DEXA scan and Hounsfield units from CT. Acta Neurochirurgica, 2016, 158(7)：1421.

3. ZOU D, MUHEREMU A, SUN Z, et al. Computed tomography Hounsfield unit-based prediction of pedicle screw loosening after surgery for degenerative lumbar spine disease. Journal of Neurosurgery Spine, 2020, 32(5)：1 – 6.

4. ZOU D, SUN Z R, ZHOU S Y, et al. Hounsfeld units value is a better predictor of pedicle screw loosening than the T-score of DXA in patients with lumbar degenerative diseases. European Spine Journal, 2020, 29(5)：1105 – 1111.

（钟沃权　邹达）

笔记

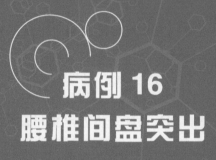

病例 16
腰椎间盘突出

病历摘要

【基本信息】

患者，男性，26 岁。

主诉：腰痛伴左下肢放射痛麻木 6 个月。

现病史：患者 6 个月前劳累后出现腰痛伴左下肢放射痛伴麻木（左侧臀部，大腿后外侧，小腿外侧，外踝，足背），疼痛剧烈，卧床休息后无明显缓解，影响睡眠和学习，VAS 评分：8 分。1 年来采用小针刀、针灸、按摩、口服止痛药物及营养神经药物等保守治疗无效。

【查体】

左侧直腿抬高试验阳性（20°），加强试验阳性，左侧拇背伸肌力Ⅲ级，余双下肢肌力Ⅴ级。左侧足背针刺觉减退。

【影像学检查】

（1）腰椎正侧位 X 线片（图 16 - 1）：腰椎曲度可，顺列可，$L_{4\sim5}$ 椎间隙略窄，椎体及小关节未见明显骨质改变。腰椎骶化，移行椎。

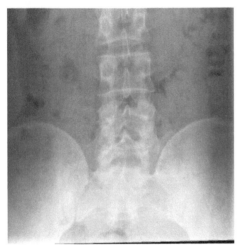
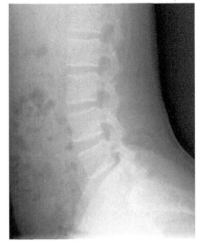

图 16 - 1　腰椎正侧位 X 线片

（2）腰椎 CT（图 16 - 2）：腰椎曲度可，顺列可，L_5 骶化，$L_{4\sim5}$ 椎间盘突出，椎管狭窄，硬膜囊及神经根受压。

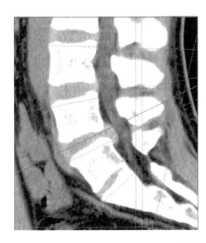
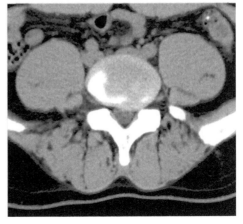

图 16 - 2　腰椎 CT

北京大学第三医院骨科疾病病例精解
中国医学临床百家

（3）腰椎 MRI（图 16 – 3）：腰椎曲度可，顺列可，腰骶部移行椎，$L_{4\sim5}$ 椎间盘突出，椎管狭窄，局部硬膜囊及神经根受压。

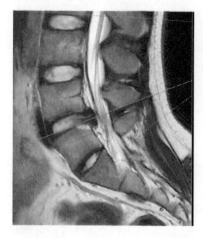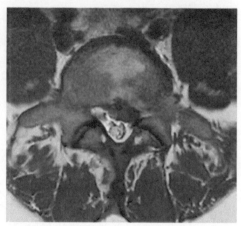

图 16 – 3　腰椎 MRI

【诊断】

腰椎间盘突出症；$L_{4\sim5}$ 椎间盘突出；腰椎骶化。

【治疗经过】

手术名称：左侧经椎间孔入路脊柱内镜下 $L_{4\sim5}$ 椎间盘切除。

患者取标准俯卧位，C 形臂透视定位并标记 L_4、L_5 椎弓根及后正中线，于髂嵴最高点头侧 1 cm，后正中线左侧旁开 10 cm 处标记穿刺点。常规消毒铺巾，局部麻醉药物逐层浸润（利多卡因 + 罗哌卡因），纵向切开穿刺点皮肤约 8 mm，C 形臂引导下穿刺针穿刺至靶点位置，C 形臂透视确认穿刺针位置良好（图 16 – 4），逐级导杆扩张，置入 U 形工作套管，连接内镜系统，直视下清理上关节突表面的软组织并以射频彻底止血，然后直视下以环锯在上关节突体部前外侧成形，然后取出环锯，置入 T 形工作套管，可见腹侧突出椎间盘及背侧黄韧带，切除部分椎间盘、黄韧带，发现 L_5 神经根被脱出髓核顶起，小心分离神经根腹侧粘连的脱出组织，依次取出游

144

离髓核，显露 L_5 神经根后，直视下以髓核钳摘除突出的纤维环及髓核组织，以双频射频止血，行纤维环成形及椎间隙内残留髓核的射频消融。减压完成后可见神经根表面血管重影满意，神经根搏动良好（图16-5），确认椎管内无残留的髓核组织，无活动出血点，退出内镜及工作套管，缝合伤口，用无菌敷料包扎。

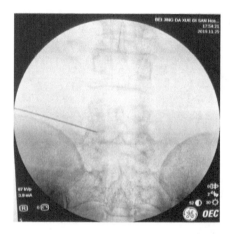
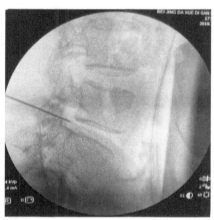

图16-4　C形臂透视确认穿刺针位置良好

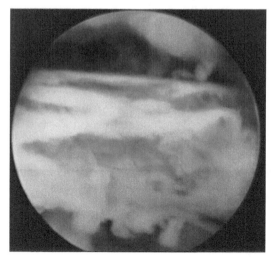
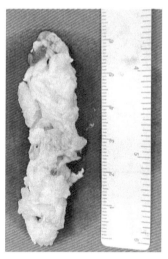

图16-5　术中神经根减压彻底，切除游离髓核

【随访】

术后患者佩戴围腰6周，避免久坐久站，锻炼直腿抬高预防神经根粘连，术后9个月随访时，患者直腿抬高试验阴性，左侧拇背伸肌肌力Ⅴ级，腰痛及左下肢放射痛麻木完全缓解，复查磁共振见间盘突出切除彻底，神经根及硬膜囊无明显压迫（图16-6）。

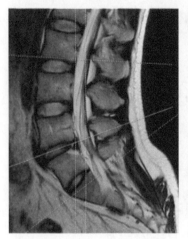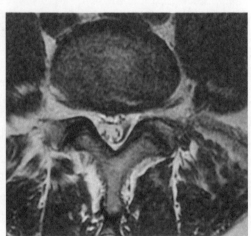

图16-6 术后随访腰椎MRI

病例分析

腰椎间盘突出症是因椎间盘的变性，纤维环部分或全部破裂，髓核突出刺激或压迫神经根、马尾神经所引起的一种综合征，是导致腰腿痛最常见的原因之一，也是临床上常见的一种脊椎退行性疾病。腰椎间盘突出症常常是在椎间盘退变的基础上产生的，外伤则是其发病的重要原因之一。随着年龄的增长，椎间盘则出现不同程度的退行性改变。根据腰椎间盘突出的程度及病理，将椎间盘突出分为5种病理类型：膨出、突出、脱出、游离间盘、Schmorl结节。腰椎间盘突出导致腰腿痛的原因不仅包括对神经根的机械压迫，而且包括对周围组织产生化学性刺激及自身免疫反应等。腰椎间盘突出症多发生在 20～50 岁患者中，男性明显多于女性。下腰椎连接上腰椎和骨盆，活动度较大，承载的压力最大，椎间盘容易发生退变，引起 $L_{4\sim5}$ 和 $L_5\sim S_1$ 椎间盘突出的发病率最高，占 90%～97%。

腰椎间盘突出症的患者临床治疗主要分为非手术治疗和手术治疗。绝大多数的腰椎间盘突出症患者均可通过非手术治疗获得症状的改善。因此，非手术治疗应为首选治疗方案。当腰椎间盘突出症患者出现以下情况时，应考虑手术治疗：①病史超过 3 个月，严格保守治疗无效；②保守治疗有效，但仍反复发作且症状重，对生活或工作产生严重影响；③疼痛严重，无法入睡，强迫体位，保守治疗无效；④神经损害严重，出现足下垂或马尾神经损害应急诊手术。

腰椎间盘突出症的手术治疗方式有很多种，主要包括：椎板间开窗切除术、椎间盘切除融合内固定手术及椎间孔镜微创手术治疗。而椎间孔镜微创手术治疗因其创伤小、直视操作安全性高、出血少、住院时间短，目前已经成为腰椎间盘突出症的常用手术方法。

该患者为 $L_{4\sim5}$ 椎间盘突出，压迫 L_5 神经根，突出间盘无明显钙化。腰痛及下肢放射痛麻木剧烈，影响睡眠学习，同时拇背伸肌肌力下降，保守治疗无效，具备手术指征。因患者年龄较小，局部无明显不稳定及椎管狭窄，术中仅需切除部分椎间盘，无须过多切除关节突，暂不考虑腰椎融合内固定手术。与患者沟通后，交代手术风险，拟行侧路腰椎椎间孔镜下髓核摘除术。

147

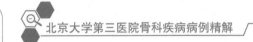

📋 病例点评

脊柱微创技术是目前脊柱外科领域发展最为迅速、最为人们所关注的领域。脊柱内镜技术作为脊柱微创手术的核心领域，发展尤为迅猛。从 YESS 技术发展至今，脊柱内镜技术取得了显著的进步，而椎间孔镜技术又是所有脊柱内镜手术技术中的焦点，近年来成为国内外众多脊柱外科医生、疼痛科医生关注的重点。

1997 年，Yeung 教授发明了一种 YESS 脊柱内镜系统（Yeung endoscopy spine system），经 Kambin 三角区进入椎间盘内行椎间盘内减压。2002 年，Thomas Hooglan 教授发明了 Thessys 技术（Thomas Hoogland endoscopic spine system），经椎间孔进入椎管内直接行神经根松解和减压，得到脊柱微创领域学者的广泛认同。近年来随着椎间孔镜技术的进步，如远外侧入路、无视髂棘技术、BIES 技术、简式技术等多种椎间孔镜技术百花齐放。经椎间孔脊柱内镜手术穿刺入路及镜下操作相关的解剖与传统后路手术存在较大差异，另外由于穿刺难度大，镜下视野局限等原因，经椎间孔脊柱内镜技术的学习曲线也较为陡峭。经椎间孔脊柱内镜技术是不断发展进步的新兴技术，随着器械的更新和技术的进步，手术的适应证也在不断更新和变化中，但经椎间孔脊柱内镜技术因其技术本身限制，仍存在 5%～10% 的复发率。北京大学第三医院从 2019 年开始，采用 Endo-Surgi 系统，将外科手术内镜化。大大减少了术中透视次数，缩短了手术时间和学习曲线，取得了显著的效果。

参考文献

1. DEYO RICHARD A, MIRZA SOHAIL K, CLINICAL PRACTICE. Herniated lumbar intervertebral disk. N Engl J Med, 2016, 374：1763－1772.

2. REIMAN MICHAEL P, SYLVAIN J, LOUDON JANICE K, et al. Return to sport after open and microdiscectomy surgery versus conservative treatment for lumbar disc herniation: a systematic review with meta-analysis. Br J Sports Med, 2016, 50: 221 - 230.

3. KAPETANAKIS S, GKANTSINIKOUDIS N, CHARITOUDIS G. Implementation of percutaneous transforaminal endoscopic discectomy in competitive elite athletes with lumbar disc herniation: original study and review of the literature. Am J Sports Med, 2021, 49: 3234 - 3241.

4. KURIS EREN O, MCDONALD CHRISTOPHER L, PALUMBO MARK A, et al. Evaluation and management of cauda equina syndrome. Am J Med, 2021, 134: 1483 - 1489.

5. CLARK R, WEBER R P, KAHWATI L. Surgical management of lumbar radiculopathy: a systematic review. J Gen Intern Med, 2020, 35: 855 - 864.

（李危石　姜帅）

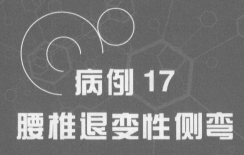

病例 17
腰椎退变性侧弯

📋 病历摘要

【基本信息】

患者，女性，63 岁。

病史：患者主因"腰腿痛 15 年，加重伴双下肢跛行 8 个月"入院。患者 15 年前无明显诱因出现腰腿痛，为钝痛，伴双下肢放射疼痛，放射至腘窝，劳累、变换体位后加重，卧床可缓解，影响工作生活，8 个月前症状加重，偶伴间歇性跛行，跛行距离为 50 米。

【查体】

双下肢肌张力、肌力正常，双下肢感觉正常。双侧 Babinskii 征

150

阴性。临床功能评分：VAS（腰痛）10 分，VAS（下肢痛）8 分，ODI：76%，JOA：16 分。

大体像（图 17 - 1）：腰部后凸畸形，躯干前倾，剃刀背畸形。

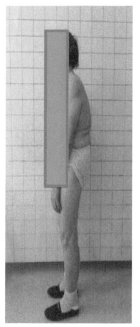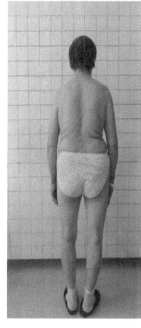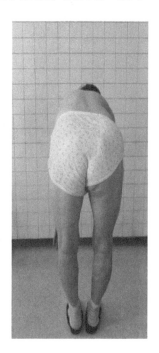

图 17 - 1　大体像

【影像学检查】

（1）全脊柱 X 线片（图 17 - 2）：腰椎退变性侧弯畸形，顶椎为 L_2，上端椎为 T_{12}，下端椎为 L_4。参数测量：Cobb = 42.8°，CSVL = 8.58 mm，LL = 4.9°，PI = 61.5°，SS = 2.7°，TK = 31.4°，PT = 52.2°，SVA = 72.10 mm。L_3 椎体 I 度滑脱。

（2）腰椎 CT（图 17 - 3）：$L_{1\sim3}$ 椎体旋转明显，$L_{3\sim4}$、$L_{4\sim5}$ 节段神经根管狭窄。

（3）腰椎 MRI（图 17 - 4）：$L_{4\sim5}$ 椎间盘突出，$L_{3\sim4}$、$L_{4\sim5}$ 节段神经根管狭窄，$L_5 \sim S_1$ 椎间盘退变。

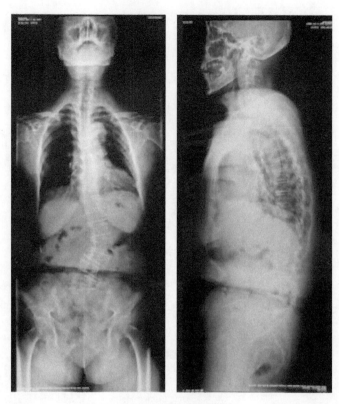

图 17 −2　全脊柱 X 线片

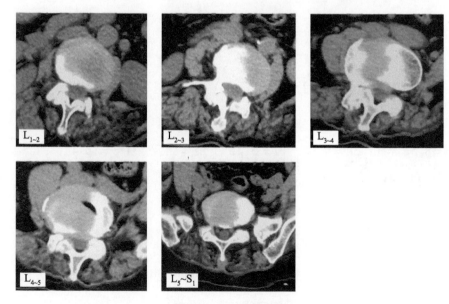

图 17 −3　腰椎 CT

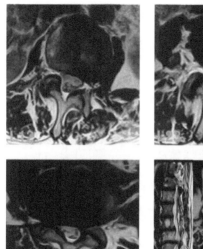
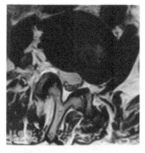
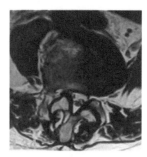
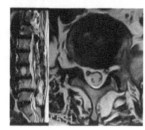

图 17 - 4　腰椎 MRI

【诊断】

退变性腰椎侧弯畸形；脊柱矢状位失衡；腰椎支撑功能衰竭。

【治疗经过】

患者行后路 $L_{2\sim5}$ 减压，经双侧关节突截骨（$L_{2\sim3}$、$L_{3\sim4}$、$L_{4\sim5}$），侧凸矫形，$T_{10}\sim S_1$ 固定，横突间植骨，$L_{4\sim5}$ 间盘切除，椎体间植骨融合。术中纠正 L_4 倾斜，自 $L_{4\sim5}$ 椎间隙左侧撑开，椎间盘切除，椎体间 cage 置入，尽量使 $L_{4\sim5}$ 椎间隙水平化。截骨完成后，顶椎上下区域松解满意。安装钛棒，使侧凸矫正。术后即刻 X 线片见图 17 - 5。术后腰痛及双下肢疼痛显著减轻。术后第 7 天拔管出院。

【随访】

术后患者腰痛及双下肢疼痛明显缓解，行走功能显著改善。末次随访为术后 33 个月，VAS（腰痛）1 分，VAS（下肢痛）0 分，ODI：22%，JOA 16 分。末次随访影像学测量：Cobb = 16.9°，CSVL = 22.82 mm，LL = 36.8°，PI = 64.8°，PI-LL = 28°，SS = 27°，

PT = 37.5°，TK = 42.7°，SVA = 66.7 mm。冠状面、矢状面平衡得到较好维持。近端、远端交界区未出现机械性并发症（图 17 - 6、图 17 - 7）。

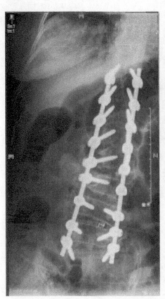
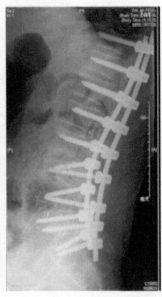

图 17 - 5　术后即刻 X 线片

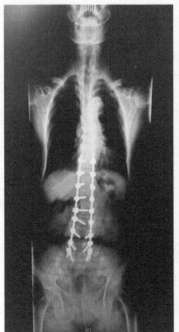
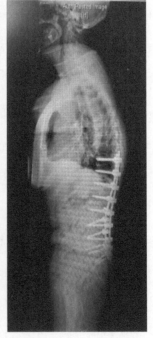

图 17 - 6　治疗后随访 X 线片

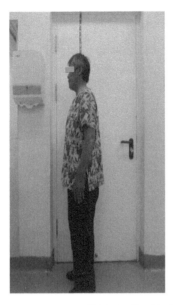
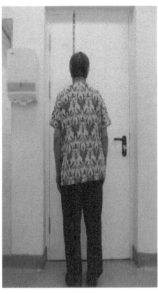

图 17 -7　治疗后随访大体像

病例分析

　　患者为老年女性，入院主诉为腰痛 15 年，渐进性加重，站立数分钟即感腰部疼痛而无法继续站立和行走，查体及影像学表现均支持腰椎退变性侧弯畸形的特点。故综合患者的临床特点，诊断为腰椎退变性侧凸所致的腰椎支撑功能衰竭，表现为腰椎冠状面侧凸、椎节侧向滑移不稳，矢状面上腰椎前凸减小或消失，躯干出现矢状位失平衡。所以本例患者的治疗策略应为腰椎侧凸畸形的矫正、稳定。手术技术要点如下。

　　（1）固定融合节段的选择

　　腰椎退变性侧弯融合节段的选择，既要考量冠状面曲度的纠正，更要重视矢状面曲度的恢复，所以近端、远端固定椎要位于相对"稳定区"。该病例近端固定椎要跨过胸腰段后凸的椎体，选择有胸廓、肋骨保护的、相对稳定的 T_{10} 作为近端固定椎。由于该病

笔记

例术前冠状面平衡尚可，可以选择 L_5 或 S_1 作为远端固定椎，该病例 $L_5 \sim S_1$ 椎间盘已明显退变，故选择融合至 S_1，以减少 $L_5 \sim S_1$ 交界区失败的风险。

（2）截骨方式的选择

腰椎退变性侧弯患者全身麻醉、卧位后腰椎曲度会发生显著变化。侧弯曲度会较站立位显著减小。故在顶椎区上下进行关节突切除2级截骨就可以达到充分的松解目的。但对于术前侧凸畸形较重、伴有显著冠状面、矢状面失衡的患者，可能需要进行3级以上截骨。

（3）远端固定椎体水平化的处理

远端固定椎体的水平化不但有利于侧弯曲度的充分矫正，也有利于术后远端交界区的稳定，减少机械性并发症。以本病例为例，北京大学第三医院矫形团队处理远端椎体水平化的方法为：切除节段的双侧关节突关节并进行充分的椎间隙松解，从腰骶弯的凹侧进行撑开，初步使 L_4 椎体终板方向趋向水平，同时选用较大的后路 cage，从腰骶弯凹侧进一步垫起、撑开间隙，达到良好的水平化目的。

（4）腰椎前凸的恢复与重建

退变性腰椎侧凸患者常同时存在冠状位和矢状位上的畸形，与冠状位失平衡相比，矢状位失平衡对患者的临床症状影响更大。LL 对脊柱矢状位平衡起到重要的调节作用，LL 减小是退变性侧弯患者常见的改变，术中对 LL 的矫正是恢复矢状位平衡的重要手段。退变性侧弯患者 LL 的恢复通过麻醉后体位复位、顶椎上下区域的截骨、椎间隙松解、钛棒曲度的弯曲不难实现。但 LL 恢复的程度与重建策略在过往并没有深入研究，LL 恢复的程度往往依靠术者的经验。由于骨盆入射角 PI 在骨骼发育成熟后保持稳定且与 LL 密切相关，可利用术前 PI 的大小预估 LL 重建的曲度。北京大学第三医院李危石教授团队通过系列性研究发现，国人腰椎退变性侧弯矫正的目标不能照搬西方人群，按照 PI-LL = 15°～28°重建可以获得良好的临床疗效。本例患者术前 LL = 4.9°，PI = 61.5°，术后 LL = 36.8°，PI = 64.8°，PI-LL = 28°，获得了良好的临床疗效。如果采用西方人群 PI-LL = ±10°标准，那么不但会导致本例术后 LL 过度矫正产生交界区机械性并发症，更可能因为高级别截骨的应用出现不必要的手术创伤、增加围手术期并发症的风险。

病例点评

　　腰椎前凸的重建、矢状位平衡的恢复是腰椎退变性侧弯手术策略制订中的重要内容，随着对脊柱—骨盆矢状位序列及其调节机制认识的深入，适合国人矢状位序列特点的手术策略制订越来越得到重视。对于腰椎退变性侧弯畸形，需要重点评估的矢状位参数包括：骨盆矢状位参数（PI、PT、SS），脊柱节段曲度（LL、TK）与整体平衡参数（SVA、T_1PA）等。要充分理解国人矢状位参数的特点：①国人骨盆矢状位形态 PI 值显著小于西方人群，PI 与 LL 的拟合关系也与西方人群显著不同；②国人年龄增长后 LL 变化的特点与西方人群不同，西方人群随年龄增长，LL 显著减小，而国人 LL 受年龄增长变化的趋势并不显著，保持相对稳定；③要认识国人腰椎退变性侧弯患者矢状位序列的特点，包括 PI 值较大、LL 显著减小、较高比例合并退变滑脱，以及侧弯程度越重、骨盆后旋越明显。

　　基于上述国人矢状位参数特点，适合国人的腰椎前凸重建、矢状位平衡恢复策略要遵循：①不能照搬西方人群重建的标准 PI-LL =

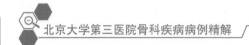

±10°，国人 LL 重建标准要适当放宽，PI-LL = 15°～28°可以获得更好的临床疗效。基于此，2 级截骨、椎间隙松解就可以获得适当的 LL 矫正效果，3 级以上截骨会使 LL 过度矫正。钛棒弯曲的曲度也同样重要，过度的弯曲会使腰椎"被迫"处于不适当的序列，导致术后内固定系统的松脱、断裂、交界区出现机械性并发症。②国人腰椎退变性侧弯患者矢状位整体平衡恢复标准要适当放开，不能以 SVA > 50 mm 作为矢状位失衡的标准，SVA = 80 mm 更适合老年退变性侧弯患者矢状位平衡的界值，更要充分考虑年龄因素的影响。③最后要重视整体矢状位形态的恢复，根据患者个体 PI 值，恢复至对应的矢状位形态可显著降低机械性并发症的风险，特别是腰椎前凸顶点的恢复与腰椎整体倾斜程度（LT）的重建。

参考文献

1. 费晗，李危石，孙卓然，等. 退变性腰椎侧凸脊柱—骨盆矢状位影像学特点. 中国脊柱脊髓杂志，2015，25（6）：528－532.

2. FEI H, LI W S, SUN Z R, et al. Effect of patient position on the lordosis and scoliosis of patients with degenerative lumbar scoliosis. Medicine (Baltimore), 2017, 96(32)：e7648.

3. WANG H, WANG L J, SUN Z R, et al. Posterior column osteotomy plus unilateral cage strutting for correction of lumbosacral fractional curve in degenerative lumbar scoliosis. Journal of Orthopaedic Surgery and Research, 2020, 15：482.

4. SCHWAB F J, BLONDEL B, BESS S, et al. Radiographical spino-pelvic parameters and disability in the setting of adult spinal deformity: a prospective multicenter analysis. Spine, 2013, 38 (13)：E803－E812.

5. 李危石，费晗，陈仲强，等. 退变性腰椎侧凸患者腰椎前凸矫正程度与疗效的关系. 中国脊柱脊髓杂志，2016，26（10）：912－918.

6. MARUO K, HA Y, INOUE S, et al. Predictive factors for proximal junctional kyphosis in long fusions to the sacrum in adult spinal deformity. Spine, 2013, 38

笔记

（23）：E1469 - E1476.

7. 李危石，孙卓然，陈仲强. 正常脊柱—骨盆矢状位参数的影像学研究. 中华骨科杂志，2013，33（5）：447 - 453.

8. 孙卓然，李危石，陈仲强，等. 正常国人脊柱—骨盆矢状位序列拟合关系研究. 中国脊柱脊髓杂志，2015，25（1）：1 - 5.

9. ARIMA H, DIMAR J R 2nd, GLASSMAN S D, et al. Differences in lumbar and pelvic parameters among African American, Caucasian and Asian populations. Eur Spine J, 2018, 27(12)：2990 - 2998.

10. IYER S, LENKE L G, NEMANI V M, et al. Variations in sagittal alignment parameters based on age：a prospective study of asymptomatic volunteers using full-body radiographs. Spine（Phila Pa 1976），2016，41(23)：1826 - 1836.

11. ZHOU S Y, XU F, WANG W, et al. Age-based normal sagittal alignment in Chinese asymptomatic adults：establishment of the relationships between pelvic incidence and other parameters. Eur Spine J, 2020, 29(3)：396 - 404.

12. LAFAGE R, SCHWAB F, CHALLIER V, et al. Defining spino-pelvic alignment thresholds：should operative goals in adult spinal deformity surgery account for age? Spine（Phila Pa 1976），2016，41(1)：62 - 68.

13. ROUSSOULY P, GOLLOGLY S, BERTHONNAUD E, et al. Classification of the normal variation in the sagittal alignment of the human lumbar spine and pelvis in the standing position. Spine, 2005, 30：346 - 353.

14. SEBAALY A, GEHRCHEN M, SILVESTRE C, et al. Mechanical complications in adult spinal deformity and the effect of restoring the spinal shapes according to the Roussouly classification：a multicentric study. Eur Spine J, 2020, 29：904 - 913.

（孙卓然）

病例 18
腰椎管狭窄症合并
退变性侧弯

病历摘要

【基本信息】

患者，女性，75 岁。

病史：患者主因"腰痛 20 年，加重伴双下肢疼痛、麻木 4 年"入院。患者 20 年前无诱因出现腰部胀痛，自服药物保守治疗，效果一般。4 年前腰痛加重，伴右腿放射性疼痛，为过电样疼痛，放射至膝部。就诊于当地医院，行 MR 检查，提示腰椎间盘突出，建议手术，患者采取保守治疗，效果欠佳。3 年前出现左下肢放射性疼痛，放射至大腿外侧、小腿外侧及足底，伴麻木酸胀感。腰部疼痛渐进性加重，负重行走后尤其显著。

【查体】

双侧直腿抬高试验阴性，左下肢股四头肌、胫前肌、小腿三头肌、拇背长伸肌肌力Ⅲ级，右下肢股四头肌、胫前肌、小腿三头肌、踇背伸肌肌力Ⅳ级，左侧膝腱、跟腱反射消失，右侧跟腱反射减弱。临床功能评分：VAS（腰痛）9分，VAS（下肢痛）8分，ODI：70%，JOA：12分。

【影像学检查】

（1）术前全脊柱X线片（图18-1）：腰椎退变性侧弯，顶椎为L_3。参数测量：Cobb = 22.3°，CSVL = 4.59 mm，LL = 50.7°，PI = 66.0°，SS = 38.7°，PT = 27.1°，TK = 40.4°，SVA = 15.02 mm。

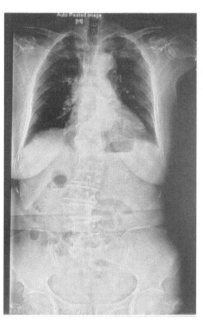
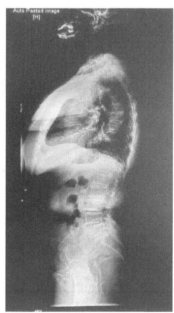

图18-1　术前全脊柱X线片

（2）腰椎MRI（图18-2）：$L_{3\sim4}$左侧神经根管狭窄，$L_{4\sim5}$中央管狭窄，间盘突出。

（3）腰椎CT（图18-3）：$L_{3\sim5}$节段椎管狭窄。

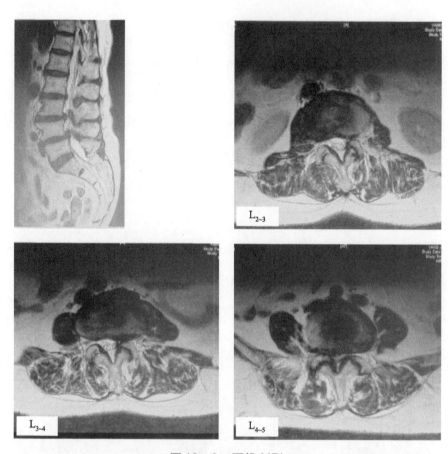

图 18-2 腰椎 MRI

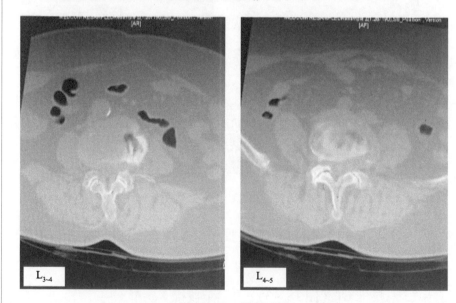

图 18-3 腰椎 CT

【诊断】

腰椎管狭窄症；腰椎间盘突出（$L_{4\sim5}$）；黄韧带肥厚（$L_{4\sim5}$）；腰椎退变性侧弯。

【治疗经过】

患者行后路 $L_{3\sim5}$ 短节段减压固定融合术。具体操作为 $L_{3\sim5}$ 椎弓根螺钉内固定，L_3、L_5 部分椎板切除，L_4 全椎板切除，$L_{4\sim5}$ 椎间盘切除、TLIF-cage 植骨，侧弯局限性矫正，$L_{3\sim5}$ 横突间植骨融合。术后即刻 X 线片见图 18-4。术后腰痛及双下肢疼痛显著改善。术后第 7 天拔管出院。

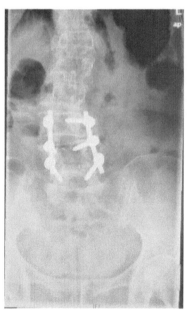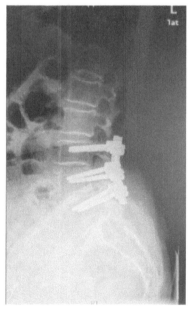

图 18-4　术后即刻 X 线片

【随访】

术后患者腰痛及双下肢疼痛明显缓解，行走功能显著改善。末次随访为术后 8 年，症状维持良好。患者术后不同时期 X 线片检查见图 18-5 所示，植骨融合良好，侧弯并未进展，$L_{3\sim4}$ 椎间隙角度无明显进展、变化。

163

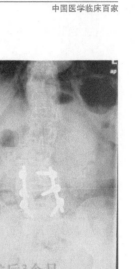
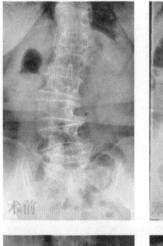
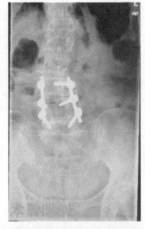
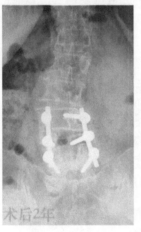
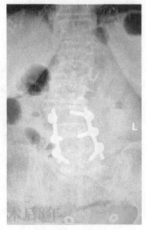

图 18 – 5　术后不同时期 X 线片检查

病例分析

　　患者为老年女性，入院主诉"腰痛 20 年，加重伴双下肢疼痛、麻木 4 年"。综合患者的临床特点，双下肢神经症状显著，并出现了双下肢不同程度肌力减弱。尽管患者伴有显著程度腰痛，但仔细观察患者术前 X 线片特点，侧弯畸形程度较轻，矢状位 LL 并没有明显丢失，冠状面、矢状位平衡良好，并未出现畸形导致的躯干支撑功能衰竭表现。由于侧弯顶椎位于 L_3，神经减压节段为 $L_{3\sim5}$，位于顶椎区域下方，并未跨越顶椎，所以本例患者的治疗策略应为以椎管狭窄神经减压为主，局限性减少节段畸形程度。

病例点评

腰椎管狭窄症合并退变性侧弯的发病率逐年升高，其手术治疗策略与腰椎退变性侧弯畸形导致的躯干支撑功能衰竭显著不同。前者以神经减压为主，兼顾畸形的形态，行相对短节段融合；而后者则以畸形矫正为主，需要行长节段的固定融合。对于腰椎管狭窄症合并退变性侧弯，短节段固定融合后最大的关注点在于侧弯程度是否会进展，相邻节段是否会出现病变及机械性并发症。北京大学第三医院矫形团队的一项研究发现，对于减压区位于顶椎以下的病例，术后 2 年的随访并未发现顶椎位置的变化、畸形程度的进展，且相邻节段未出现病变。而国外的一些研究也证实，对于短节段融合治疗腰椎管狭窄症合并退变性侧弯，尽管部分病例畸形程度在随访期存在 3°每年的进展，但与患者的临床症状、功能评分无关。所以短节段融合治疗腰椎管狭窄症合并退变性侧弯是有效的，可使患者长期获益。

腰椎退变性侧弯患者的手术治疗策略需要考量患者的具体症状特点，区分患者是以躯干失平衡、支撑功能衰竭为主的症状，还是以椎管狭窄引起的神经症状为主。前者需要长节段的矫形手术，后者则以短节段的神经减压手术为主。但同样不可忽视的是，有些病例同时存在躯干失平衡、支撑功能衰竭与神经压迫症状，如何区分两者的原发、继发关系，采取适当的、经济的手术策略，值得在未来进一步研究。

参考文献

1. WANG Y Q, GAO A, HUDABARDIY E, et al. Curve progression in de novo degenerative lumbar scoliosis combined with degenerative segment disease after short-segment fusion. European Spine Journal, 2020, 29: 85 – 92.

2. LEE N, YI S, SHIN D A, et al. Progression of coronal Cobb angle after short-segment lumbar interbody fusion in patients with degenerative lumbar stenosis. World Neurosurg, 2016, 89: 510 – 516.

3. LEE C H, CHUNG C K, SOHN M J, et al. Short limited fusion versus long fusion with deformity correction for spinal stenosis with balanced de novo degenerative lumbar scoliosis: a meta-analysis of direct comparative studies. Spine (Phila Pa 1976), 2017, 42(19): E1126-E1132.

（孙卓然）

病例 19
上颈椎肿瘤切除
与颈椎结构重建案例 1

病历摘要

【基本信息】

患者，男性，24 岁。

主诉：颈部疼痛 40 余天。40 余天前无明显诱因出现颈项部疼痛，疼痛程度逐渐加重且向枕部放射。

【辅助检查】

1. 影像学检查

（1）颈椎正侧位 X 线片（图 19 - 1）及 CT 检查（图 19 - 2）显示枢椎骨质破坏，尤以椎体及齿状突基底部破坏为著，骨皮质边缘依稀可见。

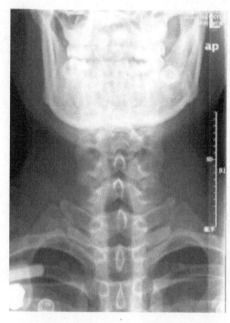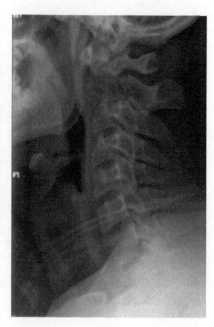

图 19 - 1　颈椎正侧位 X 线片

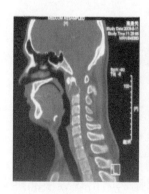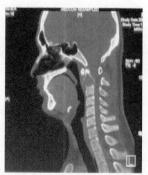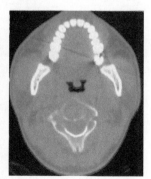

图 19 - 2　颈椎 CT 检查

（2）颈椎 MRI（图 19 - 3）显示 C_2 骨质破坏，硬膜囊前缘受压，但脊髓尚无明显受压征象。

（3）PET-CT（图 19 - 4）显示除 C_2 脊椎外，全身其他部位未见破坏性病变。

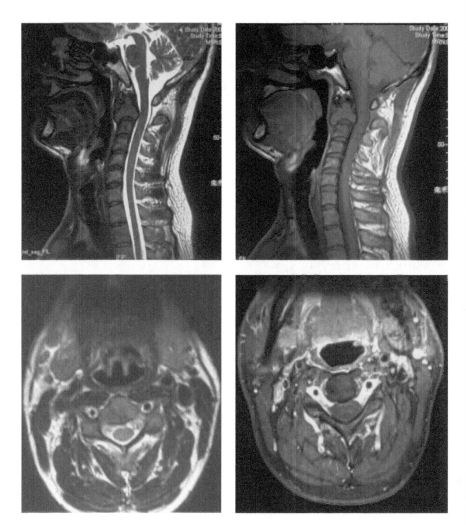

图 19 - 3   颈椎 MRI

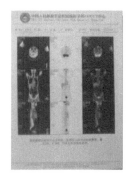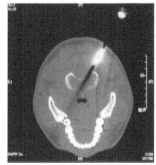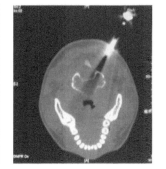

图 19 - 4   PET-CT

2. 病理检查

为进一步明确诊断，行 CT 监测下经皮穿刺活检，病理切片及免疫组化结果报告为：符合巨细胞瘤。

【诊断】

巨细胞瘤。

【治疗经过】

根据诊断及影像学所见，确定行 C_2 全脊椎切除手术方案。术前行颈椎 CTA 检查，以了解椎动脉走行及其与颈椎（肿瘤）的解剖关系；为患者佩戴 Halo 头—颈—胸支架，以辅助维持围手术期患者颈椎的稳定性（图 19-5）。

本病例原计划行一期后路—前路联合入路手术，因后路手术过程出血较多，遂临时决定改为分期手术。

后路手术采用俯卧位（用 Halo 氏支架辅助行外部固定）。做枕骨下部至 C_5 水平项部正中纵形切口，显露枕骨下部、C_1 后弓及 C_{2-5} 椎板并侧块关节。分别于枕骨下部及双侧 C_{3-5} 侧块钻孔并拧入螺钉后，用咬骨钳于 C_2 椎板两侧咬开，使成纵形骨槽后，将 C_2 椎板整块切除。继续用咬骨钳分块切除 C_2 侧块及横突后侧及外侧骨质，显露并游离椎动脉。术中见 C_2 右侧横突骨质部分破坏，行右侧侧块及横突切除。过程中造成椎动脉破裂，遂在压迫止血的同时切除 C_3 横突后壁，显露椎动脉，然后用钛夹将之夹闭。完成 C_2 后方结构切除后，安装枕骨下部至 C_{3-5} 侧块螺钉尾端连接圆棒进行固定。鉴于后路手术出血较多，一期未行前路手术。

一周之后，前路手术采用仰卧位。由于病变位置较高，加之后路手术行枕—颈固定后颈部仰伸受到限制，故前方手术采用经口腔、咽后壁黏膜切开入路切除 C_2 椎体。为便于经口手术操作，本病例经气管切开途径进行麻醉后气道管理。用稀释碘伏液消毒口腔及鼻腔黏膜，用口腔撑开器做上颌骨与下颌骨间撑开后，纵行切开咽后壁黏膜及黏膜下肌层，显露寰椎前弓、枢椎椎体、$C_{2\sim3}$ 椎间盘及 C_3 椎体上缘。切除 $C_{2\sim3}$ 椎间盘，切除 $C_{1\sim2}$ 侧块关节囊，然后分块切除 C_2 椎体。使用特制钩刀等器械切除枢椎齿状突。切除枢椎后，选择合适直径之圆柱形状钛网进行裁剪，其内填充异体碎骨，钛网上端及下端各伸出一翼，每翼预留 2 个网孔（图 19 - 6）。将制备好之圆柱形状钛网植入 C_1 前弓与 C_3 椎体之间，上端用两枚螺钉经预留网孔拧入 C_1 前弓，下端用两枚螺钉经预留网孔拧入 C_3 椎体，完成前方的上颈椎结构重建与固定。术后即刻 X 线片及 CT 见图 19 - 7。

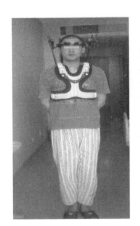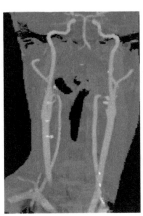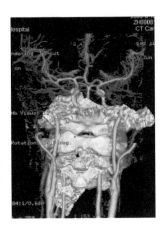

图 19 - 5　术前为患者佩戴 Halo 头—颈—胸支架，
以维持围手术期颈椎稳定，做 CTA 检查
以了解椎动脉走行情况

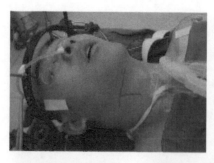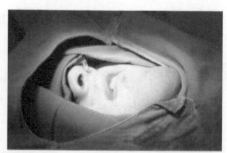

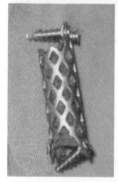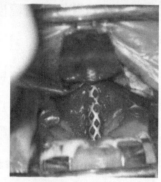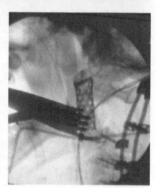

图 19-6　前路手术体位、圆柱形状钛网制备
（裁剪后填充异体骨）与植入情况

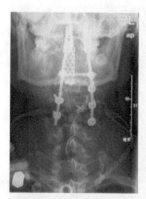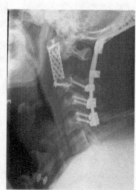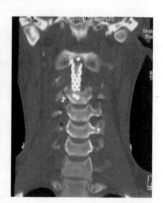

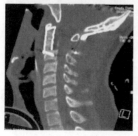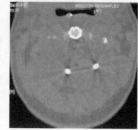

后路 $C_{0\sim5}$ 侧块螺钉固定，前路行 C_1 前弓-C_3 椎体间钛网植入。

图 19-7　术后即刻 X 线片及 CT

【随访】

（1）术后6个月X线片、CT及MRI（图19-8）：钛网植入后融合情况良好。

（2）术后2年X线片、CT及MRI（图19-9）：钛网植入后可见其内植骨融合及周围骨包绕情况良好。

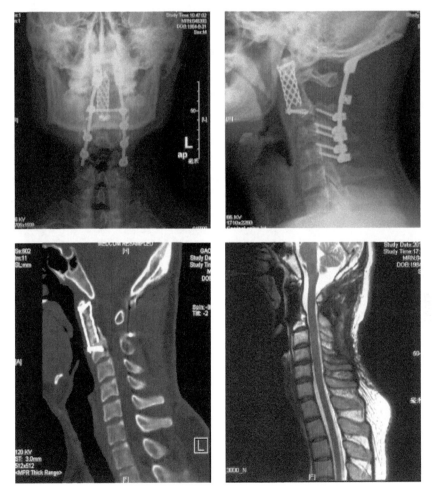

图19-8　术后6个月X线片、CT及MRI

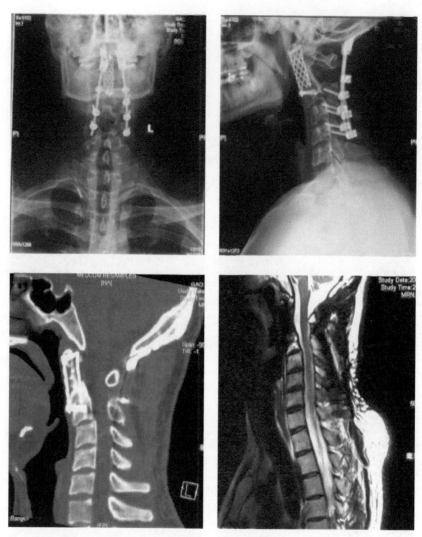

图 19-9　术后 2 年 X 线片、CT 及 MRI

病例分析

现代脊柱肿瘤治疗理念认为，上颈椎肿瘤与发生于其他节段的脊柱肿瘤一样，在大多数情况下，需采用适宜的手术技术、力争将肿瘤进行彻底性切除。近年来"整块性全脊椎切除"（"en bloc" totalspondylectomy）已被广泛认同是能够达到脊柱肿瘤彻底性切除的关键技术。该技术的核心要点为在肿瘤的边缘之外经正常组织结构将肿瘤完整切除，即所谓"边缘性切除"（marginalexcision），切除过程的理想状态为肿瘤组织不与外界接触。对于胸腰椎肿瘤，在严密设计及操作下，多数病例可实现整块全脊椎切除。但对于颈椎，尤其是上颈椎肿瘤，由于其所处解剖部位结构复杂且显露困难，更由于椎动脉的存在，使整块性全脊椎切除的操作难度极大，虽然也有采用椎动脉结扎或椎动脉"搭桥"后进行整块切除的个案报告，但大多数情况下，上颈椎肿瘤的切除采取相对变通的方式，对横突孔结构进行分块切除，以尽可能保护椎动脉。然而，应当强调，尽管上颈椎肿瘤由于其所处解剖部位的特殊性难以实现真正意义上的整块切除，但从理念上仍应最大限度地采用大块切除的方式。另外，上颈椎肿瘤的病理类型对手术方式选择及术前准备具有一定影响，如巨细胞瘤；术前用药（地诺单抗类药物）或可使其性状发生一定变化，有利于手术切除；有些血运丰富的肿瘤则宜在术前行放疗以减少术中出血。因此推荐将术前经皮穿刺活检作为上颈椎肿瘤诊断的常规步骤。鉴于椎动脉处理是上颈椎肿瘤切除过程中的关键技术环节，术前颈椎 CTA 扫描也应被列为常规检查项目。

　　上颈椎肿瘤切除后颈椎稳定结构重建为手术的另一重要环节。以枢椎全脊椎切除为例，一般需要前方和后方同时安装固定装置才能达到枕—颈交界区的稳定。现行后方枕骨与颈椎侧块（或椎弓根）螺钉/圆棒系统固定的技术比较成熟，在辅以前方有效支撑装置的情形下可在一定程度上达到控制颈椎屈伸和旋转的作用，而前方寰椎前弓与下颈椎之间如采取以往常用的圆柱形状钛网作为支撑假体，则颈椎的稳定性仍显不足，有必要加用外固定装置，如 Halo 头—颈—胸外固定支架作为辅助固定措施，以保障围手术期患者的安全。

鉴于上颈椎的解剖结构复杂及其毗邻诸多重要组织器官的特点，枢椎肿瘤的全脊椎切除一般采用后方—前方联合手术入路进行。亦即先行后方枢椎椎板及附件结构切除，然后再经前方入路行枢椎椎体（包括齿状突）切除。按照后方—前方入路顺序进行手术的优势在于：①后方手术视野相对于前方开阔，便于椎动脉的显露和游离；②后方侧块螺钉/圆棒系统固定的强度明显优于前方支撑系统，在同期行前—后方联合入路手术时，先行后方入路的手术也会使手术中体位变换的过程更为安全。至于同期或分期施行后路及前路手术似无实质性差别，可根据患者病情及手术具体状况而定。

手术要点及技巧：①椎动脉的处理是枢椎肿瘤切除过程中的关键环节，也是操作难度较大的环节。故先行后方入路手术，在较为开放的视野和操作空间中进行椎动脉的显露和游离比较稳妥。此病例术中右侧椎动脉破裂后能够即刻予以结扎也得益于先行后路手术。②后路手术应力求最大限度切除病变枢椎的侧块及横突骨性结构，尤其是横突外侧部分。后方结构一旦切除彻底，椎体切除的难度会显著降低。③枢椎椎体切除并行假体植入后，其前方覆盖黏膜菲薄，缺少血运，愈合能力差，因此假体的外露切迹须尽量降低。本病例前方植入圆柱钛网时未加用钛板/螺钉固定，而是利用钛网的网孔向相邻骨组织拧入螺钉进行固定，正是出于降低假体外露切迹的目的。

病例点评

上颈椎肿瘤与其他节段脊柱肿瘤的诊断治疗原则相同，只是由于其解剖部位特殊，针对围手术期管理、手术切除的入路及方式等环节需要根据具体情况进行策划。

上颈椎肿瘤手术治疗的核心内容主要包括肿瘤的彻底性切除及颈椎稳定结构重建，而手术过程中椎动脉的显露、游离及保护为手术过程中的关键环节，需在术前了解清楚椎动脉走行的特点并制订好术中一旦出现椎动脉损伤的处理预案。

参考文献

1. CHOI D, CROCKARD H A. Evolution of transoral surgery: three decades of change in patients pathologies, and indications. Neurosurgery, 2013, 73 (2): 296 – 303; discuss303 – 304.

2. HSIEH P C, GALLIA G L, SCIUBBA D M, et al. En bloc excisions of chordomas in the cervical spine: review of five consecutive cases with more than 4 years follow-up. Spine(Phila Pa 1976), 2011, 36(24): E1581 – E1587.

（刘忠军）

病例 20
上颈椎肿瘤切除
与颈椎结构重建案例 2

病历摘要

【基本信息】

患者，男性，12 岁。

主诉：颈部疼痛伴颈部活动受限逐渐加重 2 个月。2 个月前在踢足球运动中颈部屈曲伤后出现颈部疼痛，两周后症状加重，并有间断性发热、头晕等症状。

【查体】

颈部活动受限，四肢肌腱反射均活跃，未见其他神经损害阳性体征。

【辅助检查】

1. 影像学检查

（1）颈椎 X 线片（图 20 - 1）：C_2 椎体轻度向前脱位。

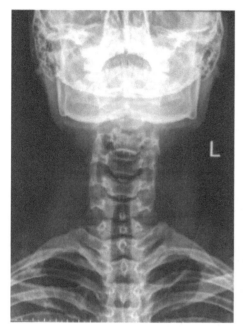
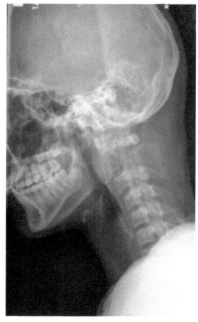

图 20 - 1　颈椎 X 线片

（2）颈椎 CT（图 20 - 2）及 MRI（图 20 - 3）：C_2 椎体及椎板呈溶骨性破坏。

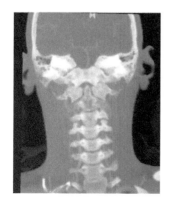
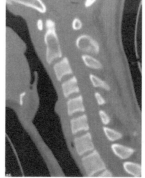
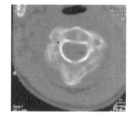

图 20 - 2　颈椎 CT

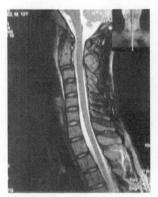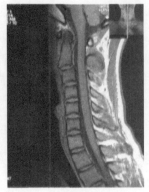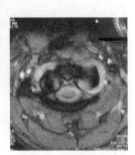

图 20 – 3　颈椎 MRI

（3）PET-CT（图 20 – 4）：除 C_2 病变外未见全身其他部位病变。

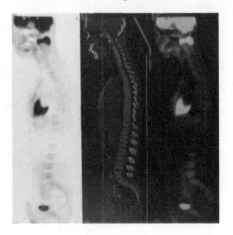

图 20 – 4　PET-CT

2. 病理检查

行 CT 监测下 C_2 棘突经皮穿刺活检，病理报告为：小圆细胞恶性肿瘤，符合原始神经外胚层肿瘤（primitive neuroectodermal tumor，PNET）。

【诊断】

C_2 原始神经外胚层肿瘤（PNET）。

【治疗经过】

分两期行 C_2 全脊椎切除的手术方案。一期经后方入路切除 C_2

椎板及附件结构（包括两侧侧块、横突后壁及外侧），显露并游离两侧椎动脉；然后行枕骨至 C_3、C_4、C_5 侧块螺钉固定。拟 1～2 周后进行二期手术，经前方颌下切口入路切除 C_2 椎体，用定制式 3D 打印钛合金人工椎体植入 C_1 侧块与 C_3 椎体之间，重建颈椎稳定结构。

本病例一期手术做枕骨下部至 C_6 水平项部正中纵行切口，显露枕骨下部、C_1 后弓及 $C_{2～6}$ 椎板，见 C_2、C_3 后方为隆起之肿瘤包块，包膜完整。继续向两侧显露 $C_{1～6}$ 侧块关节。分别于枕骨下部及双侧 $C_{4～6}$ 侧块钻孔并拧入螺钉后，行 C_2、C_3 肿瘤软组织包块与正常组织剥离后，将肿瘤包块切除，C_3 棘突及椎板为正常骨质，C_2 椎板被肿瘤部分破坏。用咬骨钳分块切除 C_2 椎板、左侧侧块关节、横突后方及外侧骨质，显露并游离左侧椎动脉，见较细。先安装左侧枕骨至 $C_{3～6}$ 侧块螺钉尾端连接圆棒，行固定，使颈椎获得临时稳定；再用咬骨钳切除 C_2 右侧侧块、横突后方及外侧骨质，显露并游离右侧椎动脉，见其直径明显大于左侧者。安装右侧枕骨下部至 $C_{3～6}$ 侧块螺钉尾端连接圆棒进行固定（图 20 - 5）。

一期术后，根据颈椎 CT 扫描采集的数据（图 20 - 6），设计并打印 C_2 钛合金微孔人工椎体假体（图 20 - 7）。考虑到前路手术中因患者体位变化及手术操作等因素会导致 C_2 病椎切除后遗留空隙的不确定性，在按测量数据打印一枚标准高度人工椎体假体的同时，另打印 +2 mm 和 -2 mm 高度的假体各 1 枚，以备用。

13 天之后，前路手术取仰卧位。根据患者颈部较长且尚可较充分仰伸，前方手术采用经颌下颈部横行切口，先显露 $C_{2～3}$ 椎间盘、枢椎椎体，再向头端显露寰椎前弓。C_2 肿瘤向前方显著隆起，大部椎体及齿状突已被肿瘤破坏。先切除 $C_{2～3}$ 椎间盘，然后行 C_2 椎体肿瘤切除。C_2 节段后纵韧带已被肿瘤部分侵及，给予切除。冲洗伤

181

口并用稀释顺铂液及蒸馏水依次浸泡伤口后，选取 3 枚备用 3D 打印钛合金微孔人工椎体假体中高度合适者植入 C_1 两侧侧块与 C_3 椎体之间，假体上端以两枚螺钉分别拧入左、右侧块关节，行固定（图 20 - 7）。假体下端原设计用两枚螺钉通过假体上的圆孔拧入 C_3 椎体，但因下颌骨遮挡，使拧入螺钉的操作难以完成，遂在 C_3 椎体上缘部位钻 2 个骨孔，用钛缆穿过 C_3 椎体骨孔和人工椎体下端圆孔后拧紧固定，完成前方颈椎结构重建。术后即刻 X 线片（图 20 -8）与 CT 扫描（图 20 -9）如下。

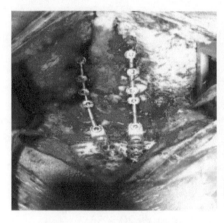

图 20 -5　后路枕颈固定

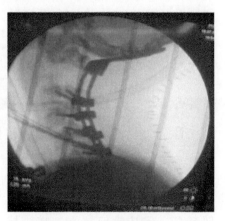

图 20 -6　一期术后颈椎 CT

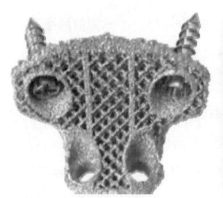

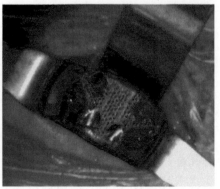

图 20 -7　3D 打印人工椎体植入

笔记

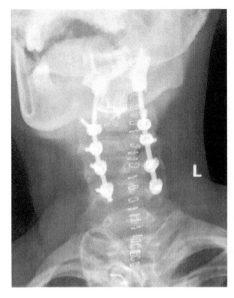
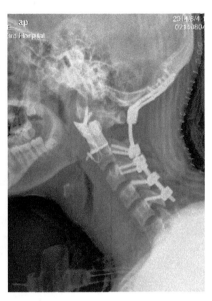

图 20 - 8　术后即刻 X 线片

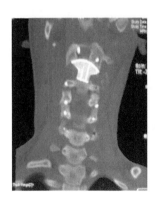
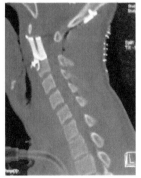
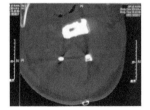

图 20 - 9　术后即刻 CT 扫描

【随访】

（1）本例患者术后未佩戴 Halo 头—颈—胸外固定支架，术后
1 周患者佩戴颈—胸支架（代替 Halo 支架）离床活动（图 20 - 10）。

（2）术后 7 个月 X 线片（图 20 - 11）及 CT 扫描（图 20 - 12）
如下。患者日常活动正常（图 20 - 13）。

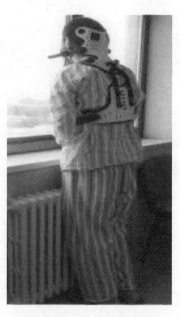

图 20 – 10　术后 1 周

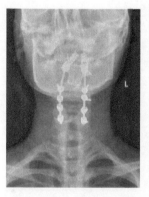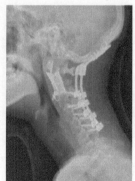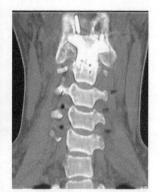

图 20 – 11　术后 7 个月 X 线片

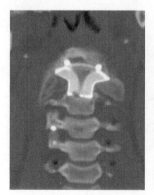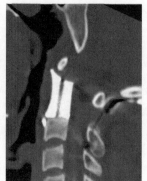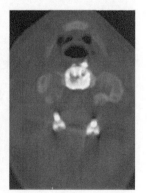

图 20 – 12　术后 7 个月 CT 扫描

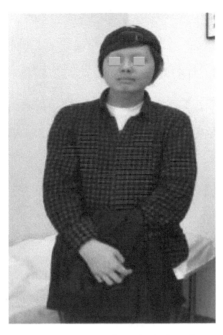

图 20 -13   患者日常活动正常

病例分析

　　本病例作为枢椎原发性肿瘤，内容已阐明枢椎全脊椎切除术先行后路病椎切除及枕—颈侧块螺钉固定，二期再行前路枢椎椎体切除及上颈椎稳定结构重建的优势。

　　鉴于此例为恶性程度较高的肿瘤，血运一般较丰富，肿瘤与周围正常组织的边界往往更难以区分，使所谓"边缘性切除"（marginal excision）的难度更大，而从获得长期疗效角度来看，边缘性切除则显得更为重要。患者为仅 12 岁的未成年人，治疗依从性及对围手术期佩戴 Halo 头—颈—胸支架的耐受性均相对较差，因此，改进手术方式，减小手术创伤，尤其改进前路枢椎椎体切除后颈椎稳定结构重建的技术，免除佩戴 Halo 架，具有十分现实的意义。

笔记

185

经对病例的深入分析并结合当时 3D 打印钛合金微孔人工椎体前期临床试验所取得的验证结果，本例手术上颈椎前方稳定结构的重建拟采用定制式 3D 打印钛合金微孔人工枢椎植入术。计划手术分两期进行，一期手术经后路，切除枢椎椎板、侧块及横突等附件结构，显露并游离椎动脉；然后根据术后 CT 扫描数据设计并定制 3D 打印人工枢椎，于二期行前路枢椎椎体切除后，将人工枢椎假体植于 C_1 侧块与 C_3 椎体之间。

手术要点及技巧：①椎动脉的处理是枢椎肿瘤切除过程中的关键环节，也是操作难度较大的环节。故先行后方入路手术，在较为开放的视野和操作空间中进行椎动脉的显露和游离。同时从后方入路最大限度地切除侧块及横突骨性结构会对前路手术切除枢椎椎体提供便利。②本例枢椎人工椎体采用个体化—自稳型设计对 C_2 全脊椎切除后颈椎稳定结构重建的改进作用十分显著。假体上端以螺钉与 C_1 侧块固定，大大增强了抗颈部旋转和屈曲的作用，假体前方低切迹设计对组织愈合的干扰变为最小。③人工枢椎假体的微孔结构可供植入部位相邻骨组织长入其中，实现直接融合，从而也省略了植骨操作环节。

病例点评

现代脊柱肿瘤，尤其胸腰椎肿瘤外科治疗的理念趋向"边缘性"切除及"整块性"切除，上颈椎肿瘤的治疗亦然。虽然由于解剖部位的特殊性，上颈椎肿瘤切除难度更大，但施行肿瘤"边缘性""整块性"切除的目标仍应不断追求。

上颈椎肿瘤手术治疗的核心内容主要包括肿瘤的彻底性切除及颈椎稳定结构重建。本例在肿瘤切除技术运用中的成功之处在于选择了经颌下颈椎前方切口入路。与经口腔咽后壁切口入路相比，该入路属一类手术切口，且皮下软组织较丰富，更利于伤口一期愈合，伤口不愈合及感染等合并症的发生率会明显降低。本例的另一成功之处则为应用定制式3D打印人工枢椎假体完成颈椎前方的稳定结构重建。与此前国内外报告的任何一种内固定技术相比，本例无论在固定可靠性上还是在融合方式上均具有非常显著的优越性和里程碑意义。

参考文献

1. CHOI D, CROCKARD H A. Evolution of transoral surgery: three decades of change in patients pathologies, and indications. Neurosurgery, 2013, 73(2): 296 – 303; discuss303 – 304.

2. HSIEH P C, GALLIA G L, SCIUBBA D M, et al. En bloc excisions of chordomas in the cervical spine: review of five consecutive cases with more than 4 years follow-up. Spine(Phila Pa 1976), 2011, 36(24): E1581 – E1587.

3. XU N F, WEI F, LIU X G, et al. Reconstruction of the upper cervical spine using a personalized 3d-printed vertebral body in an adolescent with ewing sarcoma. Spine, 2016, 41(1): 50 – 54.

（刘忠军）

笔记

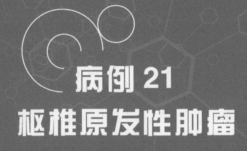

病例 21
枢椎原发性肿瘤

病历摘要

【基本信息】

患者，女性，24 岁。

主诉：颈部扭伤后疼痛不缓解、颈部活动受限 3 个月。

【查体】

颈部活动受限，伸腕、屈腕及屈指肌力略减弱，四肢肌腱反射均亢进，Hoffman 征阳性。

【辅助检查】

1. 影像学检查

（1）颈椎 X 线片（图 21 - 1）：C_2 病理性骨折，寰椎并齿状突向前脱位。

笔记

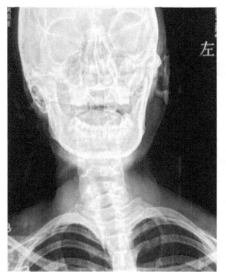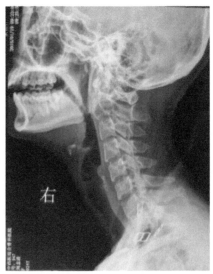

图 21 -1　颈椎 X 线片

（2）颈椎 CT（图 21 -2）及 MRI（图 21 -3）：C_2 椎体及附件呈溶骨性破坏。

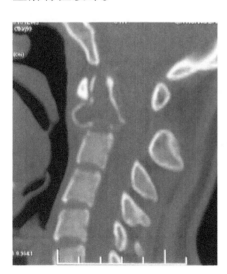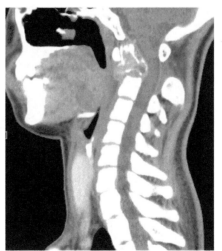

图 21 -2　颈椎 CT

（3）PET-CT（图 21 - 4）：除 C_2 病变外未见全身其他部位病变。

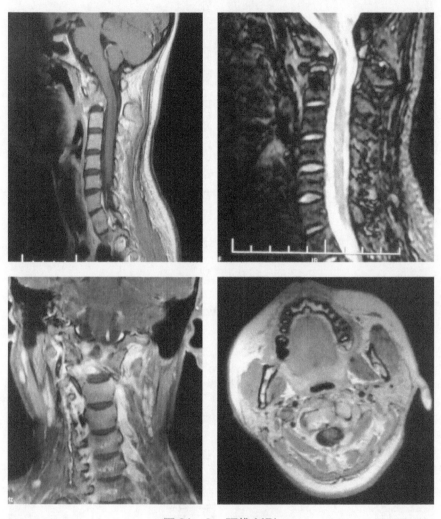

图 21 - 3　颈椎 MRI

2. 病理检查

行 CT 监测下 C_2 椎体经皮穿刺活检，病理报告（图 21 - 5）：符合巨细胞瘤。

【诊断】

C_2 巨细胞瘤。

笔记

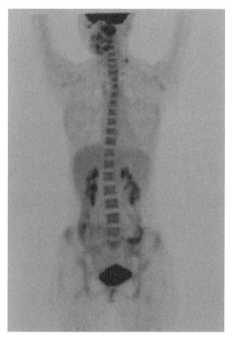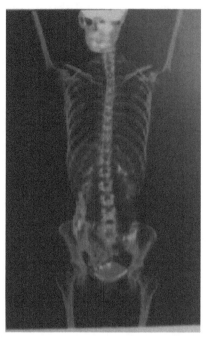

图 21 - 4　PET-CT

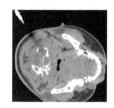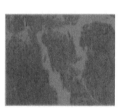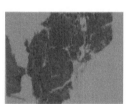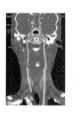

图 21 -5　CT 监测下病变活检及病理，CTA 显示椎动脉走行情况

【治疗经过】

分两期行 C_2 全脊椎切除手术的方案。一期经后方入路切除 C_2 椎板及附件结构（包括两侧侧块、横突后壁及外侧壁），显露并游离两侧椎动脉；然后行枕骨至 C_3、C_4、C_5 侧块螺钉固定。拟 2 周后进行二期手术，经前方颌下切口入路切除 C_2 椎体，用定制式 3D 打印钛合金人工椎体假体植入 C_1 侧块与 C_3 椎体之间，重建颈椎稳定结构。

本病例一期手术取俯卧位，做枕骨下部至 C_5 水平项部正中纵形切口显露枕骨下部、C_1 后弓及 $C_{2\sim5}$ 椎板并侧块关节。分别于枕骨下部及双侧 $C_{3\sim5}$ 侧块钻孔并拧入螺钉后，用咬骨钳切除 C_2 椎板及侧块关节，同时切开横突后侧及外侧壁，显露并游离椎动脉。见 C_2 椎弓根已破坏，为灰黄色软组织侵占，行椎弓根切除。安装双侧枕骨至 $C_{3\sim5}$ 侧块螺钉尾端连接圆棒，行固定。后路手术中失血 400 mL。

一期术后，行颈椎 CT 扫描采集数据，并根据 CT 数据设计并打印 C_2 钛合金微孔椎体假体。考虑到术中因患者体位变化及病椎切除等因素造成遗留空隙大小难以精准确定，在打印一枚标准高度人工椎体假体的同时，另打印 +2 mm 和 −2 mm 高度的假体各 1 枚备用。

两周后，前路手术采用仰卧位。根据患者颈部长度及仰伸情况，前方手术采用经颌下颈部横行切口，显露 $C_{2\sim3}$ 间盘、枢椎椎体，再向头端显露寰椎前弓。见 C_2 椎体前方轻度膨隆。先切除 $C_{2\sim3}$ 间盘，然后将 C_2 椎体分为左右两大块切除。见椎体骨质部分呈空腔状。以特制刮匙刮除齿状突周围附着韧带后将齿状突完整切除。冲洗伤口并用稀释顺铂液及蒸馏水浸泡伤口后，选取合适高度之 3D 打印钛合金微孔人工椎体假体植入 C_1 两侧侧块与 C_3 椎体之间，假体上端以两枚螺钉分别拧入 C_1 左、右侧块关节，行固定。假体下端用可变角度螺丝刀将两枚螺钉通过假体上的圆孔拧入 C_3 椎体，完成前方颈椎稳定结构重建。前路手术中失血 400 mL。

【随访】

（1）术后即刻 X 线片、CT 及 MRI 见图 21-6 至图 21-8。术后次日，患者佩戴费城围领离床活动（图 21-9）。

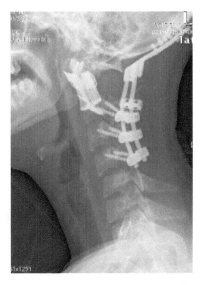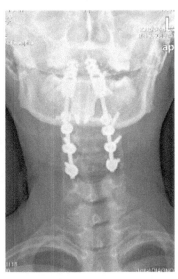

图 21 -6 术后即刻 X 线片

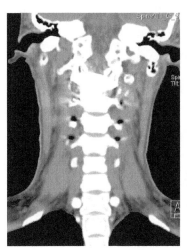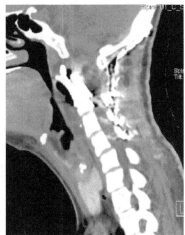

图 21 -7 术后即刻 CT

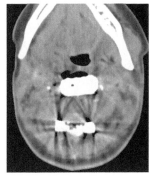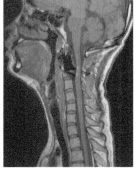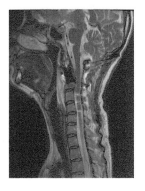

图 21 -8 术后即刻 MRI

193

（2）术后3个月复查X线片（图21-10）及CT（图21-11）如下。

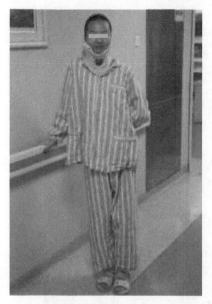

图21-9　患者佩戴
费城围领

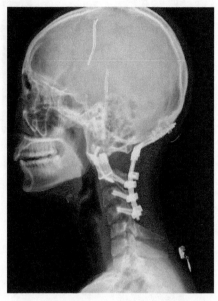

图21-10　术后3个月
复查X线片

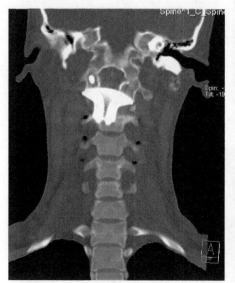

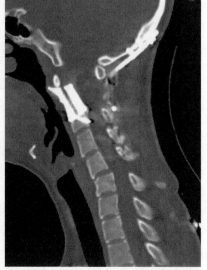

图21-11　术后3个月复查CT

病例分析

本病例作为枢椎原发性肿瘤，巨细胞瘤恶性程度不高，但由于已出现病理性骨折，意味着肿瘤骨性边界已不完整，故在切除过程中应注意分辨病变界线，适当切除其周围可疑组织，以避免肿瘤残留。另外，$C_{1\sim2}$脱位应在术中利用固定支架进行调整，以改善颈椎曲度。

本例拟继续采用定制式 3D 打印钛合金微孔人工枢椎植入术。

手术要点及技巧：①椎动脉的处理是枢椎肿瘤切除过程中的关键环节，也是操作难度较大的环节。故先行后方入路手术，在较为开放的视野和操作空间中进行椎动脉的显露和游离。同时从后方入路最大限度切除侧块及横突骨性结构。②本例由于后路手术比较充分地切除了 C_2 后方骨性结构，尤其横突外侧壁及椎弓根，使前方枢椎椎体与后方骨性结构完全离断，得以实现大块切除。经验表明，一旦将枢椎后方骨性结构切除满意，前方切除 $C_{2\sim3}$ 椎间盘及 $C_{1\sim2}$ 两侧侧块关节囊后，枢椎椎体切除的难度会显著降低。③植入 C_1 侧块与 C_3 椎体之间的 3D 打印人工椎体假体一旦用螺钉与 C_1 侧块及 C_3 椎体之间实现固定后，其抗屈曲及旋转的力量相对较强。

病例点评

手术的主要目标包括肿瘤的彻底性切除及颈椎稳定结构重建。本例汲取和借鉴了以往相同部位肿瘤切除的教训和经验，在后路手术过程中尽可能多地切除了 C_2 后方的骨性结构，使前方得以以两大块切除的方式将椎体切除。本例在颈部解剖结构及位置条件允许的情况下同样选择了经颌下颈椎前方切口入路，为术后伤口愈合及患者顺利康复提供了有力基础。本例在人工椎体假体固定的方式上，其上端及下端均采用两枚螺钉固定，固定强度比较满意，使患者术后次日即可佩戴费城围领离床行走，术后康复过程似与常见颈椎病的术后恢复并无二致。

参考文献

1. CHOI D, CROCKARD H A. Evolution of transoral surgery: three decades of change in patients pathologies, and indications. Neurosurgery, 2013, 73(2): 296 – 303; discuss303 – 304.

2. HSIEH P C, GALLIA G L, SCIUBBA D M, et al. En bloc excisions of chordomas in the cervical spine: review of five consecutive cases with more than 4 years follow-up. Spine(Phila Pa 1976), 2011, 36(24): E1581 – E1587.

3. XU N F, WEI F, LIU X G, et al. Reconstruction of the upper cervical spine using a personalized 3d-printed vertebral body in an adolescent with ewing sarcoma. Spine, 2016, 41(1): 50 – 54.

（刘忠军）

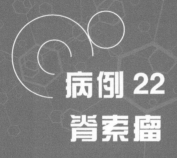

病例 22
脊索瘤

📋 **病历摘要**

【基本信息】

患者，女性，47 岁。

主诉：颈部疼痛伴双手麻木 3 个月。

【查体】

右侧 Hoffman 征阳性，余肢体检查未见异常体征。

【辅助检查】

1. 影像学检查

（1）颈椎 X 线片（图 22 - 1）及 CT（图 22 - 2）：$C_{2\sim5}$椎体、椎板及右侧附件破坏性病变。

笔记

197

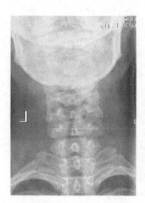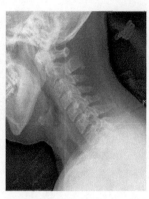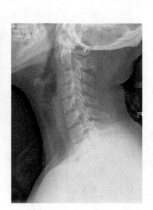

图 22 -1　颈椎 X 线片

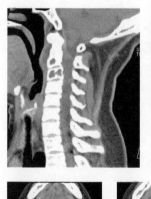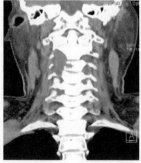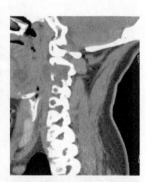

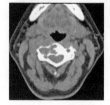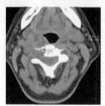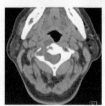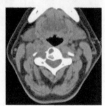

图 22 -2　颈椎 CT

（2）颈椎 MRI（图 22 -3）：$C_{2\sim5}$ 椎管内占位，脊髓前方受压征象。

（3）PET-CT（图 22 -4）：除颈椎病变之外，全身其他部位未见病变。

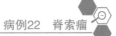

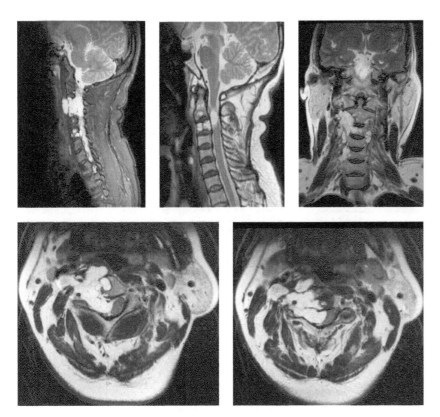

图 22 -3　颈椎 MRI

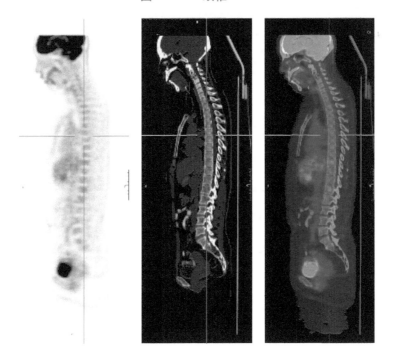

图 22 -4　PET-CT

2. 病理检查

行 CT 监测下颈椎病变经皮穿刺活检，病理报告（图 22 - 5）：符合脊索瘤。

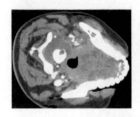

图 22 - 5　CT 监测下病变活检及病理

【诊断】

$C_{2\sim5}$ 脊索瘤。

【诊疗经过】

鉴于 $C_{2\sim5}$ 左侧侧块及椎弓根未见病变，遂确定分两期行 $C_{2\sim5}$ 椎板＋右侧附件切除及 $C_{2\sim5}$ 椎体切除的手术方案。一期经后方入路切除 $C_{2\sim5}$ 椎板及右侧附件（包括侧块、横突后壁及外侧壁），显露并游离右侧椎动脉；然后行左侧 C_1 侧块、C_2 椎弓根至 C_3、C_4、C_5、C_6 侧块螺钉固定，右侧 C_1 及 C_6 侧块螺钉固定。拟 2 周后进行二期手术，经前方颌下切口入路切除 $C_{2\sim5}$ 椎体，用定制式 3D 打印钛合金人工椎体植入 C_1 侧块与 C_6 椎体之间，重建颈椎稳定结构。

本病例一期手术取俯卧位，行 $C_{1\sim6}$ 水平项部正中纵行切口显露 C_1 后弓及 $C_{2\sim6}$ 椎板并侧块关节，$C_{2\sim5}$ 椎板未见异常。分别行左侧 C_1 侧块、C_2 椎弓根及 $C_{3\sim5}$ 侧块钻孔并拧入螺钉后，行右侧 C_1 及 C_6 侧块钻孔并拧入螺钉。用超声骨刀及咬骨钳行 $C_{2\sim5}$ 椎板及右侧侧块关节切除，同时切开右侧横突后侧及外侧壁，显露并游离椎动脉。见右侧 C_2、C_3 侧块及椎弓根已破坏，并见灰白色肿瘤组织侵入右侧椎管，自右侧及腹侧挤压硬膜囊。安装双侧 C_1 至 C_6 侧块/椎弓根螺钉尾端连接圆棒，行固定。后路手术失血 700 mL（图 22 - 6）。

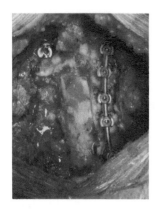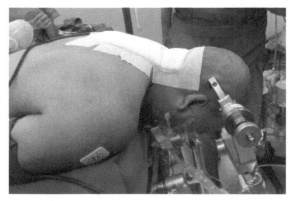

图 22 - 6　后路手术体位及侧块螺钉固定

一期术后，行颈椎 CT 扫描采集数据，并根据 CT 数据设计并打印 $C_{2~5}$ 钛合金微孔椎体假体。考虑到术中因患者体位变化及病椎切除等因素造成遗留空隙大小难以精准确定，在打印 1 枚标准高度 $C_{2~5}$ 人工椎体假体的同时，另打印 + 2 mm 和 - 2 mm 高度的假体各 1 枚备用。

因后路术后患者出现下肢静脉血栓，由血管外科予放置静脉滤网。3 周后，前路手术采用仰卧位，经颌下颈部横行切口，显露 $C_{5~6}$ 间盘、$C_{2~5}$ 椎体，再向头端显露寰椎前弓及 $C_{1~2}$ 侧块关节。见 C_3 椎体前方膨隆。先切除 $C_{2~3}$ 椎间盘及 $C_{5~6}$ 椎间盘，然后行 $C_{3~5}$ 椎体切除。于枢椎齿状突基底部横断，行 C_2 椎体分块切除。用超声骨刀行齿状突潜行切除。冲洗伤口并用稀释顺铂液及蒸馏水浸泡伤口后，选取备好之 3D 打印 $C_{2~5}$ 钛合金微孔人工椎体假体植入 C_1 两侧侧块与 C_6 椎体之间，假体上端以两枚螺钉分别拧入 C_1 左、右侧块关节，假体下端用两枚螺钉通过假体上的圆孔拧入 C_6 椎体，完成前方颈椎稳定结构重建。前路手术失血 2000 mL。

术后 X 线片、CT 及 MRI 显示病椎切除后人工椎体植入及固定情况良好，术后 1 周患者可离床活动（图 22 - 7 至图 22 - 10）。

笔记

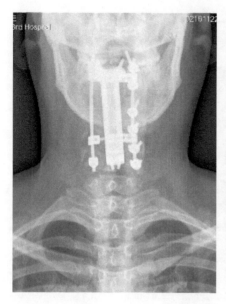
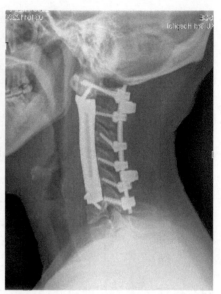

图 22 - 7　术后 X 线片

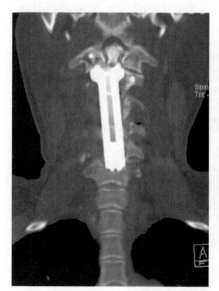
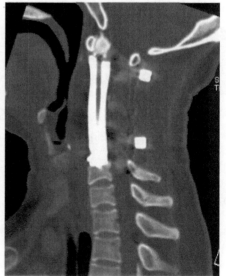

图 22 - 8　术后 CT

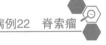

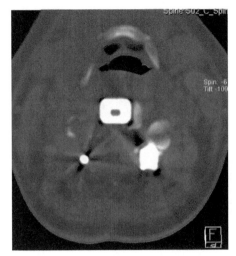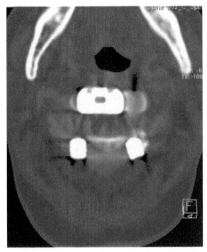

图 22 - 9　术后 MRI

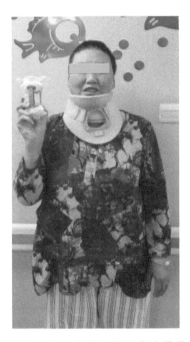

图 22 - 10　术后 1 周患者大体像

【随访】

术后 3 年 X 线片、CT 及 MRI（图 22 - 11 至图 22 - 13）显示枕
—颈关节尚保留一定活动度，人工椎体假体与相邻骨骼融合状况
良好。

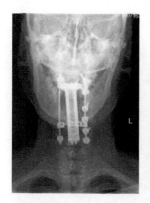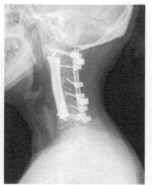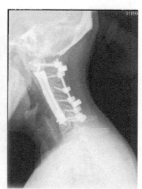

图 22 -11　术后 3 年 X 线片

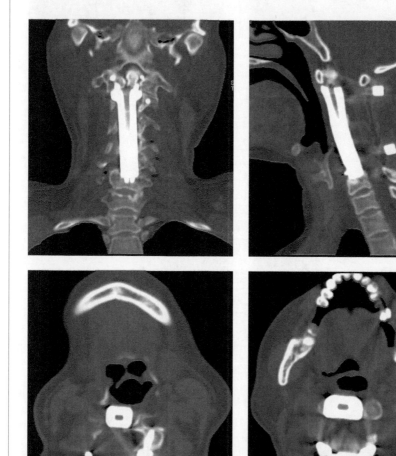

图 22 -12　术后 3 年 CT

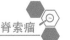
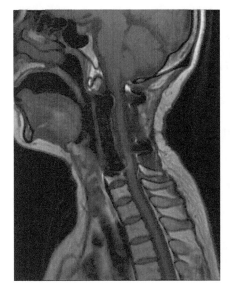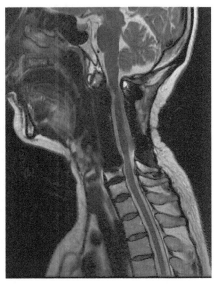

图 22-13 术后 3 年 MRI

病例分析

本病例为同时累及上颈椎及下颈椎的多节段颈椎肿瘤，诊断及治疗具有一定特殊性。其病理诊断为脊索瘤，该类型肿瘤恶性程度不高，但是一种术后复发率较高的肿瘤，故尽力行边缘性切除，避免肿瘤组织残留具有重要意义。然而，本病例肿瘤已经侵及椎管，与硬膜囊相附着，彻底性切除难度较大。另外，由于肿瘤累及包括 C_2 在内的 4 节颈椎，切除后颈椎稳定性重建难度亦较大。鉴于 C_{2-5} 左侧椎弓根及侧块关节骨质尚未受到肿瘤破坏，如手术中保留左侧侧块关节，一方面可以避免左侧椎动脉损伤的风险，另一方面还将有利于肿瘤切除后颈椎稳定结构的重建。

术后结果证实 3D 打印钛合金微孔人工椎体具有可靠重建上颈椎稳定性的作用，本例虽然除 C_2 外还包括了 3 节下颈椎，但稳定结构重建原理仍然类似，故拟采用定制式多节段 3D 打印钛合金微孔人工椎体假体植入 C_1 侧块至 C_6 椎体之间。计划手术分两期进行，一期手术经后路，切除 $C_{2\sim5}$ 椎板及右侧侧块、横突等附件结构，显露并游离右侧椎动脉；然后根据术后 CT 扫描数据设计并定制置换 $C_{2\sim5}$ 椎体的 3D 打印人工椎体假体，于二期行前路 $C_{2\sim5}$ 椎体切除后，将该人工枢椎假体植于 C_1 侧块与 C_6 椎体之间。

本病例仍沿用前述病例 20 的临床经验及理念，先行后路病椎切除及侧块螺钉固定术。二期再行前路椎体切除及颈椎稳定结构重建的手术。

手术要点及技巧：①与前述病例 20 相比，由于本病例为包括枢椎在内的多节段颈椎切除，作为手术关键环节的椎动脉处理的操作难度也相应增大。此例先行后方入路手术，在较为开放的视野和操作空间中进行椎动脉的显露和游离则显得更为合理。②鉴于左侧 $C_{2\sim5}$ 附件结构未被破坏，故保留该侧侧块关节不仅避免了损伤椎动脉的风险，同时还有利于颈椎稳定结构的保留。③由于左侧侧块关节予以保留可为颈椎提供一定稳定性，故后路未行枕—颈固定，而代之以 $C_{1\sim6}$ 之间的固定，如此可保留枕—颈关节之间的活动度。枕—颈关节的保留对颈椎运动功能的保持意义较大。④植入 C_1 侧块与 C_6 椎体之间的多节段 3D 打印人工椎体假体跨度较大，然而一旦用螺钉与 C_1 侧块及 C_6 椎体之间实现固定后，其抗屈曲及旋转的力量仍可达到比较满意的程度。

病例点评

本例的特殊之处在于需切除包括上颈椎在内的多节段颈椎肿瘤，手术操作难度增大，然肿瘤切除的原则及技术仍应力求边缘性切除、彻底性切除。但应当指出，边缘性切除是指在正常组织界限内切除肿瘤，而并非一定意旨全脊椎切除。本例 $C_{2\sim5}$ 左侧侧块关节为正常骨质，予以保留有利于减少手术创伤和尽可能多地保留颈椎稳定结构。实际上，保留一侧侧块关节在手术操作难度上对前方椎体切除反倒会带来一定困难。患者术后3年随访情况依然良好，也说明上述策略合理可行。3D 打印钛合金人工椎体假体在此例多节段颈椎肿瘤切除术中的临床疗效也使采用该技术重建颈椎稳定结构的可靠性得到进一步验证。另外，还应注意到，3D 打印钛合金微孔假体植入术实际上发生了与传统植骨融合理念并不相同的骨性融合，即假体植入部位相邻骨组织长入金属微孔，形成微孔金属与宿主骨的融合。这种融合的长期结果有待进一步观察与研究，但临床实践已显示此种融合的可靠性与临床实用性。

参考文献

1. CHOI D, CROCKARD H A. Evolution of transoral surgery：three decades of change in patients pathologies, and indications. Neurosurgery, 2013, 73 (2)：296 – 303；discuss303 – 304.

2. HSIEH P C, GALLIA G L, SCIUBBA D M, et al. En bloc excisions of chordomas in the cervical spine：review of five consecutive cases with more than 4 years follow-up. Spine(Phila Pa 1976), 2011, 36(24)：E1581 – E1587.

3. XU N F, WEI F, LIU X G, et al. Reconstruction of the upper cervical spine using a personalized 3d-printed vertebral body in an adolescent with ewing sarcoma. Spine, 2016, 41(1)：50 – 54.

（刘忠军）

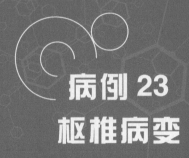

病例 23
枢椎病变

病历摘要

【基本信息】

患者，女性，31岁。

主诉：颈部屈曲运动后疼痛2个月。

【查体】

右侧 Hoffman 征阳性，余肢体检查未见异常体征。

【辅助检查】

1. 影像学检查

（1）颈椎 X 线片、CT 及 MRI（图 23 - 1 至图 23 - 3）：C_2 椎体溶骨性破坏伴病理性骨折，病变未侵及椎管内，脊髓无受压征象。

笔记

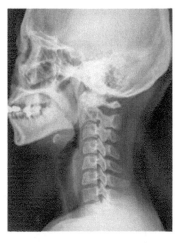

图 23 - 1　颈椎 X 线片

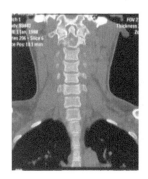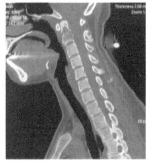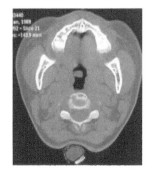

图 23 - 2　颈椎 CT

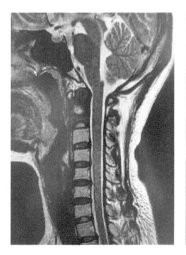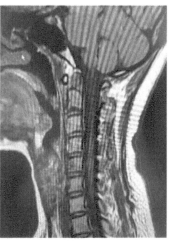

图 23 - 3　颈椎 MRI

（2）PET-CT（图23-4）：除颈椎破坏之外，全身未见其他部位病变。

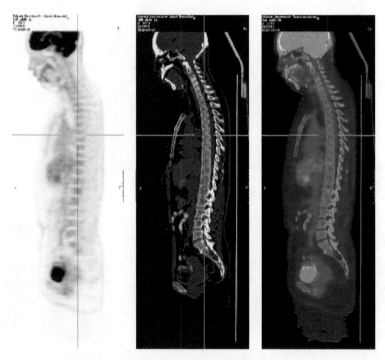

图 23-4　PET-CT 检查

（3）CTA（图23-5）：双侧椎动脉走行无解剖变异。

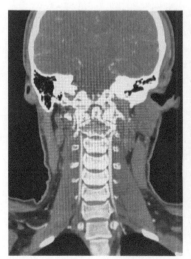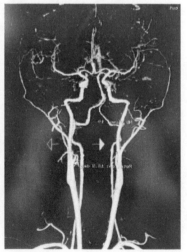

图 23-5　CTA 检查

2. 病理检查

行 CT 监测下 C_2 病变经皮穿刺活检，病理报告（图 23-6）："符合脊索瘤"。

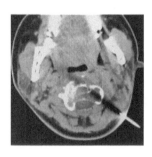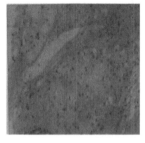

图 23-6 CT 监测下病变活检及病理

【诊断】

单发脊索瘤。

【诊疗经过】

确定分两期行 C_2 全脊椎切除的手术方案。一期经后方入路切除 C_2 椎板及附件（包括侧块、椎弓根、横突后壁及外侧壁），显露并游离双侧椎动脉（图 23-7）；然后行左侧 C_1 侧块至 C_3、C_4 侧块螺钉固定；拟 1~2 周后进行二期手术，经前方颌下切口入路切除 C_2 椎体，用定制式 3D 打印钛合金人工椎体植入 C_1 侧块与 C_3 椎体之间，重建颈椎稳定结构。

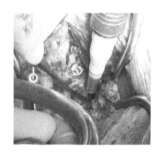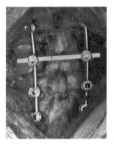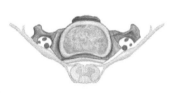

切除 C_2 椎板、双侧侧块、横突后壁及外侧壁，显露并游离椎动脉。

图 23-7 一期行后路手术

本病例一期手术取俯卧位，行 C_1 至 C_4 水平项部正中纵行切口显露 C_1 后弓及 $C_{2\sim4}$ 椎板并侧块关节，$C_{2\sim4}$ 椎板未见异常。行左侧 C_1 侧块及 C_3、C_4 侧块钻孔并拧入螺钉后，用超声骨刀切除 C_2 椎板。先安装右侧 C_1 至 C_3、C_4 侧块螺钉尾端连接圆棒行临时固定，以增加颈椎稳定性，便于后续手术操作，然后用超声骨刀及咬骨钳行左侧侧块关节切除，同时切开左侧横突后侧及外侧壁骨质，显露并游离左侧椎动脉，同时切除 C_2 左侧椎弓根。安装左侧 $C_{1\sim3}$、C_4 侧块螺钉尾端连接圆棒并固定，拆除右侧 $C_{1\sim3}$、C_4 螺钉尾端连接圆棒，切除 C_2 右侧侧块、横突后壁、外侧壁骨质及椎弓根（方式同左侧），安装右侧 $C_{1\sim3}$、C_4 侧块螺钉尾端连接圆棒，行固定。后路手术失血 400 mL。

一期术后，行颈椎 CT 扫描采集数据，并根据 CT 数据设计并打印 C_2 钛合金微孔椎体假体（图 23 - 8）。与前述情形相同，考虑到术中因患者体位变化及病椎切除等因素造成遗留空隙大小难以精准确定，在打印 1 枚标准高度 C_2 人工椎体假体的同时，另打印 +2 mm 和 -2 mm 高度的假体各 1 枚备用。

一周后，前路手术采用仰卧位，经颌下颈部横行切口，显露 $C_{2\sim3}$ 间盘、C_2 椎体，再向头端显露寰椎前弓及 $C_{1\sim2}$ 侧块关节。先切除 $C_{2\sim3}$ 间盘，用超声骨刀切断枢椎齿状突基底部，切除双侧 $C_{1\sim2}$ 侧块关节囊后见 C_2 椎体已成游离状态，遂行整块取出。用超声骨刀行齿状突潜行切除。冲洗伤口并用稀释顺铂液及蒸馏水浸泡伤口后，选取合适大小之 3D 打印枢椎钛合金微孔人工椎体假体植入 C_1 两侧侧块与 C_3 椎体之间，假体上端以两枚螺钉分别拧入 C_1 左、右侧块关节，假体下端用两枚螺钉通过假体向下延伸尾翼上的螺孔拧入 C_3 椎体，完成前方颈椎稳定结构重建。前路手术中失血 300 mL（图 23 - 9）。本例手术后病理学诊断："比较符合骨纤维结构不良"

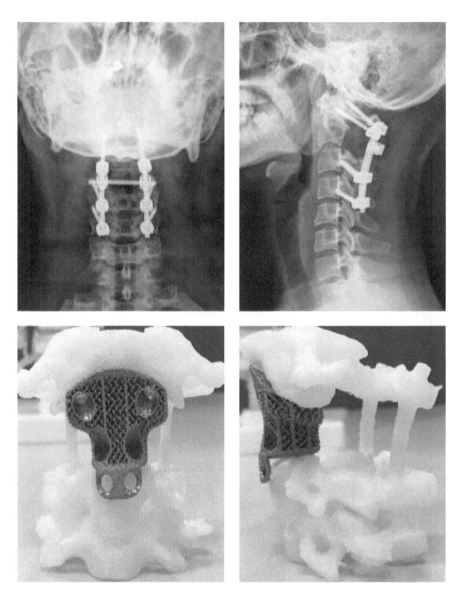

图23-8 一期术后根据CT打印模型数据定制
3D打印钛合金人工枢椎假体

"不排除动脉瘤样骨囊肿形成倾向"。

前路术后次日患者佩戴费城围领离床活动。手术后发现患者出现伸舌轻度向左偏斜，考虑为舌神经损伤，约10天后恢复正常。

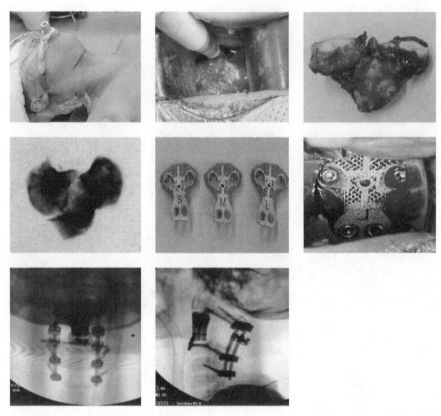

経頜下行颈部横行切口，显露、切除 $C_{2\sim3}$ 椎间盘、切断 C_2 齿状突基底并切除 $C_{1\sim2}$ 侧块关节囊后，将 C_2 椎体整块取出。取合适大小之3D 打印钛合金人工枢椎假体植入 C_1 侧块与 C_3 椎体之间并以螺钉固定。

图 23 -9　前路手术取仰卧位

【随访】

（1）术后3天颈椎 CT 扫描（图 23 -10）：人工椎体假体植入状况良好。枕—颈关节尚保留一定活动度。

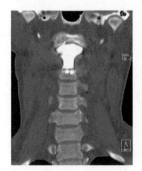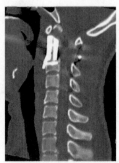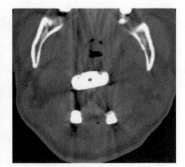

图 23 -10　颈椎前路术后 3 天颈椎 CT 扫描

（2）术后 18 个月颈椎 X 线片（图 23－11）：枢椎假体融合状况良好，患者颈椎屈伸活动度，尤枕—颈关节活动范围基本正常。

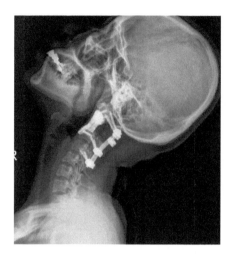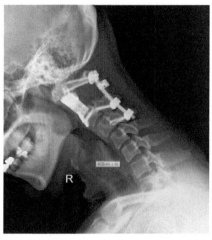

图 23－11　术后 18 个月颈椎 X 线片

病例分析

本病例特点为 C_2 单发破坏性病变伴病理骨折，经皮穿刺活检病理诊断为"脊索瘤"，根据脊柱肿瘤治疗原则具备 C_2 全脊椎切除手术指征，且应尽力行边缘性切除。先行后路手术显露及游离椎动脉会有助于前路 C_2 椎体的大块，抑或整块切除。

从前述 C_2 全脊椎切除及 $C_{2\sim5}$ 脊椎切除后采用 3D 打印人工椎体假体置换重建颈椎前方稳定结构的实践经验来看，当前方枢椎人工椎体假体安装到位之后，其所提供的支撑、抗屈曲及抗旋转作用均可达到相当强度，故后路手术切除 C_2 椎板及附件结构后行 $C_{1\sim3}$、C_4 侧块螺钉/圆棒系统固定即可获得稳定需求。如此，可保留枕—颈关节之间的活动，从而最大限度保持患者生活质量。行 $C_{1\sim3}$、C_4 侧块螺钉/圆棒代替枕—颈固定的另一优势为，二期行前路手术时

笔记

患者颈部可充分仰伸，增加经颌下切口入路（避免经口咽入路）的概率。

计划手术分两期进行，一期手术经后路，切除 C_2 椎板、双侧侧块及横突等附件结构，显露并游离右侧椎动脉；然后根据术后 CT 扫描数据设计并定制 C_2 椎体的 3D 打印人工假体，于二期行前路 C_2 椎体切除后，将该人工枢椎假体植于 C_1 侧块与 C_3 椎体之间。

本病例以先行后路病椎切除及侧块螺钉固定术，二期再行前路椎体切除及颈椎稳定结构重建的策略施行手术。

手术要点及技巧：①与前述病例相比，C_2 后方骨性结构切除及椎动脉游离充分，从而使 C_2 椎体与后方组织结构间的联系完全离断，因此前路手术过程中实现 C_2 椎体的整块切除，达到脊柱肿瘤切除比较理想的状态。由此可见先行后方入路手术，在较为开放的视野和操作空间中进行椎动脉显露和游离的重要意义。②C_2 后方结构切除过程中容易残留并阻碍前方 C_2 椎体游离度的组织包括横突后壁、外侧壁及附着于横突的肌肉与韧带组织，切除椎弓根也会降低 C_2 椎体从前方取出的难度。③后路切除椎板及附件结构过程中行两侧侧块螺钉之间的交替临时固定可在颈椎相对稳定的状态下进行切骨操作，既便于操作、提高操作的精准性，还可减少出血。④超声骨刀可明显提高上颈椎肿瘤切除的安全性和精准性，尤其体现于切除侧块关节显露椎动脉，以及切断 C_2 齿状突基底和潜行切除齿状突的过程中。

病例点评

本例枢椎全脊椎切除在借鉴前述手术经验的基础上进行了改进与提高，通过后路 $C_{1\sim3}$、C_4 侧块螺钉/圆棒系统的短节段固定使枕一颈关节活动度得以保留，同时前路手术实现枢椎椎体整块切除，由此也基本确定了枢椎全脊椎切除诊断与手术技术的规范化流程：①常规行 C_2 病变经皮穿刺活检，确定病理学诊断；②常规做 CTA 检查，明确椎动脉解剖形态及走行情况；③后路手术行 C_2 椎板及附件（侧块关节、横突后侧及外侧壁）切除，显露并游离椎动脉，行 $C_{1\sim3}$、C_4 侧块螺钉/圆棒系统固定；④根据后路术后 CT 扫描数据设计并打印枢椎人工椎体假体；⑤二期经颌下颈部前方皮肤或经口腔咽后壁黏膜行前路枢椎椎体并齿状突整块或大块切除，将备好之人工椎体植入 C_1 侧块与 C_3 椎体之间，假体上、下端以螺钉进行固定；⑥术后早期嘱患者佩戴费城围领离床活动。大多数上颈椎肿瘤病例可依照以上规范流程进行诊治。由此，以往被视为高度疑难疾病的上颈椎肿瘤可望获得日益提高的治疗效果。

参考文献

1. CHOI D, CROCKARD H A. Evolution of transoral surgery: three decades of change in patients pathologies, and indications. Neurosurgery, 2013, 73(2): 296 – 303; discuss303 – 304.

2. HSIEH P C, GALLIA G L, SCIUBBA D M, et al. En bloc excisions of chordomas in the cervical spine: review of five consecutive cases with more than 4 years follow-up. Spine(Phila Pa 1976), 2011, 36(24): E1581 – E1587.

3. XU N F, WEI F, LIU X G, et al. Reconstruction of the upper cervical spine using a personalized 3d-printed vertebral body in an adolescent with ewing sarcoma. Spine, 2016, 41(1): 50 – 54.

（刘忠军）

笔记

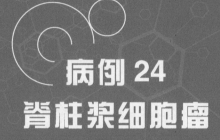

病例 24
脊柱浆细胞瘤

病历摘要

【基本信息】

患者，男性，57 岁。

现病史：患者 1 月前无明显诱因出现背部酸痛，沿肋间神经分布放射，疼痛较重，四肢感觉、活动正常，大小便正常，夜间有轻微盗汗。在当地医院就诊，CT 显示 T_{10} 椎体骨质破坏。为进一步求治来我院。

既往史：否认高血压等疾病，否认肝炎、结核等病史。

个人史、婚育史、家族史：无特殊。

【查体】

自主体位，T_{10} 椎旁压痛，沿胸 10 肋间放射痛，针刺觉正常，

笔记

无肌萎缩，四肢肌力正常，肌张力正常，膝反射、跟腱反射正常，病理征阴性。视觉模拟评分法（Visual Analog Scale，VAS）：6分。

【辅助检查】

1. 影像学检查

（1）胸椎 CT（当地医院）（图 24 - 1）：T_{10} 椎体破坏性病变，T_{10} 椎体病理性骨折，结核？肿瘤？其他？

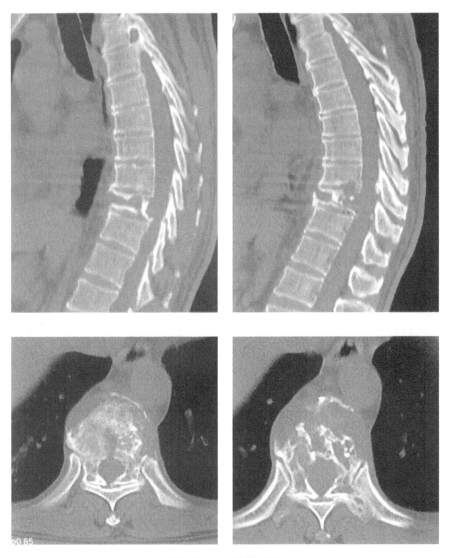

图 24 - 1　胸椎 CT

（2）胸椎正侧位 CT 检查见图 24 - 2。胸椎磁共振检查见图 24 - 3、图 24 - 4。

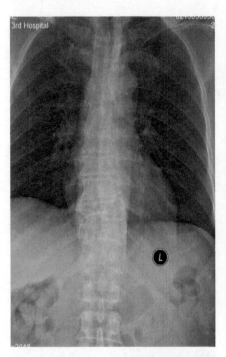
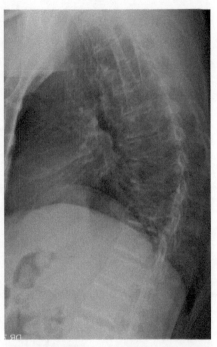

图 24 - 2　胸椎正侧位 CT 检查

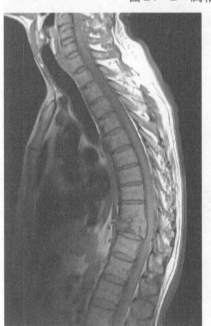
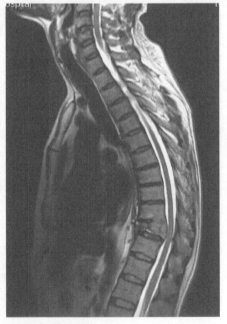

图 24 - 3　骨质胸椎磁共振检查

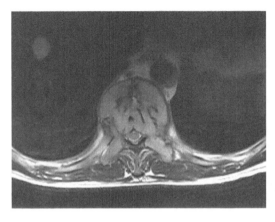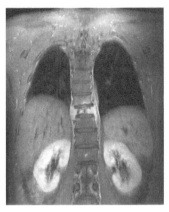

图 24 - 4 胸椎软组织磁共振检查

2. 病理学检查

（1）到目前为止还是不能明确到底是结核还是肿瘤，于是采取了 CT 引导下穿刺活检，病理回报是 T_{10} 椎体浆细胞瘤，建议完善相关检查除外多发性骨髓瘤。

（2）在血液科的帮助下，行了骨髓穿刺，病理结果显示骨髓象未见异常。PET-CT 检查（图 24 - 5），进一步证实为 T_{10} 椎体单发肿瘤病变。可以除外多发骨髓瘤。

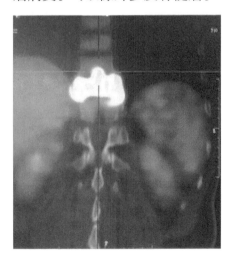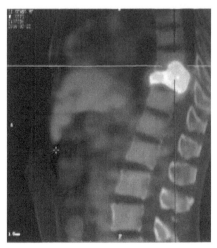

图 24 - 5 PET-CT 检查

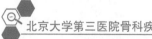
【诊断】

综合所有检查，目前诊断基本明确：T_{10}椎体破坏性病变、T_{10}浆细胞瘤、T_{10}椎体病理性骨折。

【治疗经过】

脊柱肿瘤多学科诊疗模式（multi-disciplinary team，MDT）是围绕治疗方案选择等相关问题进行讨论的多学科协作。患者经 MDT 讨论结果为脊柱单发性浆细胞瘤（solitary plasmacytoma of bone），由于患者没有脊髓神经压迫表现，考虑不需脊髓减压。有局部疼痛，较剧烈，影响睡眠，先进行脊柱稳定性评价，采用脊柱肿瘤不稳定评分（the spinal instability neoplastic score，SINS）（表 24 - 1）：$1 + 1 + 2 + 2 + 3 + 3 = 12$，预示着即将发生不稳定。需要实施脊柱内固定手术稳定脊柱。

最终选择经皮 $T_{8 \sim 9}$、$T_{11 \sim 12}$ 内固定术，术后局部放疗。

表 24 - 1　脊柱肿瘤不稳定评分

评分内容	分数
部位	
交界区（枕骨 ~ C_2，C_7 ~ T_2，T_{11} ~ L_1，L_5 ~ S_1）	3
脊柱活动区域（$C_{3 \sim 6}$，$L_{2 \sim 4}$）	2
半固定区域（$T_{3 \sim 10}$）	1
固定区域（$S_{1 \sim 5}$）	0
疼痛在卧床时缓解和/或脊柱活动时加重	
是	3
否（偶尔疼痛，且非机械性疼痛）	1
无疼痛	0
骨病损	
溶骨性	2
混合性（溶骨性/成骨性）	1
成骨性	0

笔记

（续）

评分内容	分数
影像学脊柱顺列	
半脱位/滑移	4
新发的畸形（后凸/侧凸）	2
正常顺列	0
椎体塌陷	
塌陷 >50%	3
塌陷 <50%	2
椎体受累 >50% 但无塌陷	1
无以上情况	0
脊柱后外侧结构受累情况	
双侧	3
单侧	1
无以上情况	0

【术后随访】

术后 1 周检查见图 24 - 6；术后 2 年检查见图 24 - 7 至图 24 - 11；术后 5 年检查见图 24 - 12 至图 24 - 14。

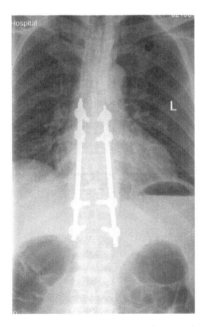
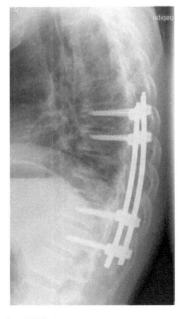

图 24 - 6　术后 1 周检查

223

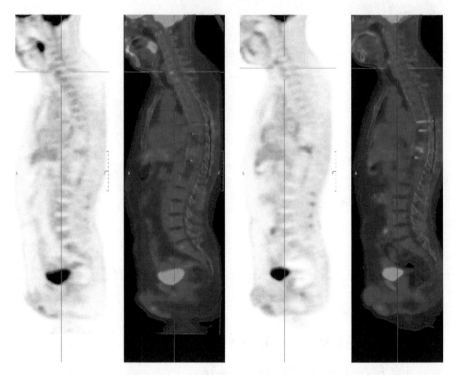

图24-7 术后2年侧脊柱 PET-CT

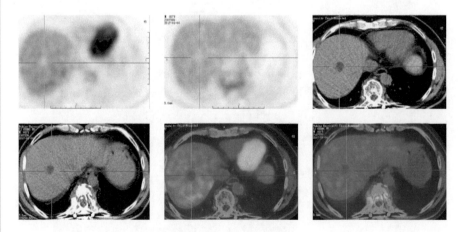

图24-8 术后2年 CT

笔记

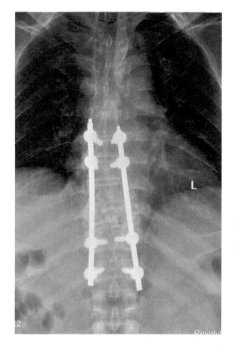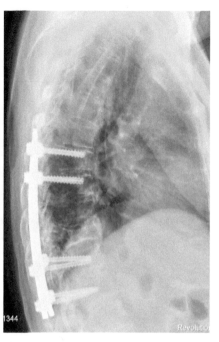

图 24 -9　术后 2 年 X 线片

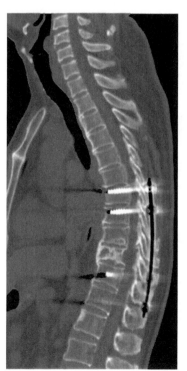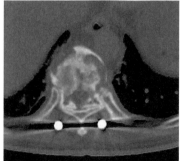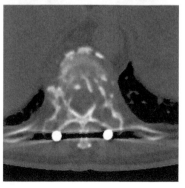

图 24 -10　术后 2 年侧脊柱 CT

225

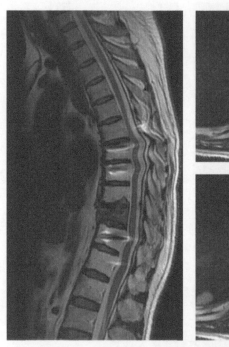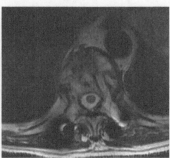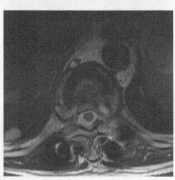

图 24 –11　术后 2 年侧脊柱 MRI

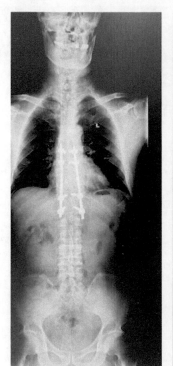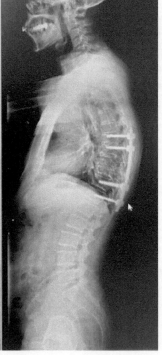

图 24 –12　术后 5 年 X 线片

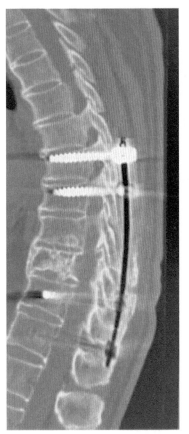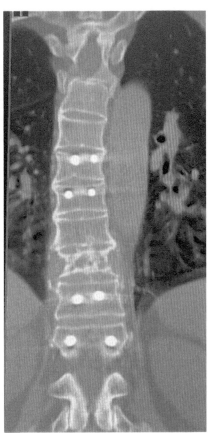

图 24 - 13　术后 5 年 CT

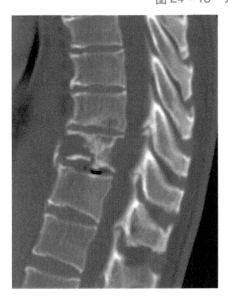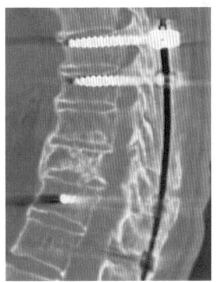

图 24 - 14　术前和术后 5 年 CT 比较

📖 病例分析

单发性浆细胞瘤最常见的发生部位为脊柱（1或2个椎体）。症状包括轻度骨疼痛、体质虚弱、体重下降或轻度贫血。发生在胸椎的患者常诉下背部疼痛并可扩展到胸部。脊柱的疼痛常因运动而加重，椎旁肌肉可挛缩，叩击棘突可诱发疼痛。发生在腰椎的患者多有腰痛，肿瘤组织可压迫神经根，引发坐骨神经或足的放射性疼痛。在轻度创伤或无明显诱因的情况下，脊柱疼痛可变得非常剧烈，这是病理性椎体骨折的征象。椎体受到广泛侵犯时，可由于渐进性的或突然的脊髓压迫发生瘫痪，伴或不伴椎体压缩骨折。该病例发生在胸椎，只有局部疼痛，无其他特殊症状和体征。

对于该病例，首要问题是明确诊断，脊柱肿瘤的诊断需要坚持临床表现、影像学和病理三结合的原则。第一步需要明确是脊柱肿瘤还是脊柱结核，因为该病例临床表现仅仅为局部疼痛，加之影像学上有明显的骨质破坏，肿瘤和结核都能破坏骨质，单纯从影像学进行鉴别比较困难，所以需要病理进一步证实。于是选择了CT引导下的穿刺活检术，活检病理显示T_{10}椎体浆细胞瘤。

骨髓瘤骨病的影像学检查：骨髓瘤最显著的临床表现为广泛的骨质疏松、溶骨性破坏和病理性骨折。欧洲骨髓瘤工作组推荐将全身低剂量螺旋CT扫描（WBLDCT）作为评估骨髓瘤早期溶骨性破坏的首选检测手段；磁共振成像是检测骨髓浸润的金标准，特别是脊柱和骨盆；而PET-CT对髓外病灶特别敏感，有助于检测代谢活跃而骨质尚未破坏的病灶，同时可以提供有价值的预后数据，是评价治疗反应的首选技术。

由于孤立性浆细胞瘤和多发性骨髓瘤的治疗原则相差比较大，

所以第二步就需要排除多发性骨髓瘤了。做 PET-CT 可以明确其他部位有无病灶，也能了解局部肿瘤的 SUV 值。骨髓穿刺检查可以明确有无潜在的骨髓象异常，通过这两项检查明确是孤立性浆细胞瘤。实验室检查未见明显异常，血常规、血生化基本正常，球蛋白未见明显升高，血清或尿液单克隆免疫球蛋白缺乏。

明确诊断为孤立性浆细胞瘤后，下一步就是治疗方法的选择。孤立性骨髓瘤，常用放疗或外科手术切除（广泛性切除）治疗，也可联合应用放疗和手术。对患者进行脊柱稳定性评价，脊柱肿瘤不稳定评分 SINS 12 分，预示着即将发生不稳定。所以需要行稳定手术。患者没有脊髓压迫症状，所以最终选择了经皮椎弓根螺钉内固定术，损伤小，疗效确切。术后不影响早期放疗，以期达到远期控制。

最后一步是肿瘤的随访，通过术后规律随访，术后 5 年肿瘤局部控制良好，局部成骨，稳定性提高且肿瘤没有进展表现。

病例点评

孤立性浆细胞瘤（solitary plasmacytoma，SP）的定义如下：①单发病灶（骨型和骨外型）；②病理学诊断符合浆细胞瘤的形态和表型；③局部病变以外的骨髓细胞形态学检查和骨髓活检正常（浆细胞比例＜5%）；④无系统性疾病引起的贫血、高钙血症、肾功能不全；⑤血清或尿液单克隆免疫球蛋白缺乏或水平低下。由此区别于髓外骨髓瘤（extramedullary multiple myeloma，EMM）和浆细胞白血病（plasma cell leukemia，PCL）。

EMM：多发性骨髓瘤合并有软组织浆细胞瘤或远离骨髓解剖部位的浆细胞浸润；PCL：外周血出现浆细胞，＞20% 或者绝对

值 $>2\,000/\mu L$。

原发于骨骼的、单个孤立的浆细胞瘤称为骨的孤立性浆细胞瘤。临床表现以局部骨骼肿物伴有疼痛为特征。最常受侵犯的部位是脊椎骨骼，其他好发部位依次是骨盆、股骨、肱骨、肋骨，而颅骨受侵罕见。

该病例的诊断尤为关键，首先和脊柱感染进行鉴别，通过 CT 引导下穿刺活检明确为浆细胞瘤。进一步检查包括 PET-CT 为单一病变，骨髓检查未见异常，血常规血生化基本正常，球蛋白未见明显升高，免疫固定电泳等结果进一步明确为脊柱孤立性浆细胞瘤。

脊柱孤立性浆细胞瘤的治疗原则：治疗以局部放射治疗为首选。如果病变局限易于切除，则手术切除后局部放疗效果更佳。当脊椎骨受损发生压缩性骨折时，尤当并发神经系统损害可能导致截瘫时，可行病椎切除、人工椎体置换术，术后予以局部放射治疗，多可获得满意效果。因此，手术结合放疗是脊柱孤立性浆细胞瘤患者首选治疗方式。该患者即是采用了微创手术稳定脊柱，术后规范放疗，5 年的长期随访结果良好。

脊柱孤立性浆细胞瘤的预后优于多发性骨髓瘤，该病可发展为多发性骨髓瘤，进展为多发性骨髓瘤后，其临床表现、治疗措施及预后和多发性骨髓瘤相同。

参考文献

1. WANG Y, LI H, LIU C, et al. Solitary plasmacytoma of bone of the spine: results from surveillance, epidemiology, and end results (SEER) registry. Spine (Phila Pa 1976), 2019, 44(2): E117-E125.

2. DE WAAL E G, LEENE M, VEEGER N, et al. Progression of a solitary plasmacytoma to multiple myeloma. A population-based registry of the northern Netherlands. Br J Haematol, 2016, 175(4): 661-667.

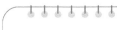

3. International Myeloma Working Group. Criteria for the classification of monoclonal gammopathies, multiple myeloma and related disorders: a report of the International Myeloma Working Group. Br J Haematol, 2003, 121: 749 – 757.

4. THUMALLAPALLY N, MESHREF A, MOUSA M, et al. Solitary plasmacytoma: population-based analysis of survival trends and effect of various treatment modalities in the USA. BMC Cancer, 2017, 17: 13.

5. OZSAHIN M, TSANG R W, POORTMANS P, et al. Outcomes and patterns of failure in solitary plasmacytoma: a multicenter Rare Cancer Network study of 258 patients. Int J Radiat Oncol Biol Phys, 2006, 64(1): 210 – 217.

6. TUTAR S, MUTLU A, OZTURK E, et al. Solitary plasmacytoma of the thoracic spine. Spine J, 2016, 16(8): e485.

（周华　韦峰　刘忠军）

病例 25
C$_{3\sim4}$ 上皮样肉瘤
整块切除

病历摘要

【基本信息】

患者，男性，27 岁。

主诉：颈痛半年，上肢麻木 2 周。

现病史：患者半年前因颈痛在外院行磁共振检查发现 C$_{3\sim4}$ 肿瘤。外院初步诊断为神经源性肿瘤，建议随诊。半年来颈痛逐渐加重，近 2 周逐渐出现上肢麻木，遂来我院门诊就诊。给予 CT 引导下穿刺活检。第 1 次穿刺活检的病理提示"未见明显肿瘤细胞"。第 2 次穿刺活检病理提示为"上皮样肉瘤"。为行手术治疗收入院。发病以来四肢活动正常，大小便正常。无夜痛，无低热及盗汗。

既往史：否认高血压等疾病，否认肝炎结核等病史。

个人史、婚育史、家族史：未婚，无遗传病史。

【查体】

自主体位，颈椎活动正常，$C_{3\sim4}$棘突压痛。四肢躯干感觉正常。四肢肌力正常。膝反射、跟腱反射正常，病理征阴性。

【影像学检查】

（1）CT平扫+增强扫描（图25-1）：肿瘤侵蚀C_3、C_4椎体，在左侧颈长肌内形成较大的软组织肿块，范围在$C_{2\sim4}$水平。

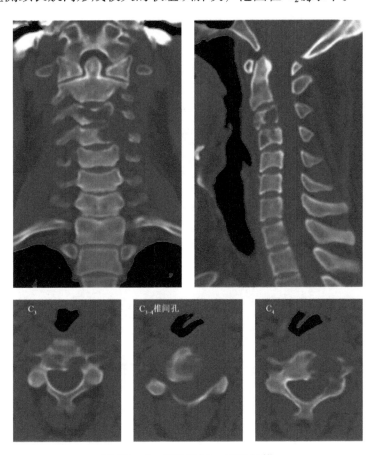

图25-1　CT平扫+增强扫描

（2）颈动脉CTA（图25-2）：左侧椎动脉被肿瘤包绕变细；右侧椎动脉为优势侧椎动脉。

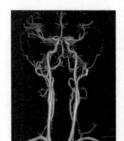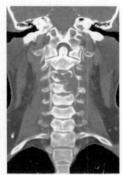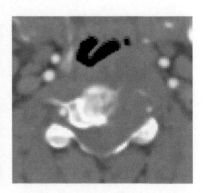

图 25 - 2　颈动脉 CTA

（3）颈椎 MRI（图 25 - 3）：肿瘤在椎管内外形成软组织肿块，明显挤压硬膜囊和脊髓。

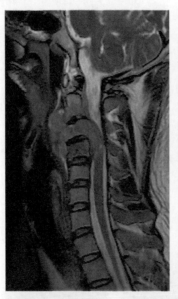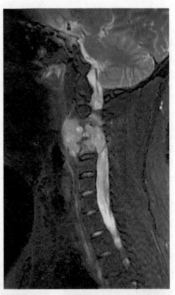

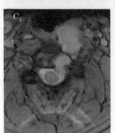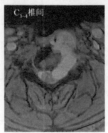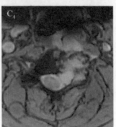

图 25 - 3　颈椎 MRI

【诊断】

上皮样肉瘤。

【治疗经过】

1. 术前讨论

专业组查房讨论意见：为避免复发，应尽可能实施整块切除，由于肿瘤包绕左侧椎动脉和 C_3、C_4 神经根，术中应整块切除肿瘤及包绕的左侧椎动脉和左侧 C_3、C_4 神经根。手术拟行一期前路—后路—前路联合的 $C_{3\sim4}$ 肿瘤整块切除手术。

2. 手术步骤

（1）前路：充分游离椎旁软组织肿块，打开右侧 $C_{3\sim4}$ 横突孔，游离右侧椎动脉。切除 $C_{2\sim3}$ 和 $C_{4\sim5}$ 椎间盘和后纵韧带，充分将 $C_{3\sim4}$ 病椎和相邻椎体的前方连接切断（图 25-4）。

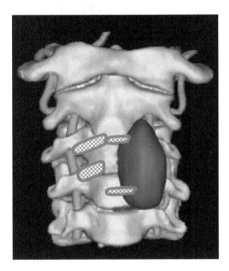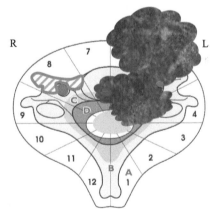

图 25-4　前路（步骤1）

（2）后路：切除 $C_{3\sim4}$ 右侧未受肿瘤侵犯的附件结构，切除 $C_{2\sim3}$ 和 $C_{4\sim5}$ 附件部分的连接结构，切除左侧被肿瘤包绕的 C_3、C_4 神经根，使病椎完全松动，同时在相邻椎体内安装椎弓根螺钉，维持颈椎稳定性（图25-5）。

（3）前路：在完成所有上述操作确保右侧椎动脉安全后，打开左侧 C_5 横突孔，结扎并切断左侧椎动脉（图25-6）。从而将 $C_{3\sim4}$ 椎体、附件连同椎管内外的软组织肿瘤一并取出（图25-7），过程中结扎切断左侧椎动脉的近端。肿瘤切除后在 $C_{2\sim5}$ 椎体间植入3D打印人工椎体并用钛板固定。手术历时8小时，出血2600 mL，术中患者生命体征平稳。术后神志清楚，四肢活动良好，转入ICU病房。

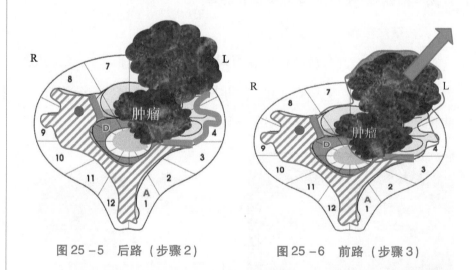

图25-5 后路（步骤2）　　图25-6 前路（步骤3）

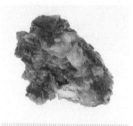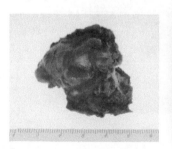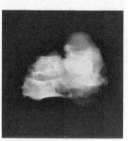

图25-7 整块切除的 $C_{3\sim4}$ 椎体、肿瘤及标本的X线片

3. 术后并发症

术后患者神志清晰，四肢活动良好。但出现双侧膈肌麻痹，表

现为双侧膈肌抬高，腹式呼吸消失，胸式呼吸易疲劳，无法长时间脱机。患者在呼吸康复的治疗后，于术后第 22 天脱离呼吸机。

4. 辅助治疗

患者进行了颈椎局部的放疗和术后的化疗。

【随访】

术后 1 年复查 X 线片和 MRI（图 25 - 8）显示内固定稳固，肿瘤无复发。患者正常生活。

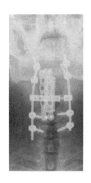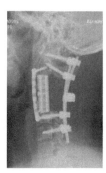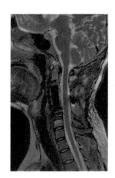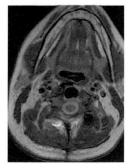

图 25 - 8　术后 1 年复查 X 线片和 MRI

病例分析

上皮样肉瘤是一种恶性间叶性肿瘤，占肉瘤的 0.6% ~ 1.0%；预后不佳，5 年、10 年生存率分别为 60% ~ 80% 和 42% ~ 62%。40% ~ 50% 的患者有肺转移或淋巴结转移。5 年局部复发率为 35%。70% 发生于下肢和上肢的深方软组织，15% 发生于躯干，7% 发生于头颈。脊柱是罕见的发病部位，国内外文献报告发生于脊柱的上皮样肉瘤仅 10 例。由于其周围均是重要的神经和血管结构，造成切除边界不充分，甚至是姑息的刮除，因此复发率和转移率很高。由于上皮样肉瘤对放化疗均不敏感，手术彻底切除是主要的治疗方式。临床表现为肿块，起初生长缓慢，常会误以为是良性病变。确诊主要依靠病理学检查。需与神经源性肿瘤鉴别诊断，如神经鞘瘤或神经纤维瘤，好发于脊柱，主要表现为椎间孔区域缓慢生长的哑铃型肿物，对椎体骨质常为外压性改变。有少部分神经源性肿瘤可侵蚀椎体。本例患者的影像学表现酷似神经源性肿瘤，除外标准依靠病理学检查。

⊞ 病例点评

这是一例脊柱原发恶性肿瘤依靠科学诊断流程和综合治疗获得良好疗效的病例。

发生在脊柱的肿瘤，原发肿瘤类型繁多，单纯依靠影像学诊断的准确率不足以满足后续治疗的需求，因此建议实施术前 CT 引导下穿刺活检，进行病理学诊断。本例患者影像学表现与常见的神经鞘瘤相似，临床症状和神经鞘瘤可能引起的椎体骨质破坏和神经压迫也相似，很容易按照神经鞘瘤的治疗原则实施经瘤的肿瘤切除减压手术。正是因为主诊医生坚持手术前穿刺活检这一原则才通过 2 次穿刺活检获得了上皮样肉瘤的病理学诊断，为后续整块切除、放疗和化疗等一系列治疗提供了可靠的依据。

上皮样肉瘤是一种发生于软组织的恶性肿瘤。这种肿瘤局部侵袭性强、有远隔转移的特点造成其预后不佳。如要获得良好疗效必须实施局部彻底切除并且通过化疗预防或治疗远隔转移。上皮样肉瘤发生在脊柱实属少见，手术彻底切除更为困难。主诊医生通过前—后—前3个入路，牺牲左侧 C_3 和 C_4 神经根及左侧椎动脉，获得肿瘤的良好显露，在肿瘤边界外充分分离后，将肿瘤作为一个整体实施切除，做到了不经瘤的整块切除。只有这样的操作才能尽可能减少因肿瘤残留或者肿瘤细胞外溢污染而增加的肿瘤复发风险。由于 $C_{3\sim4}$ 位于高位颈椎，周围邻近颈脊髓、椎动脉、神经根、食道等重要组织结构，即便完全在肿瘤包膜外实施分离，切除的边界距离肿瘤仍不可能满足肿瘤切除的边界要求，因此采用术后立体定向放疗来进一步减小局部复发的风险。上皮样肉瘤对生命最大的威胁来自肺转移，因此需要术后化疗来消除远隔转移的隐患。这个治疗流程充分体现了对原发恶性肿瘤的综合治疗原则。

脊柱原发肿瘤整块切除通常伴随较高的并发症。肿瘤彻底切除通常需要广泛的显露，并且切除和肿瘤紧密相邻的组织结构，一定会导致相应的并发症，这是一个避免不了的矛盾。将肿瘤不彻底切除而增加的肿瘤复发风险同样视为一大并发症，与其他由于彻底切除造成的并发症造成的危害进行对比，从而权衡利弊。本例患者肿瘤累及左侧 $C_{3\sim4}$ 神经根和左侧椎动脉，如彻底切除肿瘤势必要切除上述神经血管结构。$C_{3\sim4}$ 神经根是组成膈神经的重要成分，因此牺牲该神经根有造成膈神经麻痹的风险。不过膈神经有支配双侧膈肌的特点，因此只要保护好对侧 $C_{3\sim5}$ 神经根，患者的膈肌功能是可以逐渐恢复的。同样，牺牲椎动脉有造成脑梗的风险，如果能在术前评估中证实对侧的椎动脉能够提供足够的后循环血供，而且在手术中不损伤到对侧椎动脉，牺牲一侧椎动脉是可以的。

从这个病例可以看出，脊柱原发恶性肿瘤整块切除是风险高、技术难度大的手术，需要科学的诊疗流程、缜密的手术设计及熟练的操作技术才能完成，而且需要一个强大的多学科团队支撑。

参考文献

1. BYDON, M, DE LA GARZA-RAMOS, R SUK, et al. Single-Staged Multilevel Spondylectomy for En Bloc Resection of an Epithelioid Sarcoma With Intradural Extension in the Cervical Spine: Technical Case Report. Oper Neurosurg (Hagerstown), 2015, 11(4): E585 - E593.

2. GUZZETTA A A, MONTGOMERY E A, LYU H, et al. Epithelioidsarcoma: oneinstitution's experience with a rare sarcoma. J Surg Res, 2012, 177(1): 116 - 122.

3. CHAMADOIRA C, PEREIRA P, SILVA P S, et al. Epithelioid sarcoma of the spine: case report and literature review. Neurocirugia (Astur), 2014, 25(4): 179 - 182.

4. CHASE D R, ENZINGER F M. EPITHELIOID SARCOMA. Diagnosis, prognostic indicators, and treatment. Am J Surg Pathol, 1985, 9(4): 241 - 263.

5. YOO J H, SUNG S H. Epithelioid sarcoma of the spine: a case report and review. Open J Clin Diagn, 2011, 1(1): 1 - 4.

6. WEISSKOPF M, MÜNKER R, HERMANNS-SACHWEH B, et al. Epithelioid sarcoma in the thoracic spine. Eur Spine J, 2006, 15(suppl 5): 604 - 609.

7. BOS G D, PRITCHARD D J, REIMAN H M, et al. Epithelioid sarcoma. An analysis of fifty-one cases. J Bone Joint Surg Am, 1988, 70(6): 862 - 870.

8. PRAT J, WOODRUFF J M, MARCOVE R C. Epithelioid sarcoma: an analysis of 22 cases indicating the prognostic significance of vascular invasion and regional lymph node metastasis. Cancer, 1978, 41(4): 1472 - 1487.

9. ROSS H M, LEWIS J J, WOODRUFF J M, et al. Epithelioid sarcoma: clinical behavior and prognostic factors of survival. Ann Surg Oncol, 1997, 4(6): 491 - 495.

10. LILJENQVIST U, LERNER T, HALM H, et al. Enbloc spondylectomy in malignant tumors of the spine. Eur Spine J, 2008, 17(4): 600 - 609.

11. BARBERÁ J. T12-L1 telescoped chronic dislocation treated by en bloc one-piece

spondylectomy and spine shortening. J Spinal Disord Tech, 2004, 17(2): 163 - 166.

12. HSIEH P C, GALLIA G L, SCIUBBA D M, et al. En bloc excisions of chordomas in the cervical spine: review of five consecutive cases with more than 4-year follow-up. Spine (Phila Pa 1976), 2011, 36(24): E1581 - E1587.

（韦峰）

病例 26
3D 打印垫块在髋关节
翻修手术中的应用

病历摘要

【基本信息】

患者，女性，70岁。

主诉：左髋关节置换术后27年。

现病史：患者27年前因外伤导致左侧股骨颈骨折，于当地医院行内固定术，术后1个月内固定失败，行左髋关节翻修术，术后恢复可。术后数月患者仍自觉双下肢不等长，伴跛行，无明显疼痛，未进一步治疗。近年来症状逐渐加重，步行2千米可出现左髋疼痛。休息后可缓解。2个月前就诊于我院门诊，行髋关节CT可见左髋臼磨损明显。

【查体】

跛行步态，双下肢不等长，左 80 cm，右 83.5 cm，左髋外侧可见陈旧手术瘢痕，左髋活动受限，前屈仅 40°。右髋关节活动正常，下肢肌力正常，病理反射阴性（表 26-1）。

表 26-1　骨科检查

	前屈	后伸	外展	内收	外旋	内旋
左髋	40°	0°	20°	20°	15°	15°
右髋	120°	10°	30°	30°	30°	30°

【影像学检查】

术前左髋关节正侧位 X 线片见图 26-1。

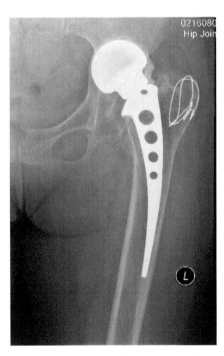
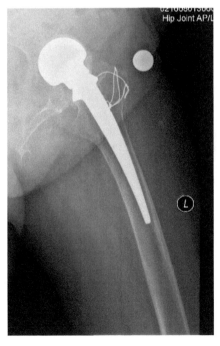

图 26-1　术前左髋关节正侧位 X 线片

【诊断】

左髋关节翻修术后髋臼磨损。

【治疗经过】

患者左髋关节翻修术后 27 年，术前详细制订手术方案，依照 CT 定制 3D 打印髋关节模型，可见髋臼上方巨大骨缺损（图 26 -2），提前根据骨缺损的范围及位置设计 3D 打印垫块，为手术保驾护航。术中行 ETO 截骨（大转子延长截骨）取出股骨假体（图 26 -3）。按照术前规划利用垫块完美填补骨缺损。术后复查髋

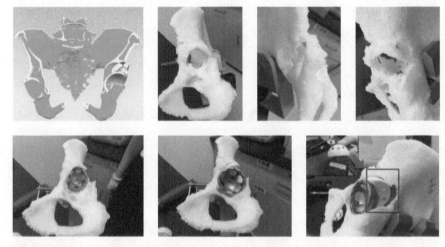

图 26 -2　术前 3D 打印设计流程（红色标注为 3D 打印模拟垫块）

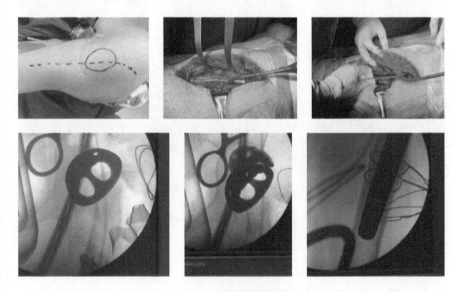

图 26 -3　术中示意

关节 X 线片显示假体位置良好（图 26 – 4），患者髋关节活动范围恢复，疗效满意。

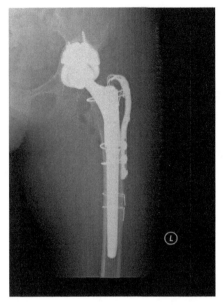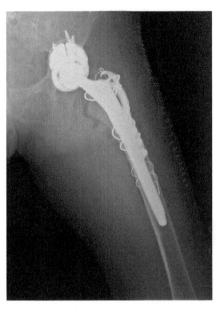

图 26 –4　术后左髋关节正侧位 X 线片

病例分析

　　对于髋关节翻修患者，经常遇到大面积的骨缺损，尤其是多次翻修患者，骨量的进一步减少为翻修手术的成功增加了极大的难度。在本病例中，患者 27 年前骨折内固定失败后行髋关节置换术，术后数月即出现双下肢不等长，伴跛行。如今髋关节磨损严重，造成大量骨吸收区域出现，再次翻修需面对骨缺损的问题。

　　髋臼侧骨缺损的修复重建是假体稳定的首要条件，也是手术成功的关键点。本例患者选择 3D 打印垫块填补骨缺损，术前依据髋关节 CT 设计 50 mm（15 mm 厚）3D 打印垫块 2 块，螺钉 5 枚。术中暴露髋关节后，原股骨头假体一体式无法分离，故决定行大粗隆延长截骨，以摆锯、超声骨刀行 EPO 截骨 13 cm，掀开骨板，延长开窗 1 cm 至股骨柄远端，薄骨刀松开固定假体的骨桥，先开股骨柄，切除增生骨质，取出股骨柄假体。显露髋臼后，用 48～50 mm 髋臼锉磨锉髋臼顶，在髋臼顶部植入 50 mm（15 mm 厚）3D 打印月牙形垫块 2 块，以 2～3 枚螺钉固定牢靠，垫块安放稳定。骨床垫松质骨颗粒，放入骨水泥后打入 48 mm 3D 打印 ACT 多孔臼杯。股骨截骨远端用钢丝捆扎，扩髓后打入宽 19 mm/长 165 mm MR 组配柄远端部分，压配 8 mm。近端扩髓后安装 90 mm 长近端，前倾 25°。安装 32 mm 粉陶股骨头，复位后，5 孔大粗隆抓板固定大粗隆，捆扎钛揽，固定确实。

回顾本病例，其中的技术要点主要有：①假体取出：需行大粗隆延长截骨，才可取出股骨柄假体。②髋臼侧骨缺损的处理：依据术前计划，采用 50 mm（15 mm 厚）3D 打印月牙形垫块 2 块填补骨缺损。③康复计划：术后先非负重康复锻炼，逐渐部分负重和完全负重。

病例点评

在髋关节翻修手术中，由于关节感染、关节失稳、假体周围骨折、骨溶解等原因，导致骨缺损非常常见。然而，骨性结构重建的稳定性又是翻修手术能否成功的关键因素。因此，不同程度的骨缺损，需要采用不同的方案来应对。由于不同患者骨缺损的范围不同、大小不一、形状各异，传统垫块难以完美匹配，增加了手术难度，同时也会进一步损失骨量。

3D 打印垫块地出现在一定程度上解决了这个问题，基于术前 CT 髋臼侧的骨缺损形态，个性化设计 3D 打印垫块，可以实现术中骨缺损的完美匹配，增加术中骨重建的稳定性，为翻修手术保驾护航。

参考文献

1. GROSS B C, ERKAL J L, LOCKWOOD S Y, et al. Evaluation of 3D printing and its potential impact on biotechnology and the chemical sciences. Analytical Chemistry, 2014, 86(7): 3240 – 3253.

2. MALIK H H, DARWOOD A R J, SHAUNAK S, et al. Three-dimensional printing in surgery: a review of current surgical applications. Journal of Surgical Research, 2015, 199(2): 512 – 522.

3. ELTORAI A E M, NGUYEN E, DANIELS A H. Three-dimensional printing in orthopedic surgery. Orthopedics, 2015, 38(11): 684 – 687.

4. ULRICH S D, SEYLER T M, BENNETT D, et al. Total hip arthroplasties: what are the reasons for revision? International Orthopaedics, 2008, 32(5): 597 – 604.

5. VENTOLA C L. Medical applications for 3D printing: current and projected uses. P & T, 2014, 39(10): 704 – 711.

（王程　李子剑）

病例 27
3D 打印个性化定制干骺端假体在膝关节胫骨近端巨大骨缺损翻修中的应用

病历摘要

【基本信息】

患者，女性，65 岁。

主诉：左膝置换 5 年，感染伴假体取出术后 3 个月。

现病史：5 年前因左膝疼痛、膝关节骨性关节炎于我院行"左侧全膝关节置换术"，手术顺利，术后恢复良好。2 年前左膝出现反复疼痛并逐渐出现左膝红肿、压痛、皮温升高，3 个月前来门诊就诊，查血液炎症指标升高，行关节腔穿刺发现关节液白细胞数明显增多、比例增高，影像学检查也发现假体出现松动，内侧平台塌陷，考虑左膝关节假体周围感染。3 个月前于我院行"左膝关节假体取出，关节清创，抗生素占位器置入术"，手术顺利，术后使用联合抗生素治疗，疼痛较前明显缓解。现复查血炎症指标正常，拟行左膝关节二期翻修收入院。患者近 3 个月来睡眠、食欲、精神可，大小便正常，体重无变化。

既往史：否认高血压、糖尿病、冠心病等慢性病史，否认食物药物过敏史。

【查体】

跛行步态，行走需拄拐。左膝表面可见一纵行手术瘢痕。左膝红肿，皮肤无破溃，无明显肌萎缩，双下肢肌力 V 级。左膝主动 ROM：10°~85°，被动 ROM：5°~90°；右膝主动 ROM：5°~95°，被动 ROM：5°~100°。双膝浮髌试验阴性，侧方应力试验阴性。

【辅助检查】

1. 影像学检查

（1）左膝 X 线片检查（5 年前）见图 27-1。

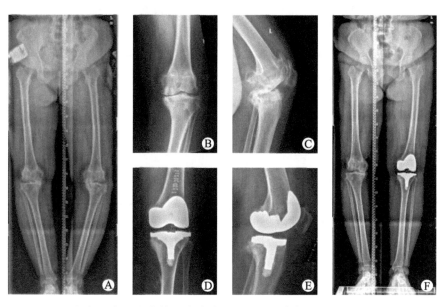

A~C：患者左膝 TKA 术前 X 线片检查，可见双膝内翻畸形，Kellgren-Lawrence Ⅳ级；D~F：患者左膝 TKA 术后 X 线片检查，假体位置良好，下肢力线纠正。

图 27-1　左膝 X 线片检查（5 年前）

（2）左膝 X 线片检查（3 个月前）见图 27 - 2。

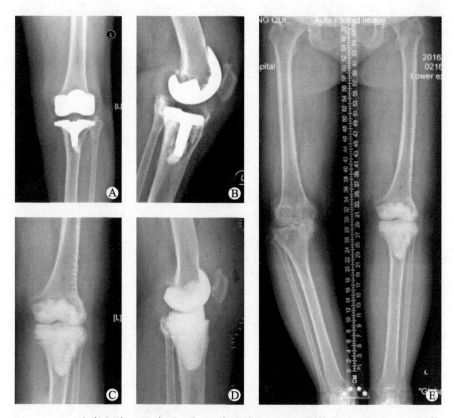

A～B：患者左膝 TKA 术后 3 年 X 线片检查，可见假体松动，胫骨平台假体下沉；C～E：患者左膝 TKA 感染清创术后 X 线片检查，假体已被取出，并行抗生素占位器（Spacer）置入。

图 27 - 2　左膝 X 线片检查（3 个月前）

（3）左膝 CT 检查（本次术前）见图 27 - 3。

2. 实验室检查

（1）术前常规检查未见明显异常。

（2）炎症指标检查也均在正常范围：ESR 18（0～20）；CRP 0.53（≤0.80）；PCT 0.05（≤0.1）；WBC 8.68（3.5～9.5）。

【诊断】

左膝关节置换假体周围感染一期占位器置入术后。

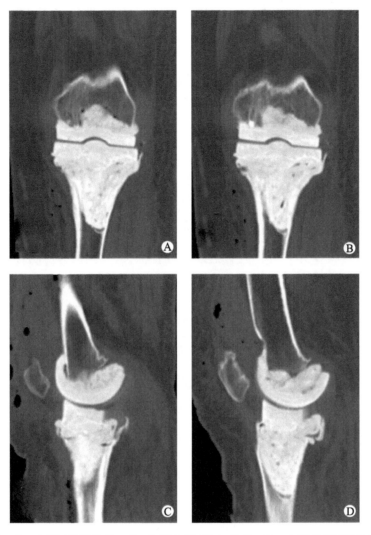

A～B：左膝 CT 冠状位；C：左膝内侧 CT 矢状位；D：左膝外侧 CT 矢状位。可见胫骨近端明显骨缺损，AORI Ⅲ型。

图 27 -3　左膝 CT 检查（本次术前）

【治疗经过】

本患者为翻修病例，胫骨侧骨缺损范围较大，经科室讨论后，拟采用 3D 打印个性化定制干骺端填充块作为骨缺损的修复方法。

1. 个性化干骺端填充块的制备

先对患者患侧膝关节进行层厚为 0.625 mm 的平扫 CT，扫描范围为股骨中段至胫骨中段。然后将 CT 图像以 DICOM 格式导入 MIMICS 17.0 软件（Materialise 公司，比利时）进行处理，获得胫骨近端的三维模型并将其以 STL 格式导入 UG（Unigraphics NX）10.0 软件（Siemens PLM Software 公司，德国）。在 UG 软件中，首先将 ACCK 膝关节假体（AK Medical，北京，中国）参照患者的下肢力线进行模拟截骨并选择合适假体安装，由此获取大小适宜的 ACCK 胫骨侧假体及延长杆型号及尺寸；在此基础上，根据胫骨近端缺损大小，设计与骨缺损匹配且干骺端压配良好的胫骨近端骨缺损假体。将设计完成的胫骨近端骨缺损假体三维模型以 STL 格式导入电子束熔融快速成型（electron beammelting rapid prototyping，EBM-RP）金属 3D 打印机（Arcam 公司，瑞典），以钛合金粉末（Ti6Al4V）为原材料，进行个性化钛合金多孔填充材料的 3D 打印制作。孔径 600～1000 μm，丝径 350～750 μm，孔隙率 50%～80%。同时制作此填充材料的聚酰胺材料试模进行辐射灭菌以备术中使用（图 27 - 4）。

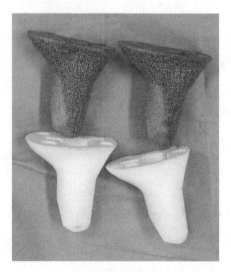

图 27 - 4　经 3D 打印制备的个性化钛合金
多孔干骺端填充块及其试模

2. 间隔器取出和清创

左膝沿原正中切口入路，逐层依次切开。髌旁内侧入路进入关节。先取出含有抗生素的骨水泥 Spacer，去除所有坏死的软组织并彻底冲洗关节腔。取部分瘢痕滑膜送冰冻病理检查，结果回报慢性组织炎症，高倍镜下白细胞计数 <5 个。再次确认胫骨近端骨缺损的情况，股骨侧为 AORI ⅡB 型，胫骨侧为 AORI Ⅲ型。

3. 翻修假体植入

在股骨侧，使用垫块 + 延长杆的常规翻修假体，股骨远端内外侧各使用了 10 mm 的垫块，内后髁使用 10 mm 垫块，外后髁使用 5 mm 的垫块。

在胫骨侧，先放入 3D 打印填充材料的试模，观察试模与胫骨近端残留骨质的匹配性及试模的稳定性，使用磨钻及刮匙进行必要的骨质修整。匹配性调整良好后，使用 ACCK 假体器械对胫骨近端进行髓内扩髓，将 3D 打印个性化钛合金多孔填充材料打入胫骨干骺端的骨缺损处，然后植入胫骨侧平台及延长杆，其与 3D 打印个性化钛合金多孔填充材料之间使用骨水泥固定。

安装假体后，再次测试伸屈活动满意，稳定性良好，依次关闭伤口，加压包扎，返回病房。术后给予万古霉素预防感染。患者恢复良好，伤口无明显出血、红肿及渗出，术后 1 周出院，出院时已可拄拐下地行走，膝关节屈伸角度 5°～100°，二便、饮食、睡眠均恢复正常。

【随访】

患者术后即开始进行屈伸功能及股四头肌力量的练习，部分负重，3 周后增加固定自行车练习以锻炼关节灵活性，6 周后开始单拐行走，3 个月后恢复完全负重锻炼，弃拐行走。患者术后 2 年随访时，诉未出现局部症状的反复。膝关节活动范围 0°～110°，已恢

253

复正常生活，可步行 3 千米以上，并可上下楼梯。HSS 评分 85，WOMAC 评分 11。X 线片显示骨缺损填补满意，假体位置良好，下肢力线得到了重建（图 27 - 5）。

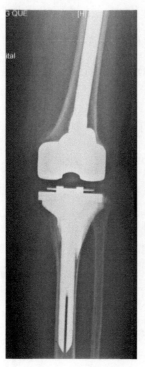
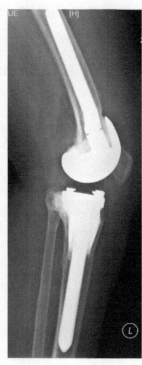
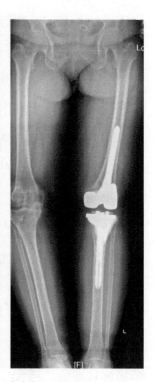

图 27 - 5　术后 2 年随访时的左膝及双下肢全长 X 线片

病例分析

在膝关节置换翻修术中，巨大骨缺损的重建一直是关节外科医生面临的一大难题。因其缺损骨质范围大且形态各异，传统的非个性化的假体不能很好地匹配骨缺损的形态，难以实现解剖的精确重建及生物力学的复原，术中需对剩余骨质进行进一步的截骨和修整，手术操作复杂，术后假体生存率仍较低，易出现疼痛等并发症，临床满意度也较低。

随着 3D 打印技术的发展，巨大骨缺损的重建有了新的解决途径。3D 打印技术可使用金属等材料，通过逐层打印的方式来构造物体，无须传统铸造、锻造或器械切割等工艺，从而极大地缩短个性化定制假体的研发和生产难度，缩短了生产周期并降低了假体成本。同时，3D 打印技术通过对金属假体表面孔径和孔隙率的设定，在实现增大摩擦力而增加初始稳定性的同时，还能增加骨整合和骨长入从而实现增强远期稳定性。此外，3D 打印金属假体可以达到与人体松质骨接近的弹性模型，减少应力遮挡及骨溶解。

2019 年 7 月，国家食品药品监督管理总局会同国家卫生健康委员会发布了《定制式医疗器械监督管理规定（试行）》。这项里程碑式的法规充分肯定了 3D 打印个性化定制假体的临床价值。

本例病例即报告了我院使用 3D 打印个性化定制干骺端假体修补胫骨近端巨大骨缺损的情况。此病例出现了胫骨侧 AORI Ⅲ型的巨大骨缺损，经 3D 打印干骺端填充材料修补后，得到了良好的重建，且操作步骤相对简单，术中与残余骨面压配良好，术中即可实现良好的初始稳定性，随访 2 年无假体松动、感染、断裂等并发症，假体位置良好且临床效果良好。

我们认为该方法有以下几点优势：①通过个性化定制假体，实现了对骨缺损残余骨质的完美匹配，避免了术中磨削等医源性骨量丢失，尽量多地保留了骨量。②干骺端良好压配的同时与传统翻修假体的延长杆组合使用，实现了干骺端稳定和骨干区稳定，符合"三区固定"的理论，具有足够的力学支撑。③通过合适的孔径和孔隙率的设定，在实现增大摩擦力而增加初始稳定性的同时，预期还能增加骨整合和骨长入从而实现增强远期稳定性。④假体的弹性模量与皮质骨接近，尽量避免了应力遮挡及骨溶解。⑤手术步骤简化，操作相对简单，缩短了手术时间。⑥可以与传统的翻修假体组合使用，与金属干骺端 cone、sleeve 等相比，医疗花费更低。

综上，3D 打印个性化定制干骺端假体是修补胫骨近端巨大骨缺损的一种优效方法，临床效果和影像学结果良好，有望逐步得到临床推广。

病例点评

在此病例中，翻修术中取完假体后造成了巨大骨缺损，常规的翻修手段无法在干骺端形成很好的填充和稳定，并定制了假体和相应的工具，假体可以通过生物固定技术在胫骨近端形成稳定，一旦出现感染，降低了可能的再次翻修的难度；假体同时可以组配使用，也可以一体化定制，扩展了使用的灵活性。作者通过定制个体化植入物为我们处理复杂骨缺损难题提供了崭新的思路。

参考文献

1. ENGH G A, Ammeen D J. Bone loss with revision total knee arthroplasty：defect classification and alternatives for reconstruction. Instr Course Lect, 1999, 48：167 - 175.

2. ALEXANDER G E, BERNASEK T L, CRANK R L, et al. Cementless metaphyseal sleeves used for large tibial defects in revision total knee arthroplasty. J Arthroplasty, 2013, 28(4)：604 - 607.

3. CHALMERS B P, DESY N M, PAGNANO M W, et al. Survivorship of metaphyseal sleeves in revision total knee arthroplasty. J Arthroplasty, 2017, 32(5)：1565 - 1570.

4. DIVANO S, CAVAGNARO L, ZANIRATO A, et al. Porous metal cones：gold

standard for massive bone loss in complex revision knee arthroplasty? A systematic review of current literature. Arch Orthop Trauma Surg, 2018, 138(6): 851 – 863.

5. REMILY E A, DÁVILA CASTRODAD I M, MOHAMED N S, et al. Short-term outcomes of 3D-printed titanium metaphyseal cones in revision total knee arthroplasty. Orthopedics, 2021, 44(1): 43 – 47.

（李杨　田华）

笔记

病例 28
打压植骨术在复杂初次膝关节置换中的应用

病历摘要

【基本信息】

患者，女性，71岁。

主诉：左膝外伤后疼痛 2 年，加重伴活动受限 8 个月。

现病史：患者 2 年前因车祸伤及左膝，出现左膝疼痛，就诊于外院，诊断为"左膝胫骨平台骨折"，行内固定手术（具体不详），伤后左膝疼痛无明显缓解，上下楼梯时疼痛明显，休息可部分缓解。患者未予以重视，术后未定期复查；8 个月前左膝疼痛无明显诱因加重，平地走时疼痛明显，休息可部分缓解，就诊于外院，诊断为"左侧胫骨平台骨折内固定术后、胫骨平台塌陷"，遂行内固

定取出术（具体不详）；为求进一步诊治，就诊于我院，行左膝 X
线片、CT 等检查，诊断为"左膝骨性关节炎；左侧胫骨平台骨折、
内固定取出术后、胫骨平台塌陷"。为求手术治疗，收入院。

【查体】

　　跛行步态，左膝内翻畸形，左膝可见陈旧手术瘢痕；双膝无
明显红肿，左膝内侧间隙压痛明显；双膝髌骨研磨试验阳性；双
膝浮髌试验阴性；左膝前抽屉试验可疑阳性；双膝侧方应力试验
阴性；双下肢肌力 V 级；左膝 ROM：0°～100°，右膝 ROM：
0°～125°。

【影像学检查】

　　（1）术前双下肢全长 X 线片（图 28 - 1）：左膝内翻 14°。

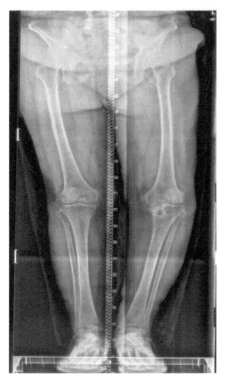

图 28 - 1　术前双下肢全长 X 线片

（2）术前左膝 CT（图 28 - 2）：左膝内侧平台塌陷，局部骨不连。

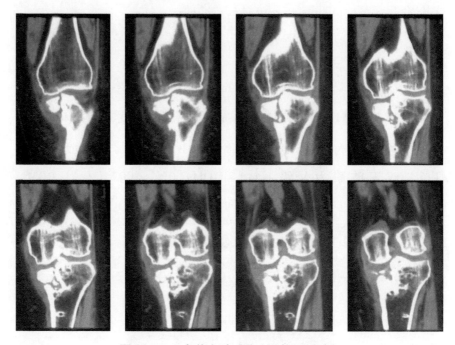

图 28 -2　术前左膝 CT（冠状面重建）

【诊断】

左膝骨性关节炎；左侧胫骨平台骨折；内固定取出术后；胫骨平台塌陷。

【治疗经过】

患者完善术前检查，除外手术禁忌后，经全科查房讨论，计划行左膝关节置换术＋胫骨侧打压植骨术。

（1）暴露：右膝前正中原切口入路，逐层依次切开。髌骨旁内侧入路进入关节。切除内外侧半月板，前交叉韧带部分损伤，切除前后交叉韧带，标记 Whiteside 线。

（2）截骨及打压植骨：股骨侧常规截骨，然后胫骨前脱位显露胫骨平台。见内侧平台部分塌陷，骨折未愈合，骨块活动。骨块与平台见纤维组织连接，切除未愈合的骨块（图 28 - 3）。髓内定位行胫骨近端截骨，外侧平台高点截约 12 mm。依次扩髓腔，最大扩到 15 mm×115 mm。测量大小为 2 号。截骨后内侧平台的骨缺损大小为 40 mm（前后）×20 mm（内外）×24 mm（上下）（图 28 - 4）。使用刮匙及咬骨钳清理缺损区的纤维瘢痕组织及硬化表面，使用 rim mesh 封闭缺损区，并用 5 枚螺钉固定可靠，然后将平台及股骨所截下的松质骨用咬骨钳处理成颗粒状，分层植于封闭的缺损区内并打压可靠（图 28 - 5）。

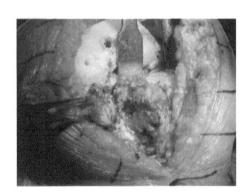

图 28 - 3　术中探查骨折骨块照片

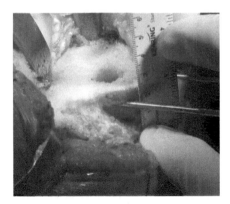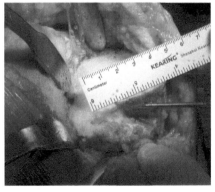

图 28 - 4　术中骨缺损测量照片

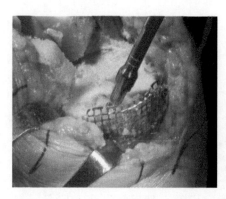
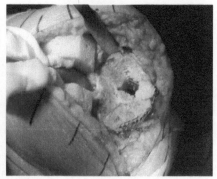

图 28 - 5　术中打压植骨照片

（3）安装试体：测试伸屈活动满意及稳定性良好后取下试体，冲洗，调骨水泥，依次安装假体及限制型垫片（图 28 - 6），再次测试伸屈活动满意及稳定性良好后依次关闭伤口，加压包扎。安返病房。

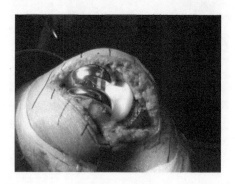

图 28 - 6　术中安装完假体及垫片后照片

【随访】

术后复查 X 线片见下肢力线得到良好矫正（图 28 - 7），胫骨侧骨床无明显骨缺损，假体位置良好（图 28 - 8）；术后先非负重锻炼，术后 6 周部分负重锻炼，术后 3 个月恢复完全负重锻炼。术后 4 个月复查，患者左膝疼痛明显缓解，ROM：$0° \sim 110°$，X 线片见胫骨侧无骨质吸收和假体松动现象，假体位置良好（图 28 - 9）。

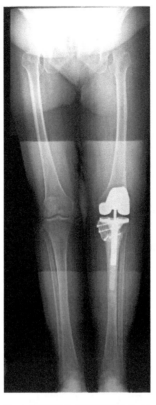

图 28 −7   术后第 3 天双下肢全长 X 线片

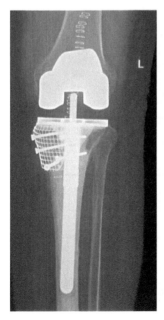 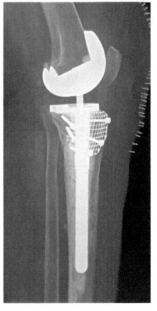

图 28 −8   术后第 3 天膝关节正侧位 X 线片

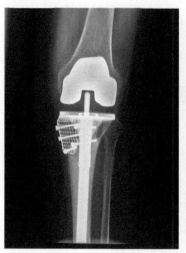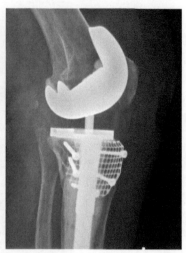

图 28-9　术后 4 个月复查膝关节正侧位 X 线片

病例分析

在复杂初次膝关节置换术或膝关节置换翻修术中，时常会遇见骨缺损。骨缺损的常见原因有：骨折、严重内外翻畸形、假体周围感染、骨溶解、假体无菌性松动等。本病例为 1 例行复杂初次膝关节置换术的患者，患者既往由于胫骨平台骨折行内固定术，术后出现了胫骨平台塌陷，故出现膝关节疼痛明显伴活动严重受限。

胫骨骨缺损的良好修复重建是手术成功的关键。对于较小的骨缺损，可以使用增加截骨量、骨水泥填充、金属螺钉支撑、金属垫块等方法；而对于较大的骨缺损，可以使用结构植骨、打压植骨、干骺端固定假体、3D 打印假体等诸多手术方式。在本例患者中，患者胫骨骨缺损大小为 40 mm（前后）× 20 mm（内外）× 24 mm（上下），骨缺损较大且为非包容性缺损。我们使用了打压植骨的技术。首先，我们使用刮匙及咬骨钳清理缺损区的纤维瘢痕组织及硬化表面，并使用 rim mesh 封闭缺损区，用 5 枚螺钉固定可靠。其次，在移植骨的选择上，我们使用自体骨的打压植骨。异体骨存在着自身免疫排斥、疾病传播、价格昂贵等弊端；不同于膝关节置换翻修术，在初次置换术的常规截骨过程中可获得足量的植骨材料。因此，我们将平台及股骨所截下的松质骨用咬骨钳处理成颗粒状，分层植于封闭的缺损区内并打压可靠。术后患者恢复良好，随访见胫骨侧无骨质吸收和假体松动，假体位置良好。

回顾本病例，其中的技术要点主要有：①骨床准备：需彻底清除缺损骨面的硬化骨、纤维瘢痕等，创造有出血的宿主松质骨骨床；对于非包容性缺损，需要使用金属网将其处理为包容性缺损；②移植骨的处理：初次置换可以选择自体松质骨，用咬骨钳咬碎至 5～10 mm 后打入骨床，此步骤需打压牢靠且与截骨面打平；③假体选择：缺损较大时应配合使用延长杆，以分散应力，保护植骨；④假体对线：需尽可能将 HKA 恢复至中立位，避免出现内侧平台负重过多；⑤假体康复计划：术后先非负重康复锻炼，逐渐部分负重和完全负重。

病例点评

骨缺损是复杂初次膝关节置换术或膝关节置换翻修术中常需要面临的问题，而打压植骨术是常用的骨缺损重建方法之一。其具有可最大程度保留骨量的优势，有利于增加假体骨长入和提升假体远期稳定性，尤其适合年龄较小，对骨量要求较高的患者。特别是利用术中截骨或髂骨取骨来源的自体骨打压植骨技术，比之异体骨打压植骨术，其具有良好的骨诱导和骨传导作用，利于骨缺损的修复，且具有无免疫排斥、无疾病传播、无高昂花费等优点。

但另一方面，无论是异体骨还是自体骨，打压植骨技术均有可

笔记

能发生植骨不愈合、畸形愈合、塌陷或吸收等问题。因此，为提高植骨的成活率，需在前文中写到的骨床准备、移植骨的处理、假体选择、假体对线、术后康复计划等要点方面加以重视。

本患者行复杂初次膝关节置换术。患者因外伤导致胫骨内侧平台塌陷，继而出现膝关节内翻畸形，导致重度骨性关节炎，引起膝关节疼痛和活动受限。术者使用了自体骨打压植骨技术，术后患者疼痛明显缓解，功能明显改善，影像学见假体位置良好，未见假体松动或骨质吸收征象，获得了良好的临床效果。

参考文献

1. SCULCO P K, ABDEL M P, HANSSEN A D, et al. The management of bone loss in revision total knee arthroplasty: rebuild, reinforce, and augment. Bone Joint J, 2016, 98-B(1 Suppl A): 120 – 124.

2. SHETH N P, BONADIO M B, DEMANGE M K. Bone loss in revision total knee arthroplasty: evaluation and management. J Am Acad Orthop Surg, 2017, 25(5): 348 – 357.

3. BURASTERO G, CAVAGNARO L, CHIARLONE F, et al. The use of tantalum metaphyseal cones for the management of severe bone defects in septic knee revision. J Arthroplasty, 2018, 33(12): 3739 – 3745.

4. TOMS A D, BARKER R L, JONES R S, et al. Impaction bone-grafting in revision joint replacement surgery. J Bone Joint Surg Am, 2004, 86-A(9): 2050 – 2060.

（王鑫光　田华）

病例 29
股骨外髁滑移截骨治疗严重膝外翻

病历摘要

【基本信息】

患者，女性，67 岁。

主诉：左膝关节畸形疼痛 40 余年。

现病史：患者 40 年前逐渐出现左膝关节疼痛，疼痛多在行走和屈曲时出现，膝关节外侧明显，外观上呈外翻畸形，近年来明显加重，VAS 评分 6 分，伴关节肿胀，伸直受限，无弹响，行走最远距离 1 千米，无腰痛，下肢乏力。现患者为进一步手术治疗来我院。自发病以来，患者精神可，饮食可，睡眠一般，体重无明显减轻，大小便正常。

【查体】

左膝外翻畸形（图 29 – 1）。屈曲位及伸直位均有外翻畸形，外侧关节间隙压痛，肌力正常。关节活动度 20°～100°。

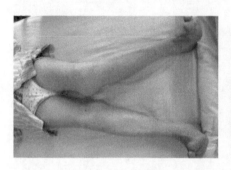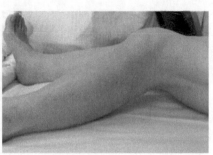

图 29 – 1　术前患者膝关节大体照片

【影像学检查】

双膝退行性骨关节病，左膝为著，膝外翻畸形（图 29 – 2）。

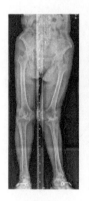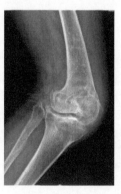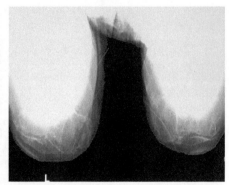

图 29 – 2　术前患者影像照片

【诊断】

双膝性骨关节炎；膝外翻畸形。

【治疗经过】

患者取仰卧位，膝关节屈曲位时足下放置挡板协助维持膝屈曲。采用连续硬膜外麻醉，使用气囊止血带，消毒铺单。常规做正中切口，经髌旁内侧入路进入关节。股骨远端截骨时导向板设定的角度均采用在术前 X 线片上测得的股骨外翻角（即股骨解剖轴与机械轴的夹角3°~5°），标准参考股骨内髁远端9 mm 截骨，此病例增加截骨2 mm。胫骨前脱位后参考内侧平台下方3 mm 截骨。屈曲位股骨旋转截骨参考后髁线及 Whiteside 线，完成四合一截骨、股骨髁间截骨。Gerdy 结节处骨膜下松解髂胫束止点。选择股骨外侧髁1/3 处垂直于股骨远端截骨面进行截骨，松解附着在滑移骨块上的骨膜、后外侧关节囊，沿股骨外后侧骨膜下松解后外侧关节囊，使用间隙测块，骨块可以向远端及后侧滑移，直至屈伸间隙和内外侧间隙完全平衡，去除骨块远端和后侧多余骨质，并在滑移骨块上重新制备符合嵌入假体的斜面（图 29 - 3）。安装假体试模，将骨块复位在试模内，在屈曲45°寻找等张点，使用2 枚克氏针临时固定骨块，使用若干枚全螺纹松质骨螺钉，固定骨块。再次测试屈伸间隙确定稳定平衡后用骨水泥固定假体，避免截骨面粘上骨水泥影响骨愈合，安装聚乙烯衬垫。髌骨予以重新修整使之缩小，髌骨周缘电灼去神经化处理。手法测试非拇指试验，髌股轨迹满意。

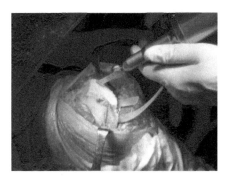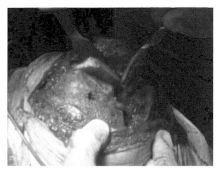

图 29 - 3 股骨外侧髁截骨向远端滑移

【随访】

患者术后佩戴支具3 个月，复查 X 线片显示截骨端愈合良好，下肢力线矫正满意（图 29 - 4）。

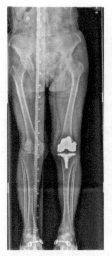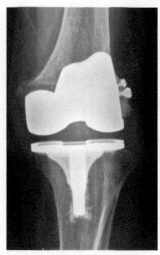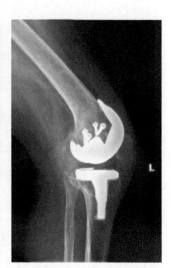

图 29 -4　术后随访复查 X 线片

病例分析

这个重度固定性膝外翻病例的特点是：关节内软骨磨损、外侧软组织挛缩、股骨发育性外翻。而股骨发育性外翻的结果是股骨外侧髁远端或后方骨质缺损，以及股骨通髁线相对于股骨力学轴线外翻。术前需要判断是否存在关节外骨性畸形及大小如何。正常的股骨通髁线在伸直位是垂直于股骨力学轴线，这个病例股骨通髁线相对于股骨力学轴线外翻，术后纠正到了 90°，恢复了冠状面上正常的运动学，相当于部分关节外畸形进行了关节内矫正，这是靠滑移截骨来实现。避免了一期截骨二期再行关节置换。

膝外翻没有像膝内翻一样的袖套状松解技术，严重膝外翻进行外侧副韧带或者腘肌腱的松解容易导致过度松解而出现不稳定，滑移截骨保留了外侧副韧带及腘肌腱止点的完整性，避免了使用高限制性的假体。手术中除了松解髂胫束之外，可以截骨后直视下于股骨髁后方彻底松解后外侧关节囊，避免了关节线水平松解关节囊可能出现的腓总神经损伤的风险或者关节囊的松解不足。滑移截骨改变了股骨髁上旋转轴，使之垂直于股骨力学轴线，侧副韧带环成为矩形，采用45°等张点来固定骨块，结合0°、90°的稳定性，也可以进行多针穿刺的微调，使得全范围活动达到平衡。

病例点评

本病例通过改变股骨髁上轴的位置，将发育异常的股骨外侧髁纠正为相对正常的解剖状态，从而改善了力学轨迹。截骨之后通过内固定坚强固定，加上骨水泥的固定，形成双重保护，来保证截骨端的愈合。截骨的操作使得软组织松解减少，又达到了软组织平衡，可以使用限制性较低的假体，对远期的假体生存率是有好处的。倘若面临再次翻修，手术难度也会降低。

参考文献

1. LI F, LIU N, LI Z, et al. Lateral femoral sliding osteotomy in total knee arthroplasty with valgus deformity greater than twenty degrees. Int Orthop, 2019, 43(11): 2511 – 2517.

2. RANAWAT A S, RANAWAT C S, ELKUS M, et al. Total knee arthroplasty for severe valgus deformity. J Bone Joint Surg Am, 2005, 87(1): 271 – 284.

3. MULLAJI A B, SHETTY G M. Lateral epicondylar osteotomy using computer navigation in total knee arthroplasty for rigid valgus deformities. J Arthroplasty, 2010, 25(1): 166 – 169.

4. STRAUCH M, VON EISENHART ROTHE R, Graichen H. A new navigation-based technique for lateral distalizing condylar osteotomy in patients undergoing total knee arthroplasty with fixed valgus deformity. Knee Surgery Sport Traumatol Arthrosc, 2013, 21(10): 2263 – 2270.

5. CONJESKI J M, SCUDERI G R. Lateral femoral epicondylar osteotomy for correction of fixed valgus deformity in total knee arthroplasty: a technical note. J Arthroplasty, 2018, 33(2): 386 – 390.

（李锋　田华）

笔记

病例 30
合并持续性髌骨脱位的膝关节置换

病历摘要

【基本信息】

患者，女性，63 岁。

主诉：右膝疼痛 2 年余。

现病史：患者 2 年余前无明显诱因出现右膝关节疼痛，疼痛多在行走和屈曲时出现，VAS 评分 6 分，伴关节肿胀、绞索，无弹响，行走最远距离 1 千米，未予重视及诊治。膝关节疼痛症状逐渐加重，VAS 评分 7 分，但仍能坚持行走 1 千米，无腰痛，下肢乏力。现患者为求进一步手术治疗来我院。自发病以来，患者精神可，饮食可，睡眠一般，体重无明显减轻，大小便正常。

【查体】

右膝髌骨外侧脱位（图 30 − 1）。髌骨位于股骨外髁外侧，关节间隙压痛，肌力正常。关节活动度 10°~90°。

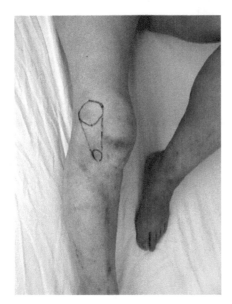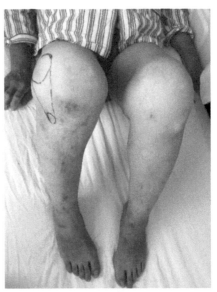

图 30 −1　术前患者膝关节大体照片，标记髌骨位置

【影像学检查】

双膝退行性骨关节病，右膝为著，右侧髌骨脱位，髌骨软化（图 30 −2）。

【诊断】

双膝性骨关节炎；右侧髌骨脱位。

【治疗经过】

患者入院后完善术前检查，无手术禁忌证。在腰麻下行右全膝关节置换＋胫骨近端截骨术。术中采用髌旁内侧入路。见股骨滑车未发育，常规股骨开髓，髓内定位，外翻角 6°行股骨远端截骨。前后交叉韧带均呈现磨损残端。胫骨前脱位后以胫骨远端机械轴线做

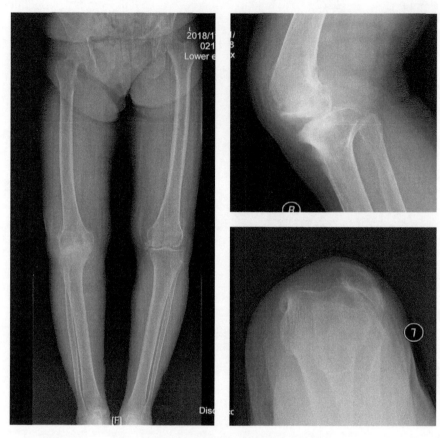

图 30 -2　术前患者影像照片

参考截骨。胫骨侧开髓后确定胫骨偏心延长杆型号。安装假体试模，选择 12 mm 垫片，内外侧、伸屈间隙基本平衡。此时髌骨无法复位。行髌骨外侧松解，自髌腱止点外侧缘至近端股外侧肌与股直肌之间完全游离，髌骨仍无法复位。胫骨结节参考股骨胫骨假体明显偏外，遂行胫骨近端截骨。将截骨块内上移位，同时股内侧肌向远端、外侧包裹髌骨。游离股内侧关节囊层软组织瓣约 8 cm × 9 cm 备用。冲洗伤口及调和骨水泥、安装股骨和胫骨假体后，置换髌骨。髌旁外侧关节囊缺如部分用刚才游离的组织瓣覆盖以关闭关节囊，冲洗，放置引流，逐层关闭伤口（图 30 -3）。

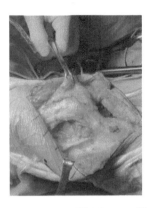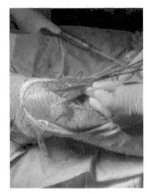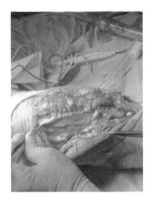

图30-3 游离髌腱仍无法复位，遂行胫骨近端截骨，
游离股内侧关节囊层软组织瓣

【随访】

术后5个月患者恢复状况，皮肤愈合良好（图30-4）。

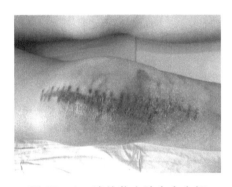

图30-4 膝关节皮肤愈合良好

病例分析

伴有髌骨严重脱位的膝骨关节炎患者并不常见，其往往由于儿童时期发育畸形、滑车发育不良或外伤等因素导致髌骨持续性脱位。对于早期未处理的髌骨脱位，成年后常会出现膝关节疼痛，膝骨关节炎进展加快等。实行全膝关节置换术是终末期骨关节炎治疗的有效手段。对于合并髌骨脱位的膝关节炎患者，行全膝关节置换

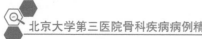
术的难点为难于获得正常的髌骨轨迹。

本例患者发病时间长，髌骨脱位较为固定，静息状态下被动推拉髌骨难复位于正常位置。术前 X 线片可见髌骨脱位于膝关节外侧，髌骨滑车发育浅。因此，术前计划的重点在于良好复位髌骨。

针对合并髌骨脱位的患者，可选择髌旁内侧入路或髌旁外侧入路。可选择髌骨内侧支持带紧缩、股四头肌 V-Y 成型、胫骨结节截骨等手术策略进行髌骨复位。本例实行的是髌旁内侧入路，并采用髌骨内侧支持带紧缩、股四头肌 V-Y 成型、胫骨结节截骨等手段联用，依照复位的有效程度，选择一种或多种方式联用复位。主要考虑在髌骨外翻患者中，内侧入路有利于内侧软组织的紧缩。当实行内侧韧带紧缩及股四头肌 V-Y 成型后，髌骨复位仍不满意。因此行胫骨结节截骨术。我们选择多种方式联用的优点是能够良好地恢复髌骨滑车轨迹，缺点是对髌骨及皮肤的血运，以及伸膝装置破坏较多。术后应勤换药，定期复查，以避免缺血坏死等并发症；还应辅以良好功能锻炼，以避免伸膝装置功能不良。

病例点评

膝关节置换术后的满意率只有 80%，髌股轨迹不良是置换术后不满意的重要因素。对于髌骨脱位的患者，术中更应注意满意的髌骨复位。

针对置换术前髌骨持续性脱位的患者，需充分考虑复位髌骨所用的手术技巧及必要性。值得注意的是，脱位的髌骨可以联用多种手术技巧进行复位，切勿放任不处置。在复位髌骨的过程中，外侧的广泛松解是不可避免的，需注意髌骨周围血运，避免不必要的破坏。对于畸形时间长，髌骨滑车发育不良的患者，单纯给予外侧软

笔记

组织松解及内侧软组织紧缩容易导致脱位复发。选择股四头肌 V-Y 成型手术还是胫骨结节止点移位取决于畸形特点。对于合并胫骨结节外移的患者，TTO 是有效的畸形纠正手段。对于胫骨近端截骨的手术技术要点，需术前通过影像学了解胫骨结节骨块足够大，以避免骨块碎裂及影响固定强度。固定方式可选择螺钉及钢丝捆扎联合固定。皮肤的愈合及潜在的关节腔会降低感染发生率。股内侧肌向远端、外侧包裹髌骨可以进一步纠正髌骨轨迹，减少伸直滞缺。同时，术后需辅以良好功能锻炼，以避免伸膝装置功能不良。感染是主要风险，可通过内侧软组织剥离补片，游离到关节外侧封闭关节腔。

参考文献

1. KIM R H, SCUDENRI G R, DENNIS D A, et al. Technical challenges of total knee arthroplasty in skeletal dysplasia. Clin Orthop Relat Res, 2011, 469(1): 69 – 75.

2. DE WAAL MALEFIJT M C, VAN KAMPEN A, VAN GEMUND J J. Total knee arthroplasty in patients with inherited dwarfism-a report of five knee replacements in two patients with Morquio's disease type A and one with spondylo-epiphyseal dysplasia. Arch Orthop Trauma Surg, 2000, 120(3 – 4): 179 – 182.

3. KUMAGAI K, KUBO M, MAEDA T, et al. Total knee arthroplasty for treatment of osteoarthritis with prolonged patellar dislocation. Arthroplasty Today, 2017, 3(1): 25 – 28.

（赵然　蔡宏）

病例 31
内侧紧缩技术在严重膝外翻关节置换中的应用

病历摘要

【基本信息】

患者，女性，55 岁。

主诉：左膝关节疼痛 8 年，加重伴活动受限半年。

现病史：患者 8 年前逐渐出现左膝疼痛，膝关节出现外翻畸形，曾因股骨颈骨折在 10 年前行左髋关节置换，术后恢复顺利，有轻微跛行。左膝外翻日渐加重，膝关节疼痛主要位于外侧和前方。上下楼梯时疼痛明显，夜间亦有疼痛。近半年来，左膝疼痛加重，有不稳感，外翻明显进展，就诊于外院，诊断为"左膝骨性关节炎，膝外翻畸形"，为求进一步诊治收入院。

【查体】

跛行步态，左膝外翻畸形，左髋可见陈旧手术瘢痕；左膝浮髌试验阳性，外侧间隙压痛明显；内侧副韧带在屈曲位和伸直位均明显松弛，侧方应力试验阳性；双下肢肌力Ⅴ级；左膝ROM：0°~100°。

【影像学检查】

（1）术前双下肢全长X线片（图31-1）：左膝外翻38°。

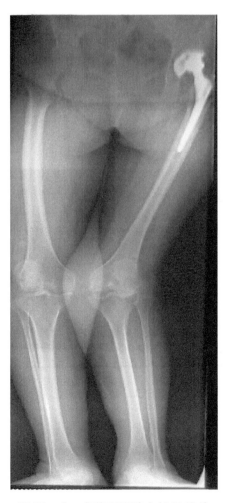

图31-1 术前双下肢全长X线片

（2）术前左膝外翻应力位片（图31-2）：外侧关节间隙狭窄，内侧松弛。

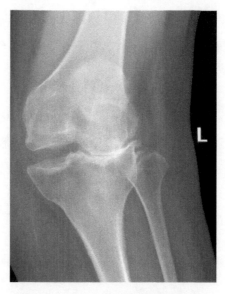

图31-2 术前左膝外翻应力位片

【诊断】

左膝骨性关节炎；左膝外翻畸形 Krackow Ⅱ型。

【治疗经过】

患者取平卧位，采用连续硬膜外麻醉，下肢常规消毒铺无菌手术单巾，气囊止血带下手术。采用膝关节前方正中切口，髌旁内侧入路进入关节，切除前后交叉韧带。分别使用相应器械进行股骨侧和胫骨侧截骨。股骨侧外翻角依据术前全长片测量时，股骨解剖轴与力学轴线的夹角而定。在完成股骨、胫骨截骨后，切除内外侧半月板。清除股骨髁外侧和后方增生骨赘。采用 Whiteside 线参考及内外上髁轴线确定股骨远端外旋角度，进行4合1截骨，在去除股骨外髁和胫骨平台外侧增生骨赘后，使用间隙测块测量膝关节伸直和屈曲间隙。做初步的外侧软组织松解，包括髂胫束和后外侧关节囊的松解，外侧间隙达到可以容纳最薄的聚乙烯垫片。暴露内侧副韧带在内上髁的止点，克氏针钻孔后使用微型摆锯在 MCL 附着点处骨质开窗（1.2 cm×1.0 cm），用嵌入器将开窗部位的松质骨打压内陷，用 5 号不可吸收缝线编织缝合内侧副韧带后穿过开窗之骨块，使用带线导针将缝线由股骨外上髁引出，2 处出针点间隔 1 cm，膝关节屈曲 30°拉紧缝线，打结固定（图 31 - 3）。

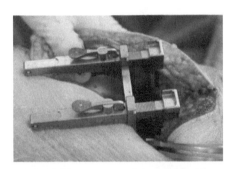
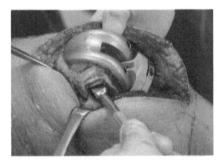
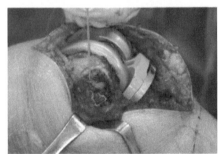
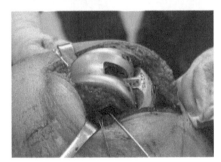

图 31 - 3　术中探查内侧间隙明显大于外侧间隙，
行内侧副韧带紧缩技术

【随访】

术后使用膝关节支具保护 6 周，早期适当减少负重训练，术后 3 个月恢复完全负重锻炼。术后复查 X 线片见下肢力线得到良好矫正（图 31 - 4）。

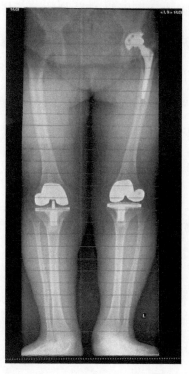

图 31 -4　术后 3 个月复查双下肢全长 X 线片

病例分析

　　目前合并内侧副韧带松弛的 Ⅱ 型膝外翻的治疗尚未达到共识。由于 Ⅱ 型外翻畸形患者内侧副韧带有一定程度的松弛，术后可能会出现膝关节内侧的不稳定，有学者认为采用髁限制性假体（constrained condylar knee，CCK）能很好地避免这一问题。但 CCK 假体为半限制型假体，假体与骨水泥界面承受应力大，其术后松动率高。有学者研究认为使用限制型假体铰链膝具有较高的翻修率，且在翻修的过程有骨缺损较大的问题，翻修手术难度大。

　　在手术过程中松解顺序也有一些分歧，相对于膝内侧而言，因为缺乏软组织袖套，松解可控性差。Krackow 等认为在膝外翻畸形中常规先松解膝外侧副韧带和髂胫束，必要时松解腘肌腱和后外侧关节囊。Ranawat 等建议首先处理后外侧关节囊，然后松解后交叉韧带，如未矫正畸形可行外侧副韧带和髂胫束松解，但仍坚持保留腘肌腱。Favorito 等考虑膝外翻畸形中外侧副韧带通常是最主要的紧张结构，应该最先松解，然后可以松解后外侧关节囊和腘肌腱，最后处理髂胫束而达到平衡。Whiteside 提出按外侧组织的功能而确定松解顺序。他认为当关节屈曲位时，膝关节外侧紧张结构主要为外侧副韧带和腘肌腱；膝关节伸直位时，关节外侧的稳定更多地依靠髂胫束和后关节囊。

对于膝外翻的内侧软组织术中应注意保护，尽量避免松解导致内侧结构进一步松弛。对于Ⅱ度膝外翻畸形的内侧副韧带的一定程度的松弛，有学者考虑折叠内侧副韧带或上移其附着点，但此种方法术后膝关节的稳定性取决于内侧副韧带的愈合情况。并且如果术后整体力线上存在明显的残留外翻，则可能加重内侧的松弛。本例采用内侧紧缩的方法，我们认为有以下优势：不改变股骨髁上轴，屈伸间隙可以同时达到稳定，且可以使用标准厚度垫片，降低 CCK 的使用概率，从而减少腓总神经损伤的风险，骨愈合潜能好，在多重固定情况下可以达到很好的愈合。然而对于那些合并内侧副韧带断裂，或者术中不慎损伤内侧副韧带的病例，就需要增加假体的限制性，限制性假体是挽救此类情况的有效手段。

🔲 病例点评

此病例属于严重的Ⅱ型膝外翻，内侧副韧带松弛时内外侧的平衡相对比较困难，因内侧软组织比较菲薄，广泛松解外侧很难达到完美的内外侧平衡，且腓总神经损伤概率增加，使用厚的垫片会改

笔记

变关节线，影响膝关节的屈曲活动。采用的方法把韧带重建应用到关节置换手术当中，通过多重的固定促进了韧带与骨的愈合，减少了外侧的广泛松解，同时可以减少限制性假体的使用，是一种应对严重膝外翻的有效方法。

参考文献

1. Li F, LIU N, LI Z, et al. Abnormally high dislocation rate following constrained condylar knee arthroplasty for valgus knee：a case-control study of 43 consecutive patients. J Orthop Surg Res, 2019, 14(1)：268.

2. HEALY W L, IORIO R, LEMOS D W. Medial reconstruction during total knee arthroplasty for severe valgus deformity. Clin Orthop Relat Res, 1998(356)：161 – 169.

3. LI F, WANG C, ZHAO M W, et al. Modified medial collateral ligament indentation technique in total knee arthroplasty with severe type Ⅱ valgus deformity. Orthop Surg, 2022,14(4):663 – 670.

（李锋　田华）

笔记

病例 32
全髋关节置换术中手持导航系统的应用

病历摘要

【基本信息】

患者，女性，68 岁。

主诉：双髋关节疼痛 8 年，加重 1 年。

现病史：8 年前无诱因出现双髋疼痛，休息后缓解，劳累后加重，以右侧为著，在外院按腰椎管狭窄治疗，给予针灸、按摩及口服药物治疗，效果欠佳。之后症状间断发生，1 年前双髋疼痛加重，不能长距离行走，上下楼困难，口服止疼药物治疗，无明显效果。现为进一步治疗来我院，门诊以"双髋骨性关节炎"收入我科。患者近 1 年来睡眠、食欲、精神可，大小便正常，体重无变化。

　　既往史：高血压病史 30 余年，长期服用替米沙坦、硝苯地平缓释片控制，平素血压控制良好。否认糖尿病、冠心病等慢性病史，否认食物药物过敏史。

【查体】

　　跛行步态，行走需拄单拐。双髋关节周围皮肤正常，无红肿、破溃，双下肢无明显肌萎缩，双下肢肌力 V 级。双髋活动度见表 32 - 1。双髋 "4" 字试验阳性，Trendlenburg 征阴性。

表 32 - 1　双髋关节活动度

	前屈	后伸	外展	内收	外旋	内旋
左髋	90°	0°	20°	15°	20°	20°
右髋	90°	0°	20°	5°	10°	10°

【影像学检查】

　　双髋正位 X 线片检查（图 32 - 1）：双侧髋关节关节间隙变窄，关节边缘骨质增生硬化，骨赘形成，右髋关节为著。

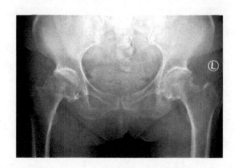

图 32 - 1　双髋正位 X 线片

【诊断】

　　双髋关节骨性关节炎；高血压病。

【治疗经过】

　　本患者双侧髋关节骨性关节炎明确，症状严重影响生活质量，具备髋关节置换指证，因右侧髋关节症状更重，入院后进行了右侧全髋关节置换术。

在髋关节置换术中，使用了手持导航系统辅助髋臼假体的安放。首先在髂嵴上定位示踪器，然后进行骨盆和髋关节位置的注册（图32-2）。接下来，在髋臼磨挫和假体安放的过程中，使用手持导航仪实时显示髋臼假体的角度，并在其辅助下，将髋臼假体安放在理想的位置。最终髋臼假体安放完毕后，导航显示髋臼杯外展40°，前倾19°（图32-3）。之后使用常规的方法进行股骨侧的磨

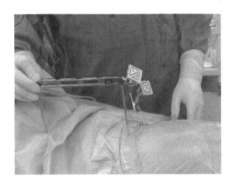 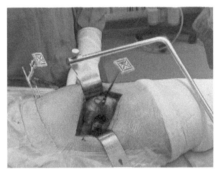

图32-2　手持导航系统的术中注册

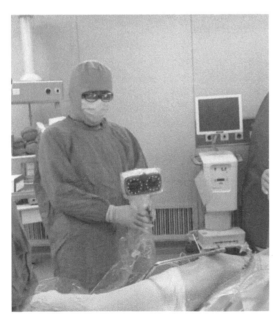 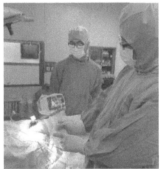 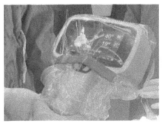

图32-3　手持导航系统术中定位和假体示踪，实时显示假体安放角度

挫和假体植入，并安装对应的陶瓷球头。手术全程用时 60 分钟，下肢长度和偏心距均得到了重建，获得了非常满意的髋关节活动度和稳定性。

术后患者恢复良好，手术当天晚上即可拄拐下地活动，术后第 3 天平稳出院回家。术后的影像学结果显示，假体的位置、角度和肢体长度均很理想（图 32 − 4），在术后 X 线片上进行测量，髋臼假体外展 42.1°，前倾 22.1°，双下肢长度相差 3.2 mm。

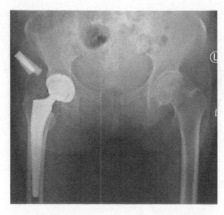

图 32 −4 患者术后 X 线片。假体位置和角度理想，下肢偏心距和长度均得到了良好的重建

病例分析

人工全髋关节置换术（total hip arthroplasty，THA）是目前治疗严重髋关节疾病最有效的方法，在全世界范围已广泛开展。作为一种矫形重建手术，THA 的手术效果与手术技术密切相关，术中假体安放的位置，尤其是髋臼假体的角度及下肢长度的恢复，是影响 THA 术后结果及患者满意度的重要因素。若术中假体安放位置不良，会增加术后下肢不等长、假体脱位等并发症的风险。

随着科技的进步，数字化、智能化技术逐渐问世，导航系统和手术机器人系统是其中的代表，被认为是解决上述问题的最佳方案。但是，无论是传统的导航系统还是手术机器人系统，都有其劣势。①上述系统的仪器均较庞大，购置金额昂贵，这就在一定程度上限制了它们的推广和使用。②手术机器人系统大多需要患者在术前完善 CT 检查，在计算机中进行建模和术前规划后才可进行手术，这就无形中增加了患者的术前检查成本，也增加了放射学的暴露，并延长了患者等候手术的时间。

手持导航系统的出现，恰好弥补了上述两点不足。手持导航系统的工具非常简单（图 32 - 5），便于携带且成本较低，它不需要患者进行术前 CT 或其他任何额外的检查，解剖标志注册、骨骼定位、假体示踪均在术中完成。它在维持了精准化的同时，还兼具了便捷性，降低了使用成本并易于推广。本例病例为我国首例采用手持导航系统进行的全髋关节置换手术，术后患者假体位置理想，恢复迅速。该手术的成功开展标志着我国关节置换的数字化领域又迎来了一名新的成员，可以相信，这一技术的加入，是我国关节外科数字化领域的重要补充，随着未来的不断推广和发展，将能让更多的患者因此而受益。

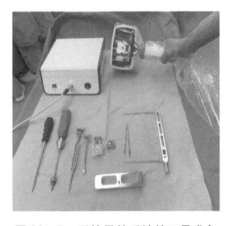

图 32 -5　手持导航系统的工具准备

病例点评

手持导航属于数字化技术当中的一种，髋关节置换当中目前使用的数字技术包括术前的三维规划、3D 打印导板、机器人辅助，其中以机器人辅助最为精确，但需要的设备及耗材成本较高，而手持导航相对来讲具有很好的性价比，而其结果的稳定性和精确度还需更多的病例予以验证。在病例数不多或者手术经验不是特别丰富的情况下，手术导航可以提供很好的参考。

参考文献

1. REINA N, PUTMAN S, DESMARCHELIER R, et al. Can a target zone safer than Lewinnek's safe zone be defined to prevent instability of total hip arthroplasties? Case-control study of 56 dislocated THA and 93 matched controls. Orthop Traumatol Surg Res, 2017,103 (5)：657 - 661.

2. MAILLOT C, HARMAN C, VILLET L, et al. Modern cup alignment techniques in total hip arthroplasty：a systematic review. Orthop Traumatol Surg Res, 2019,105 (5)：907 - 913.

3. VERDIER N, BILLAUD A, MASQUEFA T, et al. EOS-based cup navigation: Randomised controlled trial in 78 total hip arthroplasties, Orthop Traumatol Surg Res, 2016,102 (4)：417 - 421.

4. TANINO H, NISHIDA Y, MITSUTAKE R, et al. Portable accelerometer-based navigation system for cup placement of total hip arthroplasty：a prospective, randomized controlled study. J Arthroplasty, 2020,35 (1)：172 - 177.

5. MURPLRY W S, YUN H H, HAYDEN B, et al. The safe zone range for cup anteversion is narrower than for inclination in THA. Clin Orthop Relat Res, 2018,476 (2)：325 - 335.

（李杨　田华）

病例 33
手术导航在合并严重髋臼侧骨缺损的复杂髋关节翻修中的应用

病历摘要

【基本信息】

患者，女性，67 岁。

主诉：右髋关节置换术后 15 年，疼痛伴活动受限 1 年。

现病史：15 年前患者因"右侧股骨颈骨折"行右侧全髋关节置换术，术后恢复良好，至术后 14 年行走功能良好，无明显不适。1 年前患者无明显诱因出现右髋疼痛、活动受限及跛行，需扶拐行走，跛行距离 200 米，上下楼梯、蹲起严重受限。来我院就诊，完善右髋影像学检查，诊断为"右髋关节置换术后假体无菌性松动"，建议行右髋关节翻修术，收入我科。自发病以来，患者神志清，精

笔记

神可，睡眠可，二便正常，体重无明显变化。

【查体】

右髋外侧陈旧手术瘢痕，右下肢短缩畸形，右髋活动度明显下降。Tredenlenburg 征双侧（－），4 字征左侧（－），右侧（＋）。双下肢长度：左侧 85 cm，右侧 81 cm。双下肢肌力对称Ⅴ级，无感觉异常，双侧足背动脉搏动良好。

【影像学检查】

（1）骨盆正位 X 线片（图 33 - 1）：右侧全髋置换术后，髋臼侧假体松动上移、髋关节脱位。

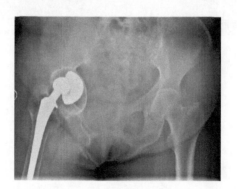

图 33 -1　骨盆正位 X 线片

（2）骨盆 CT 三维重建（图 33 -2）：髋臼侧严重骨缺损，右侧髋关节中心上移，双下肢不等长。

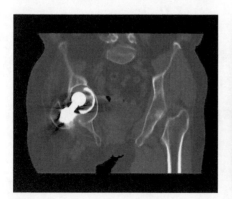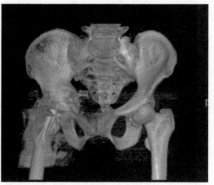

图 33 -2　术前右髋 CT（冠状面重建）及术前右髋 CT（三维重建）

【诊断】

右髋关节置换术后假体无菌性松动。

【治疗经过】

患者入院后完善术前检查，无手术禁忌证，在全身麻醉下行VTS 导航系统辅助下右侧髋关节翻修术（定制假体）。术前骨科医生团队和导航工程师团队进行了细致的手术规划（图 33 - 3）。切开显露后患者髋关节脱位困难，遂行大转子延长截骨，将股骨柄取出，之后顺利取出髋臼侧假体。使用 VTS 导航工具（图 33 - 4）注册及术中配准，在导航引导下使用不同型号的髋臼锉依次磨锉髋臼，完成髋臼骨床准备后，在 VTS 导航追踪下，可视化植入术前设计好的 3D 打印定制化钛合金骨缺损补块，精准修补髋臼侧骨缺损（图 33 - 5）。在补块安装完毕后，亦在导航辅助下按照术前规划准确安放髋臼杯假体，假体稳定、位置良好。常规方法安放股骨侧翻修假体，妥善固定。复位髋关节、测试各个方向活动稳定，透视假体位置满意。手术完毕，安返病房。

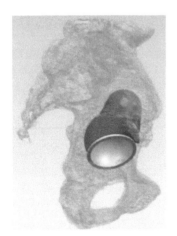
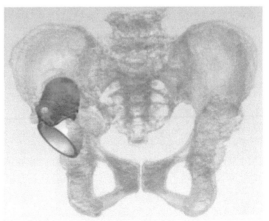

图 33 - 3 术前规划中基于骨盆 CT 构建髋关节三维模型，
计算机模拟骨缺损修复补块和髋臼杯安放

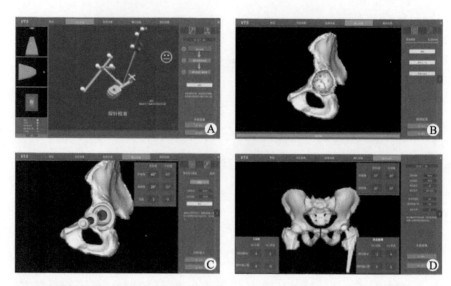

A. 器械校准；B. 髋臼注册及配准；C. 臼杯安装；D. 术后情况三维可视化显。

图 33 - 4　VTS 导航流程介绍

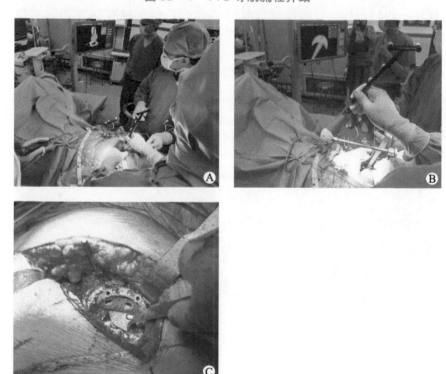

A. 术中 VTS 辅助导航下进行骨盆注册；B. 髋臼侧骨缺损补块追踪及安装；C. 髋骨缺损修复成功。

图 33 - 5　VTS 导航下精准修补髋臼侧骨缺损

【随访】

术后复查X线片见骨缺损修复满意、假体位置良好（图33-6）；术后早期卧床功能锻炼，术后2周下地拄拐免负重行走，术后6周可部分负重行走，逐渐增加负重，术后3个月左右基本可以正常行走。目前患者生活状态良好，可完全自理，髋关节疼痛、活动受限等症状基本缓解。

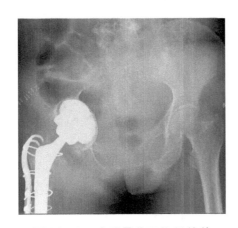

图33-6　术后骨盆正位X线片

病例分析

髋关节翻修术手术复杂，尤其当遇到合并严重骨缺损的病例，仅凭医生临床经验进行术前规划和手术操作，存在一定的盲目性，导致髋关节翻修术失败率高。

在骨科数字化浪潮推动下，手术导航系统使解决上述临床难题成为可能。依靠手术导航系统配套的术前规划模块对患髋CT影像进行逆向重建、三维分割，对髋关节重要解剖标志和骨缺损进行有效识别，并制订个性化的骨缺损修复方案，通过成熟的3D打印技术制作个性化修复补块，最后在导航系统辅助下在术中完成补块和

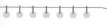

假体安装。

　　此例患者因"右侧全髋关节置换术后 16 年"入院，X 线片和 CT 显示髋臼侧假体松动移位，合并严重的骨缺损和右下肢短缩，术前规划和手术操作难度都非常之大。术前，将患者的 CT 影像数据导入手术规划平台，在人工智能算法辅助和专家建议下生成可以同时完成金属伪影去除、关键点识别、骨缺损勾勒、3D 打印补块追踪植入和可视化螺钉固定等多个任务的手术规划方案。在术中，导航系统不仅可以追踪髋臼磨锉、假体位置和前倾角/外展角等关键角度信息，还可以将补块和假体安放的位置和角度精确到 1 mm 和 1°，从而最大限度地避免了人工操作的误差和对重要生理结构的副损伤，大大提高了骨缺损修复的精准性和手术操作的安全性。

　　最终，该患者骨缺损修复满意，臼杯位置良好，恢复了下肢长度，最重要的是获得了非常满意的髋关节活动度和稳定性，术后患者恢复良好，取得了满意疗效。

　　回顾本病例，作为国内首例手术导航系统辅助下完成的合并严重髋臼侧骨缺损的髋关节翻修手术，融合了人工智能图像识别分割技术、3D 打印增材制造技术，实现了复杂髋关节翻修术的自动术前规划、3D 打印个性化定制骨缺损修复、导航精准辅助手术等智能化、个性化和精准化目标，这些都是本例患者手术取得成功的关键。

病例点评

　　人工髋关节置换术是一种对技术要求较高的手术，髋臼假体安放的位置和角度决定了手术疗效。而髋关节翻修术更是需要医生丰富的经验和高超的技术，尤其面对合并复杂骨缺损的情况，能否实

现骨缺损修复补块和髋臼假体的准确安放和关节稳定性的重建是翻修手术成败的关键，若术中假体安放位置不良，补块与臼杯配合发生松动或者错位，会增加术后下肢不等长、假体移位和关节脱位等并发症发生的风险。目前，随着科技的进步，数字化、智能化技术逐渐问世，导航系统和手术机器人系统是其中的代表，被认为是最有能力解决上述问题的最佳方案。进口导航和机器人系统价格昂贵，限制了在国内的推广和使用。并且，目前正在研发的几款国产关节导航和机器人系统，其工作环境也均集中于初次置换手术，处于复制国外产品阶段，无法攻克髋关节翻修难题。具有国内自主知识产权、能够解决髋关节翻修难题的手术导航系统的出现，实现了髋关节初次置换和翻修手术的精准化和可视化，还兼具了便捷性和操作感，降低了使用成本并易于推广，提升了医生的使用体验。

随着手术导航系统辅助下髋关节翻修术的成功开展，我们将逐步感受到导航系统在复杂髋关节翻修术中应用的优势。髋关节翻修术也将由仅凭医生经验、"孤立无援"的时代，进入了"精准制导"和"相辅相成"的时代，相信随着未来的不断推广和发展，导航系统将给医生带来更好的手术体验，让更多患者把病痛交给我们，还给他们健康的明天。

参考文献

1. ELKINS J M, CALLAGHAN J J, BROWN T D. The 2014 Frank Stinchfield Award: the "landing zone" for wear and stability in total hip arthroplasty is smaller than we thought: a computational analysis. Clin Orthop Relat Res, 2015, 473 (2): 441 – 452.

2. NAJARIAN B C, KILGORE J E, MARKEL D C. Evaluation of component positioning in primary total hip arthroplasty using an imageless navigation device compared with traditional methods. J Arthroplasty, 2019, 24 (1): 15 – 21.

3. DANOFF J R, BOBMAN J T, CUNN G, et al. Redefining the acetabular component safe zone for posterior approach total hip arthroplasty. J Arthroplasty, 2016,31 (2): 506 - 511.

4. FESSY M H, PUTMAN S, VISTE A. et al. What are the risk factors for dislocation in primary total hip arthroplasty? A multicenter case-control study of 128 unstable and 438 stable hips. Orthop Traumatol Surg Res, 2017,103 (5): 663 - 668.

（耿霄　田华）

病例 34
膝关节置换术后
骨水泥界面松动

病历摘要

【基本信息】

患者，女性，65 岁。

主诉：右全膝关节置换术后 6 年，自觉关节不稳 8 个月。

现病史：患者 6 年前行右全膝关节置换，术后恢复良好。8 个月前患者自觉膝关节不稳定，但仍可行走。膝关节屈曲至伸直过程中晃动，坐位站起，上下楼梯等不稳尤甚。不能蹲起，影响活动。不伴疼痛及关节肿胀。现患者为进一步手术治疗来我院，自发病以来，患者精神可，饮食可，睡眠一般，体重无明显减轻，大小便正常。

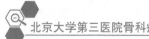

【查体】

活动度0°~130°，关节无红肿，无明显压痛，屈曲位全程不稳定，内、外侧均明显松弛，伸直位内侧略松弛。

【影像学检查】

右膝关节置换术后6年正侧位X线片（图34-1）：股骨侧假体可见透亮线，胫骨侧假体—骨水泥界面可见透亮线。

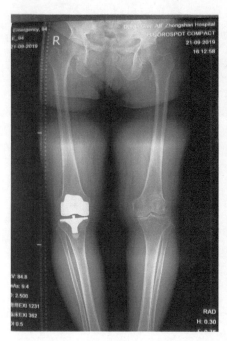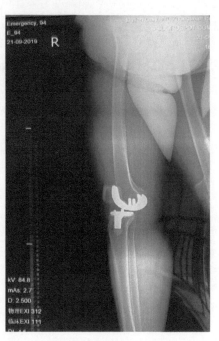

图34-1　右膝关节置换术后6年正侧位X线片

【诊断】

右膝关节置换术后假体无菌性松动。

【治疗经过】

患者入院后完善术前检查，无手术禁忌证。在腰麻下行右全膝关节翻修术。术中采用髌旁内侧入路。见股骨侧假体松动，胫骨侧金属假体与骨水泥分离（图34-2）。取下股骨及胫骨假体，清除骨水泥，加用股骨侧及胫骨侧延长杆，调整软组织平衡。试模满意，冲洗伤口及调和骨水泥、安装股骨、胫骨假体及对应延长杆，以及安装垫片，冲洗，放置引流，逐层关闭伤口。

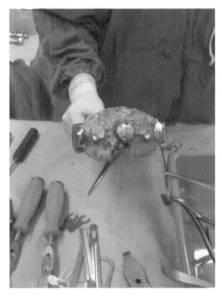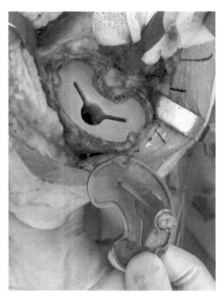

图34-2　术中取出股骨侧假体（左），可见骨水泥粘在假体内表面；胫骨侧假体与骨水泥界面分离（右）

【随访】

术后1年患者影像学未见明显透亮线。

病例分析

　　TKA术后翻修的常见原因主要包括感染性及无菌性假体松动。假体无菌性松动是导致膝关节置换术后翻修的首要因素。引起非感染性翻修的时机往往发生于初次置换后的中远期。

　　对于非感染性翻修，术前需要考虑：①手术入路选择；②假体稳定程度及移除方式；③骨缺损的术前评估及术中处理方式；④软组织平衡及关节线重建；⑤翻修假体类型及固定方式等。

对于本例手术，术前影像学未见明显骨水泥—骨透亮线，骨缺损情况并不严重，然而结合患者症状，提示假体松动。切勿考虑部分翻修，以避免翻修手术失败。翻修术中假体类型的选择是术前计划的重要环节。本例手术虽然骨缺损情况并非异常严重，但为了增加假体—骨水泥—骨界面稳定性，加用延长杆以利于应力传导。

病例点评

随着人口老龄化的逐渐加重，膝关节置换术成了越来越多老年人终末期骨关节炎的治疗选择方案。虽然全膝关节置换是骨科最成功的手术之一，然而不可避免地需要考虑术后中远期假体生存率问题。人工膝关节置换术后可能出现如感染、垫片磨损、假体无菌性松动、关节僵直等情况导致行翻修手术。骨水泥与金属假体的脱粘导致假体界面分离的机制目前尚不完全清楚，其导致的翻修率升高也越来越受到了重视。

骨水泥脱粘引起的假体微动，假体与骨水泥之间出现微动摩擦，进而导致的金属—骨水泥磨损微粒介导组织毒性反应，引起韧带、肌腱、肌肉、关节囊等松弛，导致进行性不稳定是翻修的重要原因之一。

骨水泥脱粘的发生机制至今仍尚不清楚。或许和假体设计、骨水泥成分、骨水泥技术、假体的应力变化均有关系。目前，针对骨水泥脱粘的发生率尚不清楚，或许其为早、中期假体无菌性松动的重要始动因素之一。

由于骨水泥脱粘的发生机制尚不清楚，因此有效的预防手段也并未得到全面的掌握。在骨水泥—骨界面，骨床制备尤为重要：①骨面尽量为松质骨，若存在骨硬化，可行骨面钻孔（图34-3）；②胫骨侧远端塞，避免骨水泥向下渗漏（图34-4）；③尽量保证

笔记

骨水泥置入过程骨面干燥，尽量不用手套触碰与骨水泥接触的假体面（图34-5）。

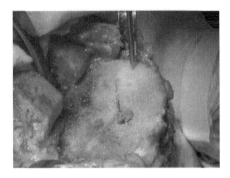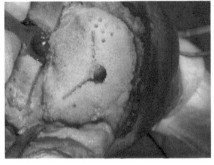

图34-3　胫骨骨面存在硬化（左），髓行骨面钻孔（右）

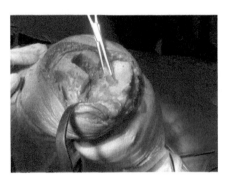

图34-4　胫骨远端塞

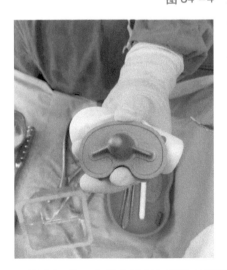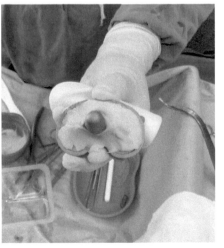

图34-5　在骨水泥制备及涂抹至胫骨假体表面过程中，更换外层手套，尽量不触碰胫骨假体界面，以防止油性物质接触导致假体—骨水泥脱粘

参考文献

1. GALLO J, GOODMAN S B, KONTTINEN Y T, et al. Osteolysis around total knee arthroplasty: a review of pathogenetic mechanisms. Acta Biomater, 2013, 9 (9): 8046 - 8058.

2. SHARKEY P F, LICHSTEIN P M, SHEN C, et al. Why are total knee arthroplasties failing today—has anything changed after 10 years? J Arthroplasty, 2014, 29 (9): 1774 - 1778.

3. ARSOY D, PAGNANO M W, LEWALLEN D G, et al. Aseptic tibial debonding as a cause of early failure in a modern total knee arthroplasty design. Clin Orthop Relat Res, 2013, 471 (1): 94 - 101.

4. STAATS K, WANNMACHER T, WEIHS V, et al. Modern cemented total knee arthroplasty design shows a higher incidence of radiolucent lines compared to its predecessor. Knee Surg Sports Traumatol Arthrosc, 2019, 27 (4): 1148 - 1155.

5. SADAUSKAS A, ENGH C, MEHTA M, et al. Implant interface debonding after total knee arthroplasty: a new cause for concern? Arthroplast Today, 2020, 6 (4): 972 - 975.

（赵然　蔡宏）

病例 35
真空负压吸引和带蒂肌瓣转移治疗膝关节置换术后感染

病历摘要

【基本信息】

患者，女性，62 岁。

主诉：左膝关节置换术后 1 个月，伤口破溃、假体外露。

现病史：患者因左膝骨性关节炎于西藏某医院行左膝关节置换术，术后 1 个月出现左膝关节手术切口周围红肿、疼痛，伴有少量脓性渗出液，就诊于当地医院，诊断为左膝关节置换术后感染，之后在腰麻下行左膝关节感染清创、更换聚乙烯垫片术，术后继续予万古霉素 + 泰能 + 利福平抗感染、伤口局部换药及冲洗治疗，感染控制不理想，手术切口逐渐出现破溃，流脓，并最终演变成巨大皮肤缺损（4 cm×4 cm），人工关节假体外露（图 35-1）。同时伴有严重低蛋白血症，合并贫血，全身状态较差。当地医院建议转院，患者遂来我院，以膝关节置换术后感染、皮肤缺损收入院。

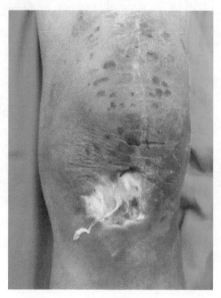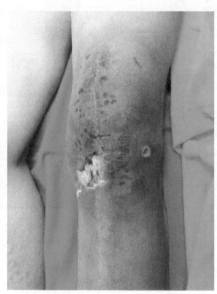

图 35-1　膝前软组织缺损，假体外露

既往史：否认高血压、糖尿病、冠心病等慢性病史，否认食物药物过敏史。

【查体】

轮椅推入病房，左膝表面可见一纵行手术瘢痕，切口远端内侧皮肤缺损，可见人工关节外露。双下肢肌力Ⅴ级。左膝主动 ROM：0°～90°，被动 ROM：0°～90°；浮髌试验阴性，侧方应力试验阴性。

【辅助检查】

1. 影像学检查

左膝 X 线片检查见图 35-2。

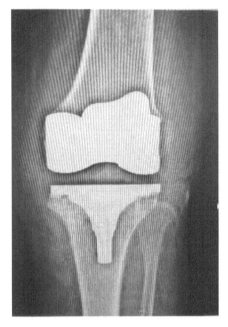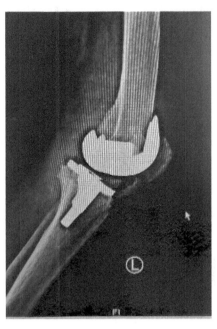

图 35 –2　左膝 X 线片显示人工关节固定良好

2. 实验室检查

术前细菌培养：鲍曼不动复合菌（＋）。

【诊断】

左膝关节置换假体周围感染。

【治疗经过】

创面细菌培养为广泛耐药的鲍曼不动杆菌，敏感药物极少，经成形科、感染科、药剂科、介入血管科等多科室会诊后决定手术清创、取出假体、二期皮瓣、再翻修的策略。先完成左膝关节清创术及假体取出术，术中使用抗生素骨水泥制作间隔器，软组织缺损处使用 2 个真空吸引装置（VSD）填充，持续负压吸引。同时采用舒巴坦和米诺环素联合抗感染，结合营养支持治疗。之后 2 周再次完成 2 次 VSD 更换手术（图 35 –3 至图 35 –6）。

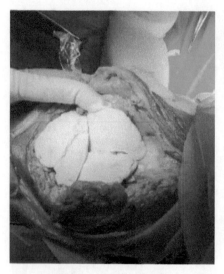

图 35 -3　清创取假体、
骨水泥间隔器植入

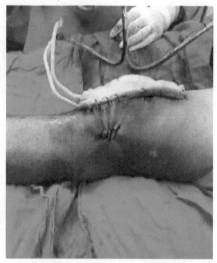

图 35 -4　真空负压装置植入

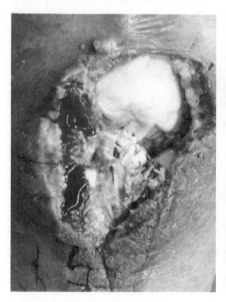

图 35 -5　再次清创 VSD 植入

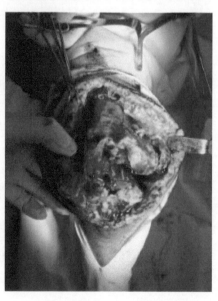

图 35 -6　第 3 次清创

　　创面肉芽组织逐渐新鲜，但冲洗液培养始终是鲍曼不动杆菌。在与成形科团队共同商议闭合伤口时机后，于全身麻醉下完成左膝部创面皮瓣移转修复、左膝内侧供瓣区皮片移植、左侧腹部取皮、骨水泥间隔器和 VSD 更换术。术后严密观察皮瓣成活情况，曾经出现过皮瓣危象，经扩血管、减张等处理后，皮瓣终于成活（图35-7、图35-8）。

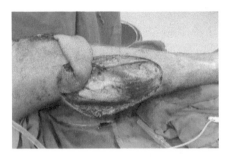

图35-7 左膝部创面皮瓣移转修复

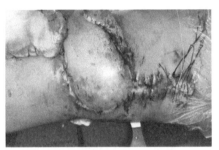

图35-8 术后皮瓣缺血危象

随后完成左膝 VSD 取出、伤口缝合术。术后伤口及皮瓣顺利愈合。患者回西藏继续休养，后因新冠疫情暴发导致患者翻修时机延迟，患者于术后2年再次入院，完成左侧全膝关节翻修术，患膝处于伸直位强直状态接近2年，如何最大限度恢复患者膝关节活动度成为最为棘手的问题，我们采用伸膝装置延长、常规翻修假体完成了手术，避免了使用铰链膝（图35-9、图35-10），术后与康复科协作共同制订了详细的个体化康复计划，患者膝关节活动角度逐渐增加，出院时活动范围能达到0°~90°，基本满足生活需求，患者回西藏继续康复治疗。

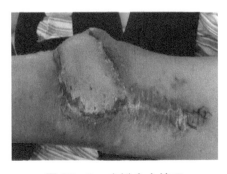

图35-9 皮瓣愈合情况

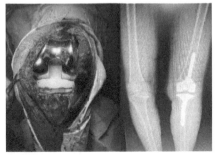

图35-10 膝关节翻修

笔记

病例分析

膝关节置换术后感染一直以来被认为是灾难性的后果，尤其是合并软组织缺损的情况。本例患者经多个科室团结协作，共同克服了广泛耐药菌感染、严重创面缺损、皮瓣血运障碍、重度营养不良、僵直膝活动受限等困难，保持了患肢功能，避免了截肢或关节融合。最早应用腓肠肌皮瓣修复全膝关节置换后创面的历史可追溯到 1989 年，其后近 10 年来也有关于腓肠肌皮瓣用于修复全膝关节置换后巨大创面的个案报道，有助于避免假体取出、翻修、截肢等风险。通过病例的诊治过程，得出经验：手术室清洁与感染手术需严格分开、感染早期不宜盲目联合使用高级抗生素，需要同时加强患者营养支持。在观察清创效果时，需要区分细菌定植与感染、在允许情况下尽早闭合创面、真空负压吸引和带蒂腓肠肌内侧头肌瓣转移是治疗全膝关节置换术后切口坏死、假体外露、关节深部感染的有效方法。严密观察皮瓣血运，积极处理，真空负压装置促进皮瓣顺利成活。在处理伸直位膝关节僵直时，需要进行伸膝装置延长以改善膝关节功能，同时个体化制订康复策略。

病例点评

本病例涉及广泛耐药菌感染、软组织覆盖不足、假体外露、营养状态不良等多个棘手难题，在这种情况下，二期翻修是金标准。本例病例使用了真空负压装置结合转移皮瓣来促进软组织愈合，多次清创清理坏死组织，术中注意了保护膝关节周围重要的韧带结构，再次植入假体前，纠正了患者的营养不良，使用了常规的翻修假体来处理骨缺损和韧带平衡，避免了使用铰链膝。

参考文献

1. GALAT D D, MCGOVERN S C, LARSON D R, et al. Surgical treatment of early wound complications following primary total knee arthroplasty. J Bone Joint Surg Am, 2009, 91: 48 – 54.

2. HOUDEK M T, WAGNER E R, WYLES C C, et al. Long-term outcomes of pedicled gastrocnemius flaps in total knee arthroplasty. J Bone Joint Surg Am, 2018, 100: 850 – 856.

3. AZOURY S C, STRANIX J T, PIPER M, et al. Attributes of perforator flaps for prophylactic soft tissue augmentation prior to definitive total knee arthroplasty. J Reconstr Microsurg, 2021, 37: 51 – 58.

4. ADAM R F, WATSON S B, JARRATT J W, et al. Outcome after flap cover for exposed total knee arthroplasties: A report of 25 cases. J Bone Joint Surg Br, 1994, 76: 750 – 753.

5. OSEI D A, REBEHN K A, BOYER M I. Soft-tissue defects after total knee arthroplasty: Management and reconstruction. J Am Acad Orthop Surg, 2016, 24: 769 – 779.

（李锋　田华）

病例 36
3D 打印技术治疗股骨
大段骨缺损合并
同侧胫骨骨缺损

病历摘要

【基本信息】

患者，女性，41 岁。

主诉：右下肢骨折术后 3 年余，发现骨不连 3 个月。

现病史：患者 3 年前骑摩托车摔伤，伤后意识障碍，右下肢多发开放性伤，无明显神经、血管损伤。后经 120 转运至当地医院治疗，病情平稳后，完善检查提示：右股骨骨折、右胫、腓骨骨折，于当地行右大腿清创、股骨骨折切开复位内固定术 + 右小腿清创、腓骨切开复位内固定、外固定架、植皮术，术后予以抗炎、换药等治疗，右小腿创面愈合不良，再次行皮瓣转移修复，半年后拆除外架，患者出院。3 年来拄拐行走，患肢不负重，未规律复查。近来患者感右下肢骨折部位疼痛不适，就诊于外院，X 线片提示右股骨、右胫骨骨不连，建议手术治疗，现为进一步诊治入院。

【查体】

双下肢等长，拄拐行走，右下肢不负重。右下肢大腿及小腿可见既往手术瘢痕，未见红肿、破溃及流脓；右小腿前方可见移植皮瓣，存活良好。右下肢未及明显压痛，轴向叩击痛阳性。双下肢足背动脉可触及，双侧针刺觉对称。双侧髋、膝、踝自主活动，膝、踝活动部分受限，肌力大致正常。

【辅助检查】

1. 实验室检查

肝功能、肾功能、凝血及电解质等生化检查、尿常规均未见明显异常。白细胞计数为 $7.57 \times 10^9/L$，中性粒细胞百分比为 71.0%，血红蛋白为 139 g/L，C 反应蛋白为 1.8 mg/L，红细胞沉降率为 3 mm/h，降钙素原为 <0.1 ng/mL。

2. 影像学检查

X 线片可见股骨远端骨不连，大段缺损，接骨板未见松动、断裂；胫骨中远段可见骨不连、断端萎缩，腓骨骨折线模糊，接骨板未见松动、断裂；胫骨远端及距骨可见轻度内翻；双下肢等长。右下肢 CT 可见右侧股骨、胫骨骨不连，局部瘢痕组织增生（图 36 - 1、图 36 - 2）。

【诊断】

右侧股骨、胫腓骨开放性骨折术后骨折不愈合、骨缺损。

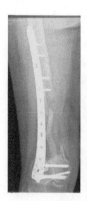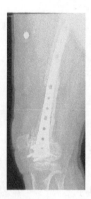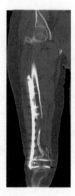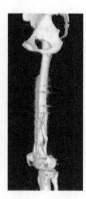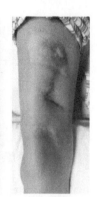

可见股骨远端骨不连，大段缺损，接骨板未见松动、断裂；CT可见右侧股骨骨不连，局部瘢痕组织增生；大体像可见既往手术瘢痕，未见红肿、破溃。

图36-1　入院X线片

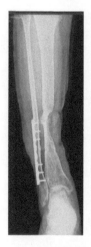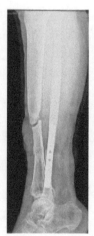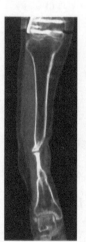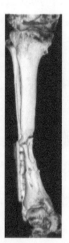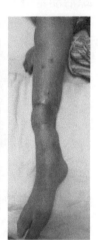

可见胫骨中远段骨不连、断端萎缩，腓骨骨折线模糊，接骨板未见松动、断裂，胫骨远端及距骨可见轻度内翻；CT可见右侧胫骨骨不连，局部瘢痕组织增生；大体像可见既往手术瘢痕及皮瓣，存活良好，未见红肿、破溃。

图36-2　入院X线片

【治疗经过】

结合上述资料，考虑感染性骨不连可能性小，遂决定行手术治疗。先行右侧胫骨断端瘢痕组织清理，术中取冰冻病理，未见明显感染迹象。彻底行瘢痕组织及硬化骨切除，并取组织送细菌培养。

右腓骨内固定物取出，腓骨远端截骨，纠正内翻，更换接骨板螺钉固定，胫骨行外固定架固定，调整胫骨远端关节面后，在缺损区填充骨水泥Spacer，留置引流（图36-3）。再行右侧股骨断端瘢痕组织清理，术中取冰冻病理，未见明显感染迹象。彻底行瘢痕组织及硬化骨切除，并取组织送细菌培养。保留原有内固定物，在缺损区填充骨水泥Spacer，留置引流（图36-3）。术中组织培养及连续3次引流液培养均未见细菌生长。拔除引流管后对双下肢进行三维CT扫描，通过镜面重建"理论患肢"，按照合理的微孔直径和孔隙率，设计合适弹性模量和曲率半径的假体，并进行台下模型验证直至匹配满意。8周后取出股骨、胫骨缺损区骨水泥Spacer，植入个性化设计的3D打印微孔钛合金假体，并分别进行股骨拟行髓内钉及胫骨髓内钉固定。术后复查X线片见右侧股骨、胫骨的对位、对线及下肢力线满意，骨缺损区匹配良好（图36-4）。

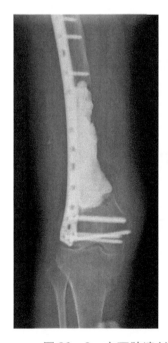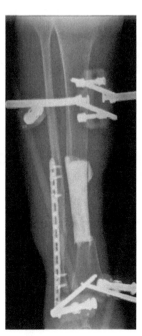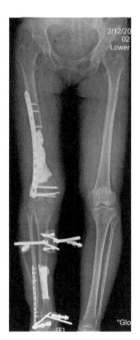

图36-3　右下肢清创、缺损区植入骨水泥Spacer术后右侧股骨、
胫骨及双下肢全长正位X线片

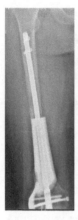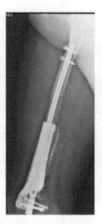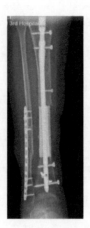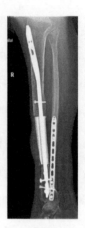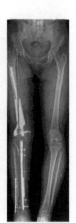

　　X线片见右侧股骨、胫骨的对位、对线良好，下肢力线满意，定制个性化3D打印假体与骨缺损区匹配良好。

图36-4　植入3D打印微孔钛合金假体术后复查

【随访】

　　拔除引流管后开始在非负重下行膝、踝关节功能锻炼，2周开始脚点地部分负重，术后4个月复查可见股骨假体骨包绕，股骨、胫骨假体与骨界面稳定，无明显间隙，患者右下肢可以部分负重行走。术后8个月复查见骨痂进一步对股骨假体骨包绕，股骨、胫骨假体与骨界面稳定，患者右下肢完全负重行走。术后12个月仍见局部稳定，未见假体下沉及内固定松动，同时患者膝、踝关节功能良好（图36-5）。

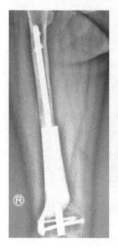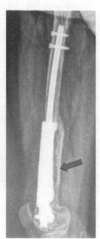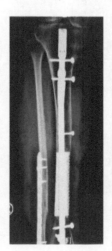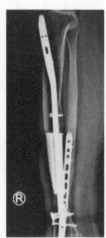

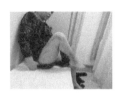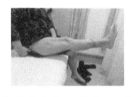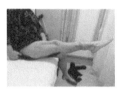

X线片可见骨痂进一步对股骨假体骨包绕（箭头），股骨、胫骨假体与骨界面稳定，未见假体下沉及内固定松动；大体像可见患者膝、踝关节伸屈功能良好。

图36-5　术后12个月复查

病例分析

严重创伤所致的大段骨缺损的治疗对外科医生和患者来说都是长期而艰巨的，经常需要采用以外固定架为基础的骨延长实现牵张成骨，骨延长被认为是这种大段骨缺损的首选治疗方法。然而，它也存在很多并发症，如针道感染、不愈合、不能早期活动及治疗周期长。骨移植也是治疗骨缺损的方法之一，但由于移植骨的吸收，当骨缺损的长度>6 cm时，用骨移植直接重建大段缺损存在一定的困难。Masquelet膜诱导技术在治疗大段骨缺损发挥了大的作用，但>8 cm的骨缺损采用该方法可能出现不愈合等并发症。干骺端区域的大段骨缺损，由于形态异型性，传统的治疗方法很难良好匹配目标缺损区，尤其是远端残余骨质少、靠近关节面时，骨缺损的重建和早期稳定性的实现均非常困难。

3D打印技术为骨缺损处理开辟了新的思路，尽管目前使用这种策略治疗创伤性骨缺损的报道并不多见，但由于其个性化设计、匹配度高，初始稳定性好等优势，该技术在疑难性大段骨缺损的病例治疗中取得了良好的效果。但由于这些病例的独特性，类似的报道仍以病案报告的形式呈现，随着经验和数据的积累才能判断该治疗策略能否作为大段骨缺损治疗的公认方法。

这例特殊患者，治疗的难点在于：一侧肢体股骨和胫骨同时存在大段的骨缺损（>8 cm），其股骨远端残余骨质较少（约3.7 cm）、残余骨质形态不规则，传统的治疗方法确实面临极大的挑战。基于前期的动物实验，骨组织能够很好地长入3D打印的微孔钛合金假体内，我们创新性地进行了治疗的尝试，并取得了良好的治疗效果。

假体设计时我们选择了适合骨组织长入的孔径（625±70）μm，并在打印过程中通过调整孔隙率来控制弹性模量使其与目标区域骨组织接近。假体的整体设计采用"镜面成像"的原理，通过对侧正常骨来获得，假体需要与缺损区具有相同的曲率半径和形态。与原始骨结构相比，可以适当减少假体的尺寸，特别是在近端骨干部分，这样不会影响骨组织爬行，促进界面融合，并减少软组织撞击的可能性。植入金属假体的强度有利于早期负重和功能锻炼，以帮助患者尽快恢复社会功能。

在力学稳定性和传导方面，结合了髓内钉中心性传导的优势，使缺损区的应力更加分散，避免应力集中。同时，假体界面与残余骨组织接触良好，重力可以单向、均匀传递至残余骨远端。当远端残余骨量少、骨质差的情况下，还可以定制性设计侧耳，采用松质骨螺钉与远端固定，进一步增加局部稳定性。在生物力学骨诱导方面，我们结合了髓内钉相对稳定的原理。骨细胞的生长需要一定的应力刺激，根据相对稳定性原则，骨折端受到适当的应力刺激后，骨痂可以逐步生长以达到局部稳定性，在我们的病例随访中可以看到假体周围逐渐包绕的骨痂形成。

病例点评

对于临近关节部位大段的骨缺损，采用传统方法治疗非常困难时，3D打印微孔钛合金假体结合膜诱导技术及髓内钉固定的相对稳定系统可能作为一种经济而有效的治疗选择。干骺端区域的大段骨缺损似乎是使用此策略的理想位置，特别是骨缺损长度 >8 cm 且远端残余骨量少的时候。3D打印技术的应用需要临床医生和工程师的共同参与、密切配合。

参考文献

1. LACROIX D, PRENDERGAST P J, LI G, et al. Biomechanical model to simulate tissue differentiation and bone regeneration: application to fracture healing. Medical & Biological Engineering & Computing, 2002, 40(1): 14 – 21.

2. PALEY D. Problems, obstacles, and complications of limb lengthening by the Ilizarov technique. Clin Orthop Relat Res, 1990, 250: 81 – 104.

3. HERTEL R, GERBER A, SCHLEGEL U, et al. Cancellous bone graft for skeletal reconstruction. Muscular versus periosteal bed-preliminary report. Injury, 1994, 25(1): A59 – A70.

4. MASQUELET A C, BEGUE T. The concept of induced membrane for reconstruction of long bone defects. Orthop Clin North Am, 2010, 41(1): 27 – 37.

5. POLLAK A N, FICKE J R, Extremity War Injuries IIISM. Extremity war injuries: challenges in defifinitive reconstruction. J Am Acad Orthop Surg, 2008, 16(11): 628 – 634.

6. HSU A R, ELLINGTON J K. Patient-specifific 3-dimensional printed titanium truss cage with tibiotalocalcaneal arthrodesis for salvage of persistent distal tibia nonunion. Foot Ankle Spec, 2015, 8(6): 483 – 489.

7. MUNJAL S, LEOPOLD S S, KORNREICH D, et al. CT-generated 3-dimensional models for complex acetabular reconstruction. J Arthroplasty, 2000, 15(5): 644 – 653.

8. NIEMINEN J, PAKARINEN T K, LAITINEN M. Orthopaedic reconstruction of complex pelvic bone defects. Evaluation of various treatment methods. Scand J Surg,

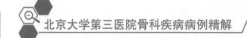
2013, 102(1): 36 – 41.

9. HAMID K S, PAREKH S G, ADAMS S B. Salvage of severe foot and ankle trauma with a 3D printed scaffold. Foot Ankle Int, 2016, 37(4): 433 – 439.

10. LV J, JIA Z, LI J, et al. Electron beam melting fabrication of porous Ti6Al4V scaffolds: cytocompatibility and osteogenesis. Advanced Engineering Materials, 2015, 17(9): 1391 – 1398.

（侯国进　田耘　周方）

病例 37
跟骨骨折的微创治疗

📋 **病历摘要**

【基本信息】

患者，男性，44 岁。

主诉：坠落伤致左足跟疼痛肿胀、活动受限 5 天。

现病史：患者 5 天前自 2 米高处跳下，落地后左足跟疼痛、肿胀、活动受限，左足无法站立及行走。

既往史：否认糖尿病，否认周围血管疾病。

【查体】

平车推入诊室，左足可见明显肿胀，皮肤无破溃，左足外侧可见淤斑，压痛明显。局部压痛明显、可触及骨擦感。因疼痛，左踝

321

关节活动受限。

【影像学检查】

（1）跟骨侧轴位 X 线片（图 37 - 1）：左足跟骨可见骨折线，测量 Böhler 角为 9°，跟骨增宽。

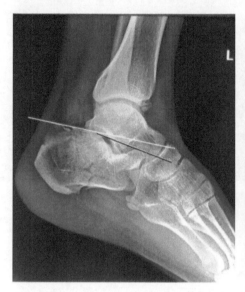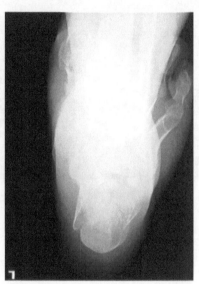

图 37 - 1　跟骨侧轴位 X 线片

（2）CT 三维重建（图 37 - 2）：可见距下关节后关节面骨折，关节面塌陷。

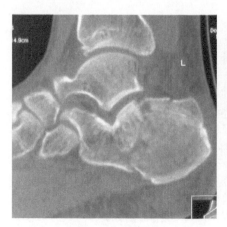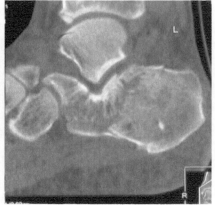

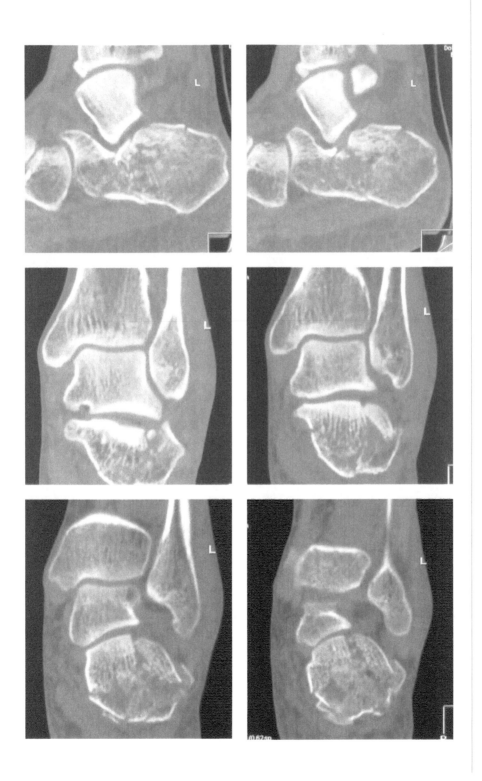

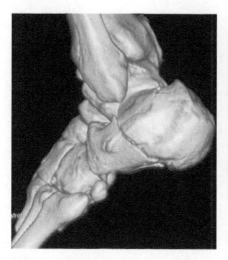
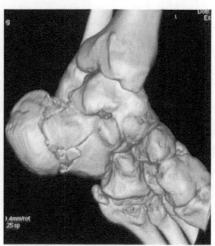

图 37 –2　CT 三维重建

【诊断】

左侧跟骨骨折；Sanders Ⅱ型骨折。

【治疗经过】

麻醉满意后，患者俯卧位，双侧髂骨垫枕，患肢使用止血带。常规消毒铺单，首先行跟骨牵引，跟骨结节处置入直径 4.0 mm 的斯氏针 1 枚，充分牵引至恢复跟骨高度与长度。然后在跟腱附着处的下方沿跟骨纵轴方向平行置入 2 枚克氏针，克氏针要达到但不能超过后关节面下方的骨折线。术者一只手使患足踝关节保持跖屈，另一只手握住克氏针撬拨后关节面，助手持续挤压跟骨内外两侧，以恢复跟骨宽度、Böhler 角和 Gissane 角，并纠正内翻。可重复上述复位过程，通过 C 型臂 X 线机透视观察，直至复位满意。复位满意后，自跟骨结节下方平行置入 2 枚克氏针以维持复位，需要穿过骨折线和关节面直至距骨。透视下确定接骨板（此时接骨板位于体外）的合适位置并定位标记。患足外侧面做纵行切口，长 3 ~ 4 cm，逐层切开皮肤和皮下组织达跟骨表面，保护腓骨长短肌；剥离骨膜上方的软组织，将接骨板插入跟骨和跟骨外侧软组织之间形成的通

笔记

道，此时必须确认腓骨肌腱的位置位于接骨板浅层。使用松质骨螺钉和皮质骨螺钉固定。再次透视见骨折复位满意，螺钉及接骨板位置满意，被动活动稳定性良好。冲洗，止血，逐层缝合皮下组织，垂直褥式缝合皮肤切口，不留置负压引流，跟骨加压包扎。

术后抬高患肢，术后 24 小时常规镇痛治疗并应用抗生素及脱水药物，术后 12 至 14 天时于门诊复查伤口愈合情况，伤口愈合良好即可予以拆线。功能锻炼方面：术后第 1 天开始足趾和踝关节的屈伸功能锻炼；术后 2 周开始，可行内外翻功能锻炼。若留置引流管，术后 24 至 36 小时可拔除。根据骨折严重程度，限制患者的活动，根据愈合情况，一般术后 6 至 12 周后可以部分负重，术后 12 周时增加负重程度。骨折愈合后，内固定大约术后 1 年取出。

【随访】

术后 6 个月复查：切口愈合状态与功能恢复情况、X 线片见图 37 -3、图 37 -4。

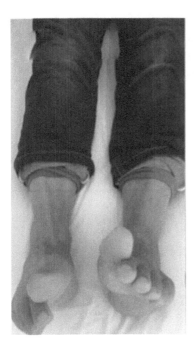
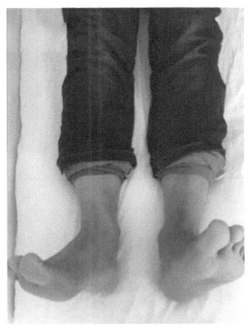

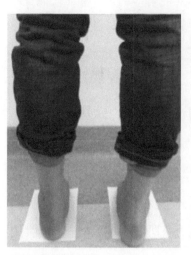
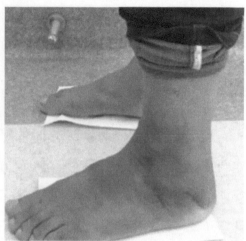

图 37 -3　术后 6 个月切口愈合状态与功能恢复情况

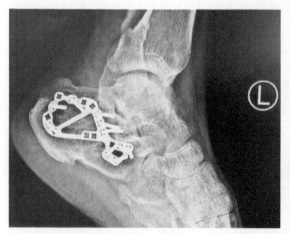
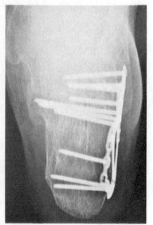

图 37 -4　术后 6 个月 X 线片

病例分析

　　跟骨骨折（calcaneal fractures，CF）是常见的下肢骨折，占全身所有骨折的 1%～2% 。这类骨折通常由高能创伤引起，如高处坠落伤和车祸伤，可以为关节外或关节内骨折两类，其中 75% 的跟骨骨折病例为关节内骨折。骨折发生后，关节面正常的对合关系被打破，可出现不同程度的关节面塌陷、劈裂及下肢力线的改变，影响踝关节的稳定性和关节活动范围，若处理不当可导致肢体功能残缺。跟骨骨折好发于年轻人，患者通常在几年内无法从事以前的工作，约20%的跟骨关节内骨折患者在1年内无法重返工作岗位，疼痛、步态异常是影响其重返工作岗位的最重要因素。由此可见，跟骨骨折若治疗不佳，可带来许多心理、社会和经济问题，诊疗时应给予重视。尽管这种损伤相对常见，但目前在选择治疗方式时，仍存争议。跟骨关节内骨折既往曾首选非手术治疗，但文献显示，非手术治疗远期效果不佳，患者常伴有严重功能受限或残疾：仅通过非手术治疗，跟骨骨折虽可愈合但其形态仍旧处于畸形位置，这会导致距下关节关节面不连续，以及从踝关节到足跟的连线角度偏移，长期在关节面不平整的状态下行走，可能引发距下关节骨关节炎和慢性疼痛。因此，目前非手术治疗仅适用于跟骨关节外骨折或某些特殊病例。手术治疗的主要目的，是恢复距下关节的解剖结构和对应关系，重塑跟骨的正常长度、宽度、高度及外形，从而避免来自内侧和外侧的挤压，使患者可以正常穿鞋和行走，提高生活质量。目前跟骨骨折的手术治疗方式主要包括传统的切开复位内固定手术（open reduction and internal fixation，ORIF）及各类新兴的微创手术技术。

切开复位内固定手术是跟骨骨折的常规治疗方法，手术入路包括外侧入路、内侧入路、足底入路、后侧入路，以及这些入路方式的组合。本研究中所使用的外侧扩大L形切口入路，是最常用地切开复位内固定手术方式，该入路利于充分暴露，术者可以清楚地看到骨折片、距下关节、跟骨骰骨关节，这种直视下的操作利于重建关节面，但是相应并发症也较多。跟骨外侧包覆的软组织极薄，该部分软组织本身即易受损且受损后相对不易愈合。骨折后，大量出血可导致皮肤肿胀并出现水疱，当患足存在水疱、严重肿胀、开放

笔记

性损伤时，或当患者伴有糖尿病或外周血管疾病等系统性疾病的时候，手术后伤口更容易愈合不良。据报道，跟骨骨折患者 ORIF 术后伤口并发症发生率为 13.6% ~ 20%，其中皮肤坏死发生率可高达 11%，浅表组织感染发生率高达 19.7%，深部组织感染发生率高达 5.6%，骨髓炎发生率约为 1%。外侧联合内侧入路也是较常用的 ORIF 手术入路，该入路可直接观察内侧壁和载距突，但是并发症亦较多，如内侧神经血管束损伤的高发生率和逐渐递增的伤口坏死率等。并且，无论是哪种 ORIF 手术入路，均需等待皮肤消肿、出现皱褶时才可行手术治疗，等待时长需要 7 ~ 10 天或更久，随着等待时间延长，骨折端肉芽组织及骨痂开始形成，手术难度也相应增加。由此可见，早期手术治疗十分重要但又有难度，如何选择对局部软组织干扰较小，可早期进行，且临床疗效良好的手术方案，是目前治疗跟骨骨折的热点。

近年来，随着骨折治疗理念的转变，微创手术逐渐兴起，微创手术的优势是对软组织要求相对低，在保证良好复位固定效果的同时可降低伤口并发症的发生率。目前文献中描述较多的微创手术方法包括经皮撬拨复位螺钉内固定术，关节镜辅助下的骨折复位固定术，改良的小切口复位固定术等。微创手术可减少伤口并发症，利于患者早期康复，但有研究报道"经皮螺钉固定"或"经跗骨窦间隙螺钉固定"等微创技术虽然可用于治疗简单跟骨骨折（Sanders Ⅱ型），但对复杂跟骨骨折（Sanders Ⅲ型及 Sanders Ⅳ型），这种方法无法维持稳定性，易导致 Böhler 角丢失。也有研究认为 Sanders Ⅳ型骨折复位极为困难，随着时间推移，复位失败是常见的，故这类骨折应该采用一期距下关节融合术治疗。由此可见，尽管微创手术技术的初步研究成果尚令人满意，但目前还是没有证据表明孰为最佳方案，临床上仍需进行前瞻或回顾性的大样本长期随访研究。

1. 治疗方式的选择

由于跟骨骨折个体差异较大，目前尚无统一的某一种技术可以处理所有跟骨骨折。考虑到这一可变性，我们认为有移位的跟骨关节内骨折（displaced intra-articular calcaneal fractures，DIACF）的治疗可大致分为：非手术治疗，切开复位及内固定手术治疗，微创复位内固定手术治疗，以及早期距骨下关节融合术。

早期跟骨骨折采用非手术治疗方式，后来逐渐发展到手术治疗。Lindsay 和 Dewar 在 1958 年提出保守治疗可以获得更好的结果。Squires 等研究认为，对于移位较小的跟骨结节骨折，非手术治疗效果更好。对于伴有外周血管疾病、糖尿病、吸烟、局部软组织有水疱和伴严重相关创伤的患者，非手术治疗更为适合。但是，仅通过非手术治疗，跟骨骨折虽然可以愈合，跟骨形态却仍旧处于畸形位置，常导致距下关节关节面不连续，踝关节到足跟的连线角度偏移，长期在关节面不平整的状态下行走，患者会表现出距下关节骨关节炎和慢性疼痛。手术治疗的主要目的是恢复距下关节的结构，跟骨的正常宽度、高度、形状排列，从而避免内侧和外侧挤压，使患者恢复正常生活。Buckley R 等研究结果提示，与非手术治疗相比，手术治疗移位的跟骨关节内骨折患者功能恢复更优；接受手术治疗的患者更有可能恢复伤前工作，从事轻中度工作的患者在手术治疗后可能完全恢复足部功能，但从事繁重工作的患者，无论采用何种治疗方式，都不可能获得完全满意的临床疗效；手术治疗可以解剖复位，恢复 Böhler 角利于改善患者足部功能和减少疼痛。O'Farrell 等发现手术治疗的患者普遍更容易穿鞋，手术患者有明显更长的无疼痛步行距离和更大范围的距下关节活动度。非手术治疗的患者，远期需要行补救性距下关节融合术的风险是早期已行手术

笔记

治疗患者的 6 倍。早期距骨下关节融合术，适用于部分严重的 Sanders Ⅳ 型骨折患者，对于年轻的、运动功能需求高的 Sanders Ⅳ 型跟骨骨折患者，早期推荐行标准的切开或微创复位内固定手术，恢复跟骨解剖外形，如果远期愈后不佳，再考虑行关节融合术。

我们认为对于存在手术禁忌证的患者，骨折粉碎严重、软组织条件极差且运动功能需求较低的患者，以及患侧下肢已丧失功能的患者，应采用非手术治疗。非手术治疗措施包括休息、冰敷、抬高患肢、早期功能锻炼。故本患者采用手术治疗。

2. 手术方式的选择

ORIF 手术，即经过跟骨外侧或内侧切口，直视下进行骨折复位及钢板固定等，是目前治疗 DIACF 时最为成熟和常用的手术技术。ORIF 手术有多种入路，包括外侧入路、内侧入路、内外侧联合入路等。每种入路有各自的特点，其相对适用于和相对不适用于的骨折类型也不同，目前并没有哪一种入路可以适用于治疗所有跟骨骨折损伤类型。总体来看，ORIF 手术适用于 Sanders Ⅱ 型和 Ⅲ 型跟骨骨折，部分软组织条件较好的 Sanders Ⅳ 型骨折早期同样可以采用。外侧扩大的 L 形切口入路是过去 30 年来最常用的重建跟骨解剖的手术技术，目前它仍是跟骨骨折解剖复位和牢固固定的金标准。该入路的最大优势在于充分暴露，直视下复位，利于重建外侧壁、后关节面和跟骰关节面，适用于 90% 以上后关节面受损或伴跟骰关节骨折移位的 DIACF 患者。缺点是难以暴露累及载距突和关节面内侧的骨折，不能准确评价载距突骨折块的复位情况及跟骨宽度，且操作创伤相对大，软组织剥离多，可导致腓肠神经损伤和术后腓骨肌腱不稳定等并发症，该入路切口并发症（包括切口皮缘坏死、切口裂开及局部感染等）的发生率亦较高。内侧入路方面，内侧横切口位于胫后血管神经束的表面，该切口入路软组织剥离相对少，且利于显露内侧壁和载距突，对于内侧骨折块可以进行有效复位。但内侧入路可能损伤胫神经跟骨支等内侧神经血管结构，亦可能破坏内侧壁和载距突，降低稳定性，对于跟骨前部的骨折和累及跟骰关节面的骨折，通过内侧入路处理也较为困难；并且，跟骨外侧壁骨皮质较薄，骨折后外侧壁的强度和稳定性减低，从内侧入路进行内固定，螺钉在碎裂的外侧壁中可能无法达到牢固固定。对于跟骨骨折的 ORIF 手术治疗，目前大多数学者认为外侧入路更为适宜。

随着骨折治疗理念的转变，微创手术逐渐兴起。微创手术的优势是对软组织要求相对低，在保证良好复位固定效果的同时可降低伤口并发症的发生率。目前文献中描述较多的微创手术方法包括经皮撬拨复位螺钉内固定术，关节镜辅助下的骨折复位固定术，改良的小切口复位固定术等。将微创技术和锁定钛板结合起来，是一种广泛接受的治疗方法，它结合了两种技术的优点，在减少伤口并发症的同时，维持了刚性固定，是一种被广泛接受的治疗方法。与延长切口的外侧入路切开复位内固定相比，微创切口的手术优势在于缩短手术时间，减少切口并发症和神经损伤，促进术后即刻活动、早期康复和促进伤口愈合。有限切开的微创手术包括纵切口入路、经跗骨窦入路等。Sander van Hoeve 等在 2016 年的研究结果表明，微创切口经皮复位、螺钉内固定治疗跟骨关节内、关节外骨折临床效果满意，Böhler 角改善明显，临床功能恢复良好；他们认为微创手术技术已被越来越频繁用于替代 ORIF 治疗跟骨骨折。经跗骨窦入路的手术技术可以直接暴露后距下关节和跟骰关节，尤其利于解剖复位距下关节面塌陷的 DIACF，从而减少后距下关节塌陷和跟骰关节对位不良问题。

可见，想要达到解剖复位、减少内置物植入同时减少伤口并发

笔记

症的手术效果，需要谨慎根据骨折类型选择手术方式。结合国内外研究及诊疗经验，考虑影响有移位的跟骨关节内骨折患者预后及手术决策的因素主要可分为以下 3 方面：①患者因素（年龄，性别，合并症，是否吸烟，运动功能需求，社会心理需求）；②软组织因素（软组织肿胀程度，是否有水疱）；③骨折特点（是否为开放性骨折，骨折分型）。跟骨骨折具有个体差异，没有统一的某一种技术可以处理每一个跟骨骨折，选择治疗方式时需要将上述三方面因素均纳入考虑。本患者相对年轻，运动功能需求较大，为避免开放手术的高伤口并发症发生率，同时解决上述螺钉固定稳定性有限的问题，我们在既往国内外前沿研究的基础上，尝试设计并利用微创接骨板（minimally invasive percutaneous plate osteosynthesis，MIPPO）手术技术治疗有移位的跟骨关节内骨折。

故本患者采用 MIPPO 手术治疗。

3. 软组织损伤的处理

跟骨骨折后软组织肿胀迅速，可产生淤血和水疱，适当延迟手术时机和选择合理入路是避免术后并发症的必要条件。所有 DIACF 患者，原则上应先休息制动、抬高患肢和冰敷治疗。发生舌型骨折损伤时，移位的骨折碎片可能刺破皮肤，需要即刻尽快手术治疗，如果无法急诊手术，则需要先处理软组织损伤，待软组织条件恢复后，再考虑骨折的处理，软组织损伤延迟处理的时间通常应少于伤后 2 周，超过 14 天会增加术后并发症的风险。

病例点评

本患者为跟骨骨折（Sanders Ⅱ型骨折），是临床上较为常见的骨折，通过微创手术治疗后恢复良好，预后满意。

总结 MIPPO 手术与 ORIF 手术在跟骨形态与功能重建方面的对比，以及跟骨骨折治疗方式的选择，我们认为：①Sanders Ⅰ型骨折可采取非手术治疗；骨折粉碎严重但无法复位、局部软组织条件极差、伴有严重全身性疾病、存在手术绝对禁忌证，且运动功能需求较低的跟骨骨折患者，可考虑非手术治疗。②跟骨牵引、撬拨复位、微创接骨板内固定的手术方法，不仅适用于简单骨折（Sanders Ⅱ型），对于复杂的关节内骨折（Sanders Ⅲ型和Ⅳ型）同样适用，该术式能够达到恢复跟骨解剖结构、重建 Böhler 角、Gissane 角、跟骨长度、跟骨宽度和跟骨高度的手术效果，提供长期牢固固定，并恢复满意的足部功能。③在重建 Böhler 角、Gissane 角、跟骨长度、跟骨宽度及 AOFAS 足部功能评分方面，该方法与外侧扩大 L 形切口入路的 ORIF 手术比较差异无统计学意义。④在手术后 Böhler 角、Gissane 角、跟骨长度、跟骨宽度及 AOFAS 足部功能评分随时间的变化方面，该方法与外侧扩大 L 形切口入路的 ORIF 手术比较差异无统计学意义。⑤MIPPO 手术比 ORIF 手术更有利于重建 Sanders Ⅱ型和Ⅲ型跟骨骨折患者的跟骨高度及跟骨全长与跟骨高度的比例关系，但对于 Sanders Ⅳ型跟骨骨折患者，两种手术在上述方面比较差异无统计学意义。⑥对于局部软组织条件差的患者，伴有吸烟、糖尿病、外周血管疾患等伤口并发症高危因素的患者，伴有全身性疾病无法耐受长时间手术但运动需求较高的患者，年轻女性等追求美观效果的患者，微创接骨板内固定是更为适合的手术方法。⑦对于微创手术术中无法满意复位的 Sanders Ⅳ型骨折，术中可以转行外侧扩大 L 形切口入路 ORIF 手术。对于年轻、运动功能需求大的患者，应尽可能行标准的骨折复位内固定手术治疗，最大限度地恢复跟骨解剖外形，若术后出现疼痛性距下关节炎时，再考虑行关节融合术。

参考文献

1. MOLLOY A P, LIPSCOMBE S J. Hindfoot arthrodesis for management of bone loss following calcaneus fractures and nonunions. Foot Ankle Clin, 2011, 16(1): 165 – 179.

2. EASTWOOD D M, GREGG P J, ATKINS R M. Intra-articular fractures of the calcaneum. Part I: Pathological anatomy and classification. J Bone Joint Surg Br, 1993, 75(2): 183 – 188.

3. ZWIPP H, RAMMELT S, BARTHEL S. Fracture of the calcaneus. Unfallchirurg, 2005, 108(9): 737 – 747; quiz 748.

4. ALI A M, ELSAIED M A, ELMOGHAZY N. Management of calcaneal fractures using the Ilizarov external fixator. Acta Orthop Belg, 2009, 75(1): 51 – 56.

5. SCHEPERS T, LIESHOUT E M, GINHOVEN T M, et al. Current concepts in the treatment of intra-articular calcaneal fractures: results of a nationwide survey. Int Orthop, 2008, 32(5): 711 – 715.

6. MITCHELL M J, MCKINLEY J C, ROBINSON C M. The epidemiology of calcaneal fractures. Foot (Edinb), 2009, 19(4): 197 – 200.

7. SANDERS R. Displaced intra-articular fractures of the calcaneus. J Bone Joint Surg Am, 2000, 82(2): 225 – 250.

8. SWANSON S A, Clare M P, SANDERS R W. Management of intra-articular fractures of the calcaneus. Foot Ankle Clin, 2008, 13(4): 659 – 678.

9. MASKILLl J D, BOHAY D R, ANDERSON J G. Calcaneus fractures: a review article. Foot Ankle Clin, 2005, 10(3): 463 – 489.

10. MCBRIDE D J, RAMAMURTHY C, LAING P. The hindfoot: Calcaneal and talar fractures and dislocations-Part I: Fractures of the calcaneum. Curr Orthop, 2005, 19(2): 94 – 100.

11. KITAOKA H B, SCHAAP E J, CHAO E Y, et al. Displaced intra-articular fractures of the calcaneus treated non-operatively. Clinical results and analysis of motion and ground-reaction and temporal forces. J Bone Joint Surg Am, 1994, 76

（10）：1531－1540.

12. MYERSON M, QUILL G E. Late complications of fractures of the calcaneus. J Bone Joint Surg Am, 1993, 75(3)：331－341.

13. STULIK J, STEHLIK J, RYSAVY M, et al. Minimally-invasive treatment of intra-articular fractures of the calcaneum. J Bone Joint Surg Br, 2006, 88(12)：1634－1641.

14. RAMMELT S, AMLANG M, BARTHEL S, et al. Minimally-invasive treatment of calcaneal fractures. Injury, 2004, 35(2)：SB55－SB63.

15. GHORBANHOSEINI M, KWON J Y. Percutaneous method to determine optimal surgical approach for delayed treatment of calcaneus fracture. Foot Ankle Int, 2017, 38(1)：76－79.

16. VELTMAN E S, DOORNBERG J N, STUFKENS S A, et al. Long-term outcomes of 1,730 calcaneal fractures：systematic review of the literature. J Foot Ankle Surg, 2013, 52(4)：486－490.

17. MCBRIDE D J, RAMAMURTHY C. Chronic ankle instability：management of chronic lateral ligamentous dysfunction and the varustibiotalar joint. Foot Ankle Clin, 2006, 11(3)：607－623.

18. HARVEY E J, GRUJIC L, EARLY J S, et al. Morbidity associated with ORIF of intra-articular calcaneus fractures using a lateral approach. Foot Ankle Int, 2001, 22(11)：868－873.

19. GARDNER M J, NORK S E, BAREI D P, et al. Secondary soft tissue compromise in tongue-type calcaneus fractures. J Orthop Trauma, 2008, 22(7)：439－445.

20. GOUGOULIAS N, KHANNA A, MCBRIDE D J, et al. Management of calcaneal fractures：systematic review of randomized trials. Br Med Bull, 2009, 92：153－167.

21. STEPHENSON J R. Treatment of displaced intra-articular fractures of the calcaneus using medial and lateral approaches, internal fixation, and early motion. J Bone Joint Surg Am, 1987, 69(1)：115－130.

22. WEBER M, LEHMANN O, SÄGESSER D, et al. Limited open reduction and

internal fixation of displaced intra-articular fractures of the calcaneum. J Bone Joint Surg Br, 2008, 90(12): 1608 - 1616.

23. GAVLIK J M, RAMMELT S, ZWIPP H. Percutaneous, arthroscopically-assisted osteosynthesis of calcaneus fractures. Arch Orthop Trauma Surg, 2002, 122(8): 424 - 428.

24. GUPTA A K, GLUCK G S, PAREKH S G. Balloon reduction of displaced calcaneus fractures: surgical technique and case series. Foot Ankle Int, 2011, 32(2): 205 - 210.

25. LÓPEZ-OLIVA F, SÁNCHEZ-LORENTE T, FUENTES-SANZ A, et al. Primary fusion in worker's compensation intraarticular calcaneus fracture. Prospective study of 169 consecutive cases. Injury, 2012, 43 (2): S73 - S78.

26. GUERADO E, BERTRAND M L, CANO J R. Management of calcaneal fractures: what have we learnt over the years?. Injury, 2012, 43(10): 1640 - 1650.

27. LINDSAY W R, DEWAR F P. Fractures of the oscalcis. Am J Surg, 1958, 95(4): 555 - 576.

28. SQUIRES B, ALLEN P E, LIVINGSTONE J, et al. Fractures of the tuberosity of the calcaneus. J Bone Joint Surg Br, 2001, 83(1): 55 - 61.

29. SONI A, VOLLANS S, MALHOTRA K, et al. Association between smoking and wound infection rates following calcaneal fracture fixation. Foot Ankle Spec, 2014, 7(4): 266 - 270.

30. PARMAR H V, TRIFFITT P D, GRENGG P J. Intra-articular fractures of the calcaneum treated operatively or conservatively. A prospective study. J Bone Joint Surg Br, 1993, 75(6): 932 - 937.

31. BUCKLEY R, TOUGH S, MCCORMACK R, et al. Operative compared with nonoperative treatment of displaced intra-articular calcaneal fractures: a prospective, randomized, controlled multicenter trial. J Bone Joint Surg Am, 2002, 84-A(10): 1733 - 1744.

32. O'FARRELL D A, O'BYRNE J M, MCCABE J P, et al. Fractures of the oscalcis: improved results with internal fixation. Injury, 1993, 24(4): 263 - 265.

笔记

33. CSIZY M, BUCKLEY R, TOUGH S, et al. Displaced intra-articular calcaneal fractures: variables predicting late subtalar fusion. J Orthop Trauma, 2003, 17(2): 106 – 112.

34. BENIRSCHKE S K, SANGEORZAN B J. Extensive intraarticular fractures of the foot. Surgical management of calcaneal fractures. Clin Orthop Relat Res, 1993 (292): 128 – 134.

35. 俞光荣, 朱辉, 蔡宣松. 伴有跟骰关节损伤的跟骨骨折. 中华骨科杂志, 2004 (1): 18 – 21.

36. DELLA R G J, NORK S E, BAREI D P, et al. Fractures of the sustentaculumtali: injury characteristics and surgical technique for reduction. Foot Ankle Int, 2009, 30 (11): 1037 – 1041.

37. SCHEPERS T. The sinus tarsi approach in displaced intra-articular calcaneal fractures: a systematic review. Int Orthop, 2011, 35(5): 697 – 703.

38. ZHANG T, SU Y, CHEN W, et al. Displaced intra-articular calcaneal fractures treated in a minimally invasive fashion: longitudinal approach versus sinus tarsi approach. J Bone Joint Surg Am, 2014, 96(4): 302 – 309.

39. CAO L, WENG W, SONG S, et al. Surgical treatment of calcaneal fractures of Sanders type Ⅱ and Ⅲ by a minimally invasive technique using a locking plate. J Foot Ankle Surg, 2015, 54(1): 76 – 81.

40. VAN H S, POEZE M. Outcome of minimally invasive open and percutaneous techniques for repair of calcaneal fractures: a systematic review. J Foot Ankle Surg, 2016, 55(6): 1256 – 1263.

41. GUPTA A, GHALAMBOR N, NIHAL A, et al. The modified Palmer lateral approach for calcaneal fractures: wound healing and postoperative computed tomographic evaluation of fracture reduction. Foot Ankle Int, 2003, 24(10): 744 – 753.

42. RAMMELT S, ZWIPP H. Calcaneus fractures: facts, controversies and recent developments. Injury, 2004, 35(5): 443 – 461.

（张稚琪　周方）

病例 38
双钢板固定复杂肱骨近端骨折

病历摘要

【基本信息】

患者，男性，69 岁。

主诉：摔伤导致左肩疼痛伴活动受限半天。

现病史：患者半天前工作时不慎跌倒后左肩着地，伤后左肩疼痛、肿胀明显，伴活动受限，来我院急诊就诊。患者不伴有前臂及手掌麻木，无开放性损伤。

【查体】

左肩局部肿胀、畸形，可触及骨擦感，肩峰下空虚感，主动及被动活动均受限。桡动脉搏动可触及，末端血运良好，手指感觉及肌力无明显异常。

【影像学检查】

（1）左肩关节正位 X 线片（图 38 – 1）：左肩关节脱位，肱骨近端骨质不连续。

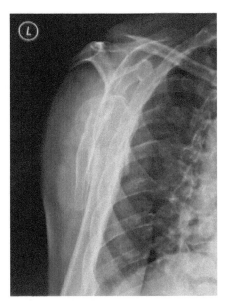

图 38 – 1　左肩关节正位 X 线片

（2）左肩关节三维重建 CT（图 38 – 2）：肱骨近端粉碎骨折。

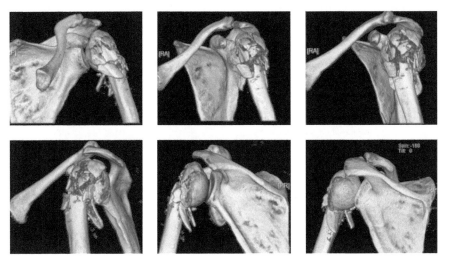

图 38 – 2　左肩关节三维重建 CT

【诊断】

左肱骨近端粉碎性骨折（Neer 四部分骨折）；左肩关节脱位。

【治疗经过】

患者积极完善术前检查评估后，在全身麻醉下行左肱骨近端粉碎骨折切开复位内固定术，术中显露骨折断端，注意保护重要血管及神经，骨折复位后采用双钢板固定（图 38 - 3）。术中大体观及透视见骨折复位及内固定位置良好（图 38 - 4）。术后左腕及左手各指活动良好，末梢感觉及血运良好，积极进行早期功能锻炼。

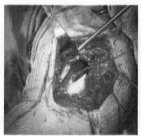 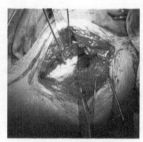 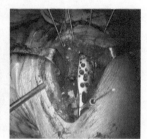

显露骨折断端　　　　　复位及克氏针临时固定　　　　　钢板内固定

图 38 - 3　简要手术流程

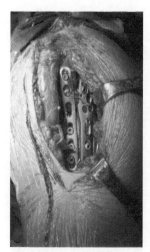 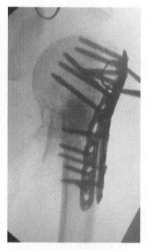 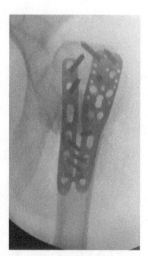

图 38 - 4　术中大体及透视观察

【随访】

患者术后定期复查随访，骨折断端逐渐有连续骨痂形成，骨折逐渐愈合。内固定无明显松动及断裂（图38-5）。患者末次随访时肩关节功能良好（图38-6），UCLA肩评分33分。

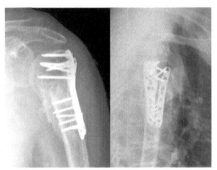 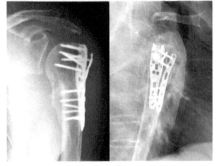

术后半年　　　　　　　　　　　术后1年

图38-5　术后复查左肩正侧位X线片

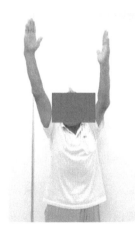 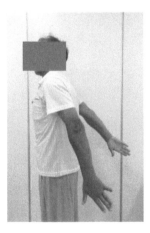 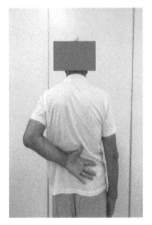

图38-6　术后1年肩关节功能大体像

病例分析

肱骨近端骨折是常见的骨折类型之一，发生率占全身骨折的4%~5%，它的发生多由跌倒后上肢过伸性损伤所致。Neer分型是肱骨近端骨折的常用分型系统，它根据骨折块的移位程度来划分不同的骨折类型，将肱骨近端分为肱骨头、大结节、小结节及肱骨干四部分，并将移位定义为骨折块移位 > 1 cm 或成角 > 45°。肱骨近端骨折的总体治疗原则是：充分评估局部软组织条件及骨折情况、明确有无伴随神经及血管损伤，制订个性化治疗方案。早在 20 世纪早期，临床多采用闭合复位、悬吊、牵引、石膏固定等方式治疗肱骨近端骨折，以期维持局部骨折端稳定性并恢复解剖力线。随着内固定技术及器械的逐渐发展成熟，临床上广泛采用如髓内针、钢板螺钉等方式治疗移位型肱骨近端骨折，这有利于患者术后早期进行功能锻炼。对于 Neer 四部分骨折的患者，非手术治疗只适用于身体状况差难以耐受手术的患者，由于非手术治疗会产生如骨坏死、不愈合、畸形愈合及创伤性关节炎的不良并发症，故大多数都采取手术治疗。Neer 四部分骨折可选择的手术方式包括骨折复位内固定手术及肩关节置换手术，后者多适用于老年骨质疏松性肱骨近端粉碎骨折并伴明显移位、后期发生肱骨头坏死的可能性较高的情况。

对于伴有肩关节脱位的肱骨近端骨折，诊断上应注意除了关注骨折本身，也要注意合并的肩袖、肌肉等软组织损伤。治疗上应尽早进行肩关节复位以减少对神经、血管结构的压迫，如常规手法复位困难，可考虑麻醉下进行复位。手术中应对损伤的肌肉韧带进行修复，恢复肩关节周围稳定的生物力学环境，术后康复锻炼时应安全适度，避免发生肩关节再次脱位。

本例患者的手术采用标准的胸大肌三角肌入路，术中注意保护重要血管及神经，特别是头静脉、腋动脉及腋神经，暴露骨折断端。术中可见骨折端粉碎明显、肱骨头短缩塌陷，骨折复位后遗留大范围的骨缺损。为了维持复位后骨结构的稳定性，本例患者采用双钢板进行固定。术后 48 小时即开始进行肩关节功能锻炼，主要包括钟摆练习、肩关节静态力量训练、辅助及被动肩关节活动等，自术后第 3 周开始进行主动肩关节活动练习。此患者术后的随访结果表明，骨折愈合良好，患者肩关节功能恢复满意。

对于肱骨近端骨折手术方式的选择，不同的方法都具有一定程度的优劣势：①锁定钢板内固定技术可以为复位的骨结构提供稳定的力学支撑，特别是当采用微创手术入路进行骨折复位及锁定钢板内固定（proximal humeral internal locking system，PHILOS）时，可以最大限度地减少对局部软组织及血供的破坏。肱骨近端锁定钢板具有良好的角稳定性及抗扭转性能，但是其偏心性固定会导致局部应力集中及应力遮挡，在一定程度上影响骨折的愈合。②应用髓内针固定治疗肱骨近端骨折逐渐在临床上获得广泛应用，它的中心性固定具有微创、生物力学传导良好的优势。但它的应用依然会发生如肩袖损伤及慢性肩关节疼痛等并发症。髓内针治疗适用于无明显骨缺损、结节骨折块较完整的病例，也包括部分干骺端粉碎、骨折劈裂累及肱骨干的病例。③肩关节置换手术包括半肩关节置换和反式全肩关节置换（reverse shoulder prosthesis，RSP），后者较为常用。RSP 适用于伴有肩袖损伤严重无法修补、结节骨折严重粉碎，特别适用于结节不愈合风险高、常规内固定失败概率大、老年骨质疏松性粉碎骨折、功能要求不高的患者等。但应用反肩置换治疗肱骨近端骨折的历史并不长，临床疗效仍需进一步随访验证。

对于伴有严重骨质疏松的患者，应用锁定钢板内固定治疗时可选用骨水泥增强螺钉，以增加螺钉的把持力，减少内固定松动的发生，术后应积极进行抗骨质疏松的治疗。对于伴有大量骨缺损的患者，临床可采用植入颗粒骨或人工骨水泥进行骨缺损填充，以增加骨折端的支撑力，也有学者应用腓骨及金属支架进行支撑，同样可

笔记

实现填充及支撑的效果。

病例点评

手术是治疗复杂肱骨近端骨折的有效且常用方法。对于此例老年肱骨近端粉碎骨折，应用切开复位、双钢板联合固定治疗，获得了满意的临床疗效，实现了骨折的愈合，患者肩关节功能恢复良好。对于此类复杂的肱骨近端骨折病例，应充分评估患者的一般身体状况、骨质疏松程度、骨折类型及移位程度，并考虑患者的客观自身要求，合理评估患者发生骨不愈合及肱骨头坏死的风险，为每位患者制订个性化的更适合的治疗方案。术中应减少软组织损伤及破坏，注意保护重要血管及神经，术后早期安全地进行肩关节功能锻炼，以保证患者顺利获得肩关节功能的康复，降低致残率，改善患者的生活质量。

参考文献

1. RICHARD G J, DENARD P J, KAAR S G, et al. Outcome measures reported for the management of proximal humeral fractures: a systematic review. J Shoulder Elbow Surg, 2020, 29(10): 2175 - 2184.

2. SUN Q, WU X, WANG L, et al. The plate fixation strategy of complex proximal humeral fractures. Int Orthop, 2020, 44(9): 1785 - 1795.

3. ALISPAHIC N, BRORSON S, BAHRS C, et al. Complications after surgical management of proximal humeral fractures: a systematic review of event terms and definitions. BMC Musculoskelet Disord, 2020, 21(1): 327.

4. BOYER P, COUFFIGNAL C, BAHMAN M, et al. Displaced three and four part proximal humeral fractures: prospective controlled randomized open-label two-arm study comparing intramedullary nailing and locking plate. Int Orthop, 2021, 45(11): 2917 - 2926.

5. SAMARA E, TSCHOPP B, KWIATKOWSKI B, et al. A single retrograde intramedullary nail technique for treatment of displaced proximal humeral fractures in children: case series and review of the literature. JBJS Open Access, 2021, 6(1): e20.00119.

6. DING M, PANG X, LI X, et al. Locking plate fixation versus hemiarthroplasty for complex proximal humeral fractures: An updated systematic review and meta-analysis. Asian J Surg, 2021, 44(11): 1445 – 1446.

7. ROSSI L A, TANORA I, RANALLETTA M, et al. Cemented vs. uncemented reverse shoulder arthroplasty for proximal humeral fractures: a systematic review and meta-analysis. J Shoulder Elbow Surg, 2022, 31(3): e101 – e119.

8. MARONGIU G, VERONA M, CARDONI G, et al. Synthetic bone substitutes and mechanical devices for the augmentation of osteoporotic proximal humeral fractures: a systematic review of clinical studies. J Funct Biomater, 2020, 11(2): 29.

9. Davids S, ALLEN D, DESARNO M, et al. Comparison of locked plating of varus displaced proximal humeral fractures with and without fibula allograft augmentation. J Orthop Trauma, 2020, 34(4): 186 – 192.

10. FAVORITO P, KOHRS B, Donnelly D. Proximal humeral fractures treated with an intramedullary cage and plate: clinical and radiographic outcomes at a minimum of 1 year postoperatively. J Shoulder Elbow Surg, 2021, 30(12): 2786 – 2794.

（周方　刘冰川）

病例 39
股骨粗隆间骨折内固定失败后翻修

病历摘要

【基本信息】

患者，男性，70 岁。

主诉：左侧股骨粗隆间骨折术后 11 个月，左髋疼痛加重伴行走困难 1 月余。

现病史：患者 11 月前因不慎摔伤致左侧髋部疼痛、活动受限，急诊就诊于当地医院，行左髋部 X 线片检查诊断为 "左侧股骨粗隆间骨折"，并行左侧股骨粗隆间骨折 Intertan 髓内钉内固定术，住院约 2 个月后出院，具体情况不详。患者出院后在双拐辅助下下床行走，偶有左髋部疼痛，曾先后到多家医院就诊，疼痛未见明显缓解，具体诊疗情况不详。患者1个月前突感左侧髋部疼痛剧烈并持续，左髋活动明显受限，不能负重行走，为求进一步诊疗来我院就诊。

既往史：高血压病史10余年，血压最高160/100 mmHg，不规律服用降压药物，未正规监测血压；痛风病史30余年，曾口服秋水仙碱，后口服激素3~5年（具体不详），2个月前停药；前列腺增生病史10余年，能自主小便，具体治疗不详。否认心脏病史，否认糖尿病、脑血管疾病、精神疾病史，否认疟疾、结核病史，否认药物、食物过敏史，预防接种史不详。

【查体】

左下肢短缩、外旋畸形，左髋部局部肿胀，压痛（+），左下肢纵向叩击痛（+），左髋活动明显受限，肢体远端感觉、血运未见明显异常。

【影像学检查】

（1）左侧髋关节正侧位X线片（受伤时）（图39-1）：左侧股

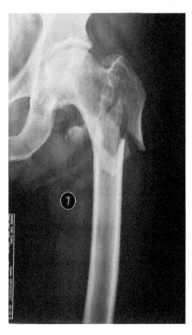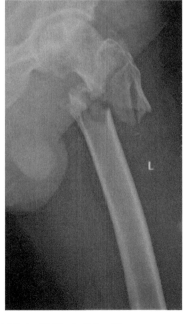

图39-1 左髋关节正侧位X线片（受伤时）

骨粗隆部骨质不连续，主骨折线从外下斜向内上，小转子骨折且移位明显，外侧壁骨折且粉碎。

（2）术后左侧髋关节正侧位 X 线片（图 39 - 2）：左侧股骨粗隆间骨折内固定术后，小转子骨折且移位，外侧壁未复位。

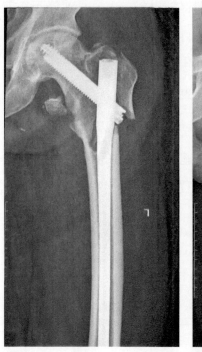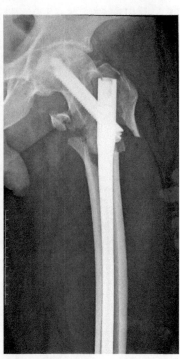

图 39 - 2　术后左侧髋关节正侧位 X 线片

（3）术后 11 个月左侧髋关节正侧位 X 线片（图 39 - 3）：左侧股骨粗隆间可见骨痂形成，并可见骨质不连续，Intertan 主钉断裂。

（4）左侧髋关节 CT（图 39 - 4）：股骨粗隆间骨折不愈合，Intertan 主钉断裂。

【诊断】

左侧股骨粗隆间骨折术后（内固定断裂）；左侧股骨粗隆间骨折不愈合；重度骨质疏松症；高血压病；痛风；前列腺增生。

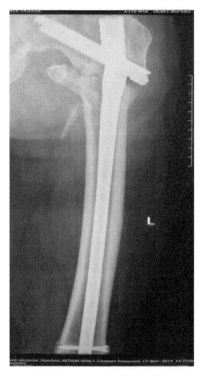
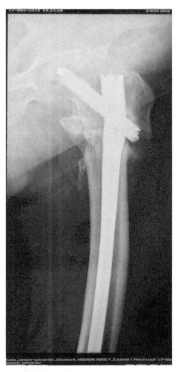

图 39 - 3　术后 11 个月左侧髋关节正侧位 X 线片

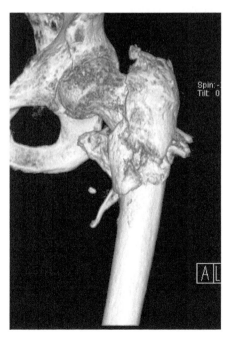
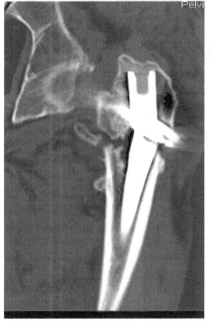

图 39 - 4　左侧髋关节 CT

笔记

【治疗经过】

积极完善术前检查后，未见明显手术禁忌证，在全身麻醉下行左侧股骨髓内钉断钉取出、左侧髂骨取骨、陈旧性骨折断端植骨、钛板螺钉内固定术。

先进行左侧股骨髓内钉断钉取出术：患者右侧卧位于手术床上，常规碘酒酒精消毒、铺单，股骨远端外侧原切口显露取出2枚锁钉，大粗隆外侧纵行直切口，切开皮肤、皮下、阔筋膜显露近端两枚锁钉，完整旋出，显露骨折断端，见骨折断端大量瘢痕增生，骨折未愈合，左下肢内收内旋，自骨折断端抽出原髓内钉断裂之远端部分，同法自骨折近端取出断裂之近端部分，确认取出两部分对合关系紧密（图39-5至图39-8）。然后进行骨折复位：以咬骨钳及刮匙清理骨折断端大量瘢痕组织，尝试骨折复位，但透视侧位困难，遂决定闭合伤口后上牵引手术床后行钛板内固定，间断缝合伤口，转移至牵引床，取仰卧位，左下肢中立位牵引复位，克氏针临时固定，透视骨折复位满意（图39-9）。

接下来行取髂骨植骨术：在同侧髂骨区取松质骨，将剪碎之松质骨植于骨折断端。

最后行钛板螺钉内固定术：选取9孔钛板，连接瞄准器，将钛板由骨膜及股外侧肌间隙插向股骨远端，用锁定套筒沿a孔打入1枚克氏针，沿远端第9孔打入克氏针，固定钛板于股骨干，使其位于股骨干中间。透视见a孔克氏针指向股骨距，钛板侧位于粗隆和股骨中央，骨折近端孔刚好位于股骨颈内，可容纳4枚螺钉，于粗隆处分布钻孔，拧入空心螺钉，与钢板锁定，骨折远端于第4、第6、第8、第9孔置入锁定螺钉，G臂机透视骨折复位满意，内固定位置好（图39-10）。冲洗伤口，清点纱布器械无误，放置伤口引流管，逐层缝合伤口，术毕。

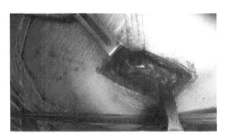

图 39 - 5　大粗隆外侧
直切口显露断端

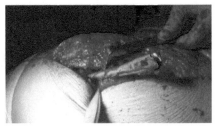

图 39 - 6　取出断裂髓内
钉之远端部分

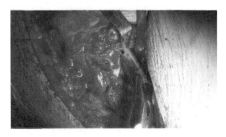

图 39 - 7　取出断裂髓内
钉之近端部分

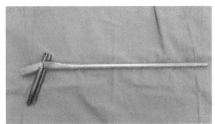

图 39 - 8　断钉完整取出，
两部分对合关系紧密

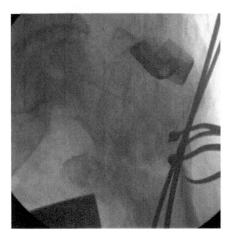
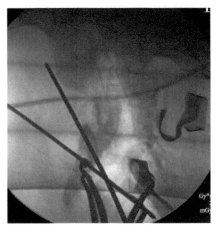

图 39 - 9　术中透视骨折复位满意，克氏针临时固定

【随访】

术后患者进行髋、膝关节功能锻炼，定期复查，跟踪随访。术后 3 个月复查左侧髋关节 X 线片：骨折位置良好，内固定位置良好，骨折线模糊，临床愈合（图 39 - 11）。左髋关节功能良好，Harris 功能评分：90 分（优）。

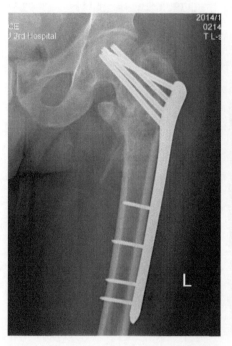
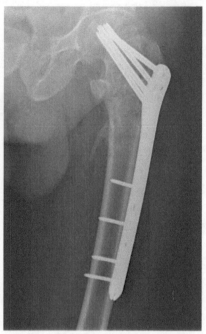

图 39 – 10　术后左髋关节正侧位 X 线片

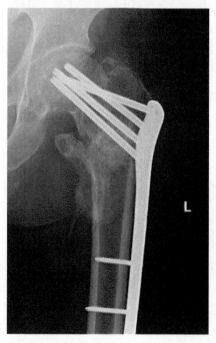
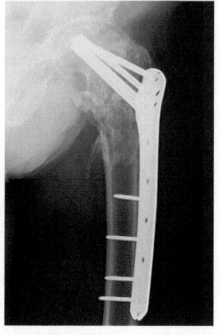

图 39 – 11　术后 3 个月左髋关节正侧位 X 线片

病例分析

　　股骨粗隆间骨折的治疗原则：在患者能耐受麻醉和手术的情况下尽早手术。股骨粗隆间骨折的保守治疗比手术治疗具有更高的死亡率，主要原因是长期卧床导致原有的内科疾病加重，同时可引起坠积性肺炎、压疮、静脉血栓等并发症。保守治疗仅适用于内科疾病重，不能耐受麻醉和手术的患者。对于老年股骨粗隆间骨折，尽早手术可以减轻疼痛，允许患者早期下地活动，避免卧床的相关并发症，这已成为公认的最佳治疗方法。手术治疗的主要方法有：①髓外固定系统，包括动力髋螺钉、动力髁螺钉、角钢板、解剖型锁定钢板等；②髓内固定系统，包括股骨近端抗旋髓内钉、Intertan髓内钉、股骨近端髓内钉、重建钉、Gamma 钉等；③人工关节置换，包括人工股骨头置换和全髋关节置换等。

　　髓外固定系统，以动力髋螺钉为典型代表，动力髋螺钉具有动力加压作用，能较好维持颈干角，允许患者早期部分或完全负重行走，但是动力髋螺钉为偏心固定，力臂长、弯矩大，有一定的生物力学缺陷。对于不稳定型股骨粗隆间骨折，特别是后内侧皮质粉碎者，股骨距不能很好地完成内侧压应力的传导，内植物承受较大的应力，易形成髋内翻，甚至发生动力髋螺钉断裂或螺钉断裂、拔出等并发症；另外动力髋螺钉的抗旋转能力较差，早期负重易发生旋转移位。因此，目前多数学者认为动力髋螺钉更适合于稳定型股骨粗隆间骨折的内固定术，对于不稳定型股骨粗隆间骨折实施动力髋螺钉内固定时，要通过防旋螺钉、大转子附加钢板等方法实现骨折的坚强固定，并有效控制股骨头的旋转移位。

　　与髓外固定相比，髓内固定的力臂短、扭矩小、稳定性好，生物力学优势更明显，特别是髓内固定可以微创固定，创伤小、出血少、无须显露骨折端，对骨折愈合的生物环境破坏少，更有利于骨愈合。髓内钉可与骨折端获得接触，即使内侧骨皮质粉碎的病例仍能得到很好地稳定，因此对于不稳定型股骨粗隆间骨折髓内固定更具优势。早期的髓内固定以 Gamma 钉为主，Gamma 钉的最初设计具有一定的缺陷，主钉远端的尖部距离交锁螺钉太近，易形成应力集中，髓内钉远端骨干继发骨折的并发症较高。针对 Gamma 钉设计的不足，AO 对股骨近端髓内钉进行了改进，推出了股骨近端髓内钉，近端可在股骨头颈内置入 2 枚螺钉，抗旋转作用增强，主钉的尖端距离交锁钉较长，能有效减小应力集中，降低应力骨折等并发症。然而，在临床应用中，股骨近端髓内钉的 Z 字退钉问题相继出现，即主要起承重作用的拉力螺钉松动退出，起防旋作用的髋螺钉穿入关节内。随着髓内固定技术的发展，新的髓内钉产品不断涌现，代表性的有股骨近端抗旋髓内钉、Intertan 髓内钉等，这些产品的共同特点是增加了抗内翻和抗旋转稳定性，且操作简单。典型如股骨近端抗旋髓内钉，通过一枚螺旋刀片的设计解决了防旋和称重 2 个问题，螺旋刀片直接打入，不需要预先钻孔，不会造成骨质丢失，特别是对于骨质疏松症患者优势明显。另外，螺旋刀片在打入的过程中对其周围的松质骨造成挤压，可以夯实疏松的骨质，使其变得更加结实、密集，增加螺钉的锚合力。股骨近端抗旋髓内钉的主钉远端只设计了一个锁定螺钉孔，可以选择性实施静态和动态两种锁定模式。对于稳定型股骨粗隆间骨折，可以采用动力性锁定，以使骨折端产生加压，促进骨愈合；对于不稳定型股骨粗隆间骨折，可以采用静力锁定，如后内侧骨皮质粉碎、合并骨干骨折、骨髓腔宽大等均需静力锁定。

人工髋关节置换术后允许患者早期、完全负重行走，减少卧床并发症，因此一些学者主张人工髋关节置换治疗股骨粗隆间骨折，但是部分学者对此持反对意见，主要是因为股骨粗隆间区域血运丰富，骨折的愈合率非常高，特别是新一代的内固定产品固定效果可靠，允许患者早期负重活动。相比之下，股骨粗隆间骨折进行关节置换时，需要对大小转子复位，并通过环扎钢丝等进行固定，手术创伤大、出血多、时间长，增加了手术风险；而髓内固定通过微创手术，创伤小，出血少，时间短，能在很大程度上降低围手术期风险。因此目前多数学者认为人工髋关节置换不作为股骨粗隆间骨折的常规治疗方式，手术适应证限制在：当骨质疏松非常严重时，内固定的可靠性受到质疑，此时可考虑人工髋关节置换术；对于内固定失败的病例，再次内固定如果很难获得足够的稳定性，关节置换可作为一种补救措施；骨折同时合并股骨头缺血坏死或退行性骨性关节炎的患者，关节置换可以同时解决骨折和疾病2个问题。

影响骨折愈合的因素包括骨折部位的血供问题，骨折固定后的稳定性，感染，以及营养不良、糖尿病等全身状况。对于股骨粗隆间骨折，股骨粗隆间区域血供丰富，造成内固定失败的原因主要是骨折固定后的稳定性差，其中重建外侧壁对于提高骨折固定后的稳定性具有重要的意义。在此例内固定失败的病例中，虽然首次手术采用了 Intertan 髓内钉进行固定，但是骨折复位不佳、外侧壁未重建，这可能是造成内固定失败的原因。

股骨近端解剖锁定钢板是一种新型的髓外固定系统，该内固定依照股骨近端的独特外形而设计，钢板的外形结构能较好地控制股骨大粗隆附近的骨折块，带锁螺钉与接骨板锁定可形成一个内固定支架，易于放置，以钢板作为整体支撑点，术中无须再塑形；股骨近端解剖锁定钢板强度好，且钉尾与钢板有锁定作用，即使患者合并骨质疏松亦可获得可靠的固定效果，术后螺钉拔出率及松动率低；因此，股骨近端解剖锁定钢板具有良好的角度稳定性，钢板置于股骨近端张力侧，可重建被破坏的外侧壁结构。目前对于股骨粗隆间骨折内固定失败患者在翻修时是否需要植骨仍存在争议。一部分学者认为植骨会导致异位骨化，影响髋关节的功能，不建议植骨；但是大部分学者认为由于内固定失败后股骨头颈内骨量缺失严重需要进行植骨，并且对于不愈合的病例植骨可以改善骨折部位的生物学条件，增加骨折愈合的概率。在本病例中，首先取出原有内固定后重新进行复位，使骨折得到良好的复位；其次，采用了股骨近端解剖锁定钢板，能够重建外侧壁，增加骨折固定的稳定性；最后，通过取髂骨植骨，能够增加骨折愈合的概率。

病例点评

随着老龄化社会的加剧，股骨粗隆间骨折的发病率越来越高，为了减轻患者的疼痛，减少长期卧床带来的并发症，尽早恢复下肢功能，早期手术治疗已成为公认的最佳治疗方法。完善的术前检查和详细的术前计划可以增加手术的成功率，CT 有助于判断复杂股骨粗隆间骨折的类型和进行术前计划。自从 Gotfried 等于 2004 年首次提出外侧壁的概念后，外侧壁越来越受到医生的重视。完整的外侧壁对近侧的头颈骨块有支撑作用，允许头颈骨块沿拉力螺钉或螺旋刀片的滑动轴向外进行有限的滑动，头颈骨块与股骨干相互接触，紧密坐实，促进骨折愈合；另外，当骨块相互嵌紧坐实之后，外侧壁能帮助对抗头颈骨块的旋转和内翻倾向。因此，对于合并外侧壁骨折的复查股骨粗隆间骨折需要重建外侧壁，以增加骨折固定的稳定性。通过髓内钉联合辅助钢板或者股骨近端解剖锁定钢板均可以重建外侧壁，需要根据患者的具体情况具体分析，选择最合适

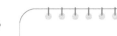

的内固定系统以增加骨折固定的稳定性，增加骨折愈合的概率。

参考文献

1. CHANG S M, HOU Z Y, HU S J, et al. Intertrochanteric femur fracture treatment in asia: what we know and what the world can learn. Orthop Clin North Am, 2020, 51 (2): 189 – 205.

2. BHANDARI M, SWIONTKOWSKI M. Management of acute hip fracture. N Engl J Med, 2017, 377(21): 2053 – 2062.

3. SOCCI A R, CASEMYR N E, LESLIE M P, et al. Implant options for the treatment of intertrochanteric fractures of the hip: rationale, evidence, and recommendations. Bone Joint J, 2017, 99-B(1): 128 – 133.

4. HAIDUKEWYCH G J. Intertrochanteric fractures: ten tips to improve results. J Bone Joint Surg Am, 2009, 91(3): 712 – 719.

5. FU C W, CHEN J Y, LIU Y C, et al. Dynamic hip screw with trochanter-stabilizing plate compared with proximal femoral nail antirotation as a treatment for unstable AO/OTA 31-A2 and 31-A3 intertrochanteric fractures. Biomed Res Int, 2020, 2020: 1896935.

6. ZHANG W Q, SUN J, LIU C Y, et al. Comparing the intramedullary nail and extramedullary fixation in treatment of unstable intertrochanteric fractures. Sci Rep, 2018, 8(1): 2321.

7. BRIDLE S H, PATEL A D, BIRCHER M, et al. Fixation of intertrochanteric fractures of the femur. A randomised prospective comparison of the gamma nail and the dynamic hip screw. J Bone Joint Surg Br, 1991, 73(2): 330 – 334.

8. ANJUM M P, HUSSAIN F N, MEHBOOB I. Treatment of intertrochanteric femoral fractures with a proximal femoral nail (PFN): a short follow up. Nepal Med Coll J, 2009, 11(4): 229 – 231.

9. SAHIN S, ERTURER E, Ozturk I, et al. Radiographic and functional results of osteosynthesis using the proximal femoral nail antirotation (PFNA) in the treatment of unstable intertrochanteric femoral fractures. Acta Orthop Traumatol Turc, 2010, 44

（2）：127 – 134.

10. HOFFMANN M, HARTEL M, Rueger J M, et al. Primary prosthetic replacement in per- and intertrochanteric fractures. Eur J Trauma Emerg Surg, 2014, 40 (3)：273 – 277.

11. ORYAN A, MONAZZAH S, BIGHUAM-SADEGH A. Bone injury and fracture healing biology. Biomed Environ Sci, 2015, 28 (1)：57 – 71.

12. ZHONG B, ZHANG Y, ZHANG C, et al. A comparison of proximal femoral locking compression plates with dynamic hip screws in extracapsular femoral fractures. Orthop Traumatol Surg Res, 2014, 100 (6)：663 – 668.

（周方　范吉星）

病例 40
股骨粗隆间骨折术后不愈合的治疗

病历摘要

【基本信息】

患者，男性，44岁。

主诉：左侧股骨粗隆间骨折术后14个月，左髋部疼痛1月余。

现病史：患者于入院前14个月车祸致多发伤（左侧股骨粗隆间骨折、多发肋骨骨折、腰椎骨折），于当地行"左侧股骨粗隆间骨折切开复位髓内钉内固定术"，其余部位骨折行保守治疗，术后规律复查，行走时跛行，但无左髋部疼痛，7月余前CT见左股骨粗隆间骨折愈合不良，于6月余前在当地医院行"髓内钉远端锁定钉取出术"，近1个月患者出现行走500米后左髋部疼痛，复查X线片及 CT 显示左股骨粗隆间骨折不愈合，现为进一步诊治经门诊收入我院。近期患者精神、饮食、睡眠、二便如常，体重无显著变化。

既往史：否认肝炎、结核、疟疾病史。否认高血压、糖尿病、心脏病、脑血管疾病、精神疾病史，否认药物、食物过敏史，预防接种史不详。

【查体】

跛行步态，左髋外侧可见既往手术瘢痕，愈合可，无红肿、破溃及窦道。局部皮温正常，无压痛、叩痛，轴向叩击痛（＋）。左髋各向活动轻度受限。"4"字试验（－），双下肢等长。双侧足趾屈伸活动正常，双足背动脉及胫后动脉可触及，足趾毛细血管充盈良好，足部感觉良好。双下肢肌力Ⅴ级。

【辅助检查】

1. 影像学检查

（1）伤后骨盆正位 X 线片（图 40 - 1）：左股骨粗隆间骨皮质不连续，局部可见较多骨折碎块。

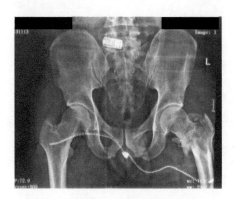

图 40 - 1　伤后骨盆正位 X 线片

（2）伤后左髋 CT（图 40 - 2）：左股骨粗隆间可见多发骨质断裂，大粗隆、小粗隆均存在骨折线，断端分离移位，局部存在多个骨折碎块。

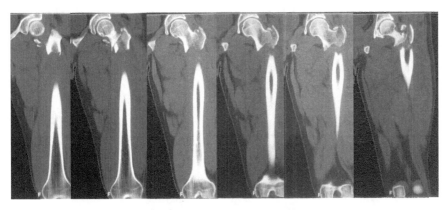

图 40 - 2　伤后左髋 CT

（3）外院手术后 3 个月复查髋部 X 线片（图 40 - 3）：正位可见髋内翻，外侧壁骨折，侧位可见前侧皮质对位不良，骨折块分离。

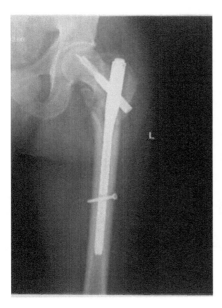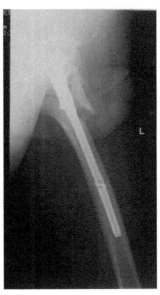

图 40 - 3　外院手术后 3 个月复查髋部 X 线片

（4）外院手术后 5 个月复查髋部 X 线片（图 40 - 4）：正位可见髋内翻，局部无明显骨痂形成，侧位可见前侧皮质对位不良，骨折块分离。

笔记

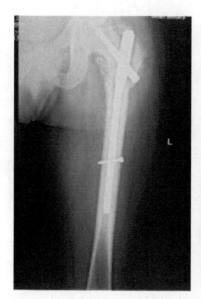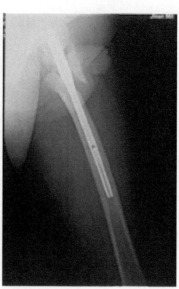

图 40 -4 外院手术后 5 个月复查髋部 X 线片

（5）外院手术后 7 个月复查髋部 CT（图 40 -5）：仍可见骨折线，骨折断端无明显骨痂形成，局部有硬化表现。此时于外院行"髓内钉远端锁定钉取出术"。

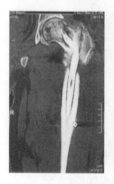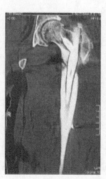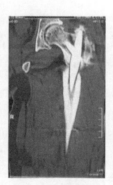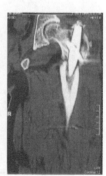

图 40 -5 外院手术后 7 个月复查髋部 CT

（6）外院手术后 10 个月复查髋部 X 线片（图 40 -6）：正位可见髋内翻，局部无明显骨痂形成，侧位可见前侧皮质对位不良，骨折块分离，局部有硬化表现。

（7）外院手术后 13 个月复查髋部 CT（图 40 -7）：仍可见骨折线，骨折断端硬化，无骨痂形成。

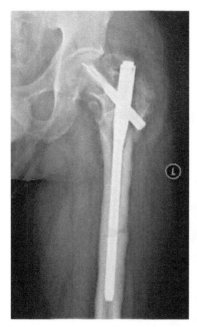
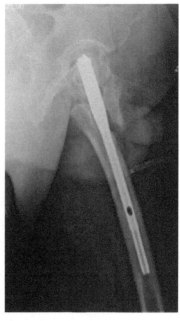

图 40 - 6　外院手术后 10 个月复查髋部 X 线片

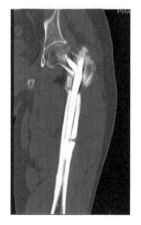
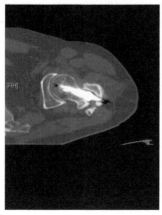
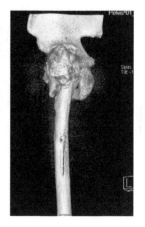

图 40 - 7　外院手术后 13 个月复查髋部 CT

2. 实验室检查

WBC：$3.5 \times 10^9/L$，N%：67.3%；ESR：12 mm/h；CRP：6 mg/L；PCT：0.3 μg/L。

【诊断】

左股骨粗隆间骨折术后骨折不愈合。

【治疗经过】

入院后完善相关检查，排除感染，考虑患者为骨折术后不愈合，为患者制订手术方案：取出内固定，髂骨取骨，骨折断端植骨，更换内固定。内固定方案准备髓内固定和髓外固定两套系统。

术中所见：取出原有髓内钉，可见骨折不愈合，大量瘢痕组织形成，清理瘢痕，断端新鲜化，送组织病理及培养。股骨头颈内骨质缺损较多，考虑髓内钉固定不稳定，遂决定应用股骨近端解剖型接骨板固定。术中牵引复位纠正髋内翻，髂骨取骨，于骨折断端植骨，接骨板固定，放置负压引流。

术后复查 X 线片（图 40 - 8）：正位可见髋内翻已纠正，内侧皮质对位良好，侧位可见前侧皮质对位良好，内固定位置良好。

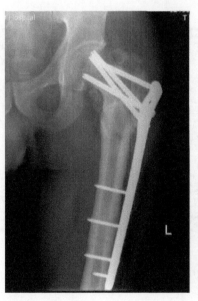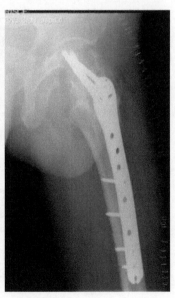

图 40 - 8　术后复查 X 线片

【随访】

术后定期复查，跟踪随访。

术后 1 个月左髋 X 线片提示：骨折对位对线良好，骨折线模糊，内固定位置良好（图40-9）。

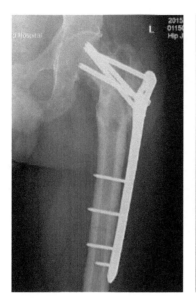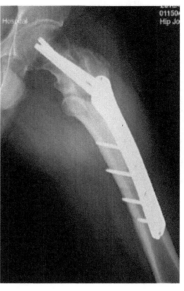

图40-9　术后1个月左髋X线片

术后3个月左髋X线片提示：骨折对位对线良好，骨折线较前模糊，内固定位置良好，髋关节屈伸功能良好（图40-10）。

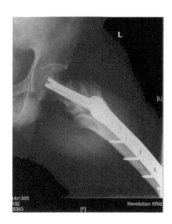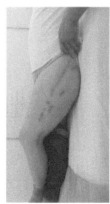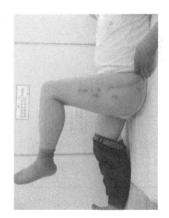

图40-10　术后3个月左髋X线片及大体伸屈位

术后2年左髋X线片、CT提示：骨折对位对线良好，骨折线模糊，内固定位置良好，骨折愈合（图40-11）。患者功能良好，髋关节Harris评分89分（图40-12）。

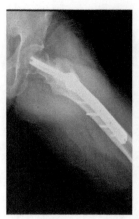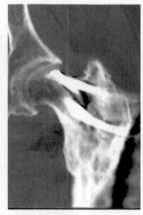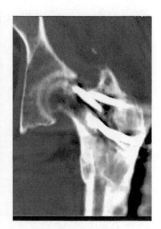

图 40-11　术后 2 年左髋 X 线片、CT

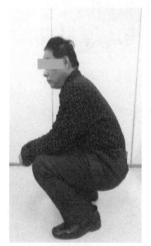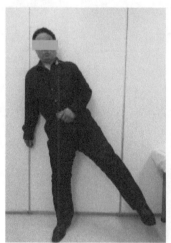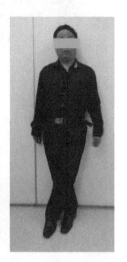

图 40-12　患者功能良好

病例分析

　　随着手术技术的进步及内固定物的不断更新发展，接受手术治疗的股骨粗隆间骨折患者的预后也在不断改善，但是，内固定失败对于创伤骨科领域仍然是一个亟待解决的问题。内固定失败所带来的后果往往是灾难性的，由于内固定失败，患者通常需要再次接受手术治疗，这对于合并症较多的老年患者来说风险很高，预后通常比较差，而且恢复期较长。这样既增加了患者的痛苦，也增加了家庭及社会的负担。内固定物相关并发症包括：髓内固定系统的髋螺钉切出、切入、退钉和主钉断裂，髓外固定系统的钢板或螺钉断裂等。

导致内固定失败的原因较多，包括骨折类型、骨质疏松程度、内固定方式、骨折复位质量、内固定位置、尖顶距等。

2004 年 Gotfried 首次提出股骨外侧壁的概念，认为外侧壁是影响股骨粗隆间骨折预后的重要因素，股骨粗隆间骨折合并股骨外侧壁骨折时，内固定失败率会显著升高。Palm 等的研究表明，应用动力髋螺钉治疗股骨粗隆间骨折时，股骨外侧壁骨折患者的再手术风险是股骨外侧壁完整患者的 7 倍。我们团队的一项研究基于 CT 重建检查，对股骨外侧壁骨折的形态进行了分析，结果表明外侧壁骨折会增加内固定失败的风险，外侧壁存在游离骨折块是导致内固定失败的独立危险因素，因此建议术前根据外侧壁骨折的形态制订恰当的手术方案。

内侧壁的完整性是维持股骨粗隆部骨折稳定性的重要因素。Futamura 等认为，尽管复位内侧骨折块存在技术上的困难，但是仍然需要重视后内侧支撑。Chang 等认为重建内侧支撑是治疗不稳定性股骨粗隆部骨折的关键。我们团队的一项研究结果表明，失去后内侧支撑是导致 A2 型股骨粗隆间骨折内固定失败的独立危险因素，建议重视重建后内侧壁，恢复后内侧支撑。我们团队另一项研究根据内侧骨折线累及的范围对后内侧骨折进行分型：Ⅰ型为小粗隆撕脱骨折，骨折线不超过小粗隆基底部，Ⅱ型为内侧单个骨折块或粉碎骨折，累及小粗隆基底部，但是骨折线不超过后侧壁的中线，Ⅲ型为内侧单个骨折块或粉碎骨折，累及小粗隆基底部，骨折线超过后侧壁的中线。对 3 种类型骨折的预后进行比较发现，Ⅲ型内固定失败的概率明显高于Ⅰ型和Ⅱ型，因此，建议对后内侧大的游离骨折块进行复位和固定。

骨折复位不良是导致股骨粗隆间骨折内固定失败的重要原因。Tomas等的研究表明，复位不良导致髋内翻会显著增加内固定失败风险，同时发现骨折缝隙 > 5 mm也是内固定失败的危险因素，建议在复位时应当注意纠正髋内翻，尽可能复位移位较大的骨折块。

自从Baumgaertner等首次报道尖顶距的概念以来，许多研究已经表明恰当的尖顶距对于避免内固定失败有重要的意义。Hsueh等回顾性分析了937例采用DHS治疗的股骨粗隆间骨折临床资料，结果64例患者发生了螺钉切出股骨头，回归分析结果表明尖顶距是影响螺钉切出最重要的因素，其次是螺钉的位置、骨折类型、复位质量和患者的年龄。

总之，充分评估骨折类型、选择合适的内固定方式、微创手术操作技术、良好的骨折复位、恰当的螺钉位置、个性化的术后负重时间等是避免内固定失败的重要因素。

病例点评

该例患者为青年男性，高暴力伤导致左侧股骨粗隆间粉碎性骨折，按照AO分型为AO31 A3.3型。此种类型骨折治疗较为困难，外院初次手术时存在以下几方面问题：①复位不良，X线片正位可见髋内翻，侧位可见前侧皮质对位差，骨折断端分离明显；②术后7个月骨折不愈合时，取出远端锁定钉采取动力化的处理欠妥当。

股骨粗隆间骨折的手术治疗通常采取闭合复位内固定术，骨折分型、患者骨质情况、骨折复位质量、内固定方案选择、内固定的位置等决定了患者的预后。骨折分型、患者骨质情况是医生无法改变的，而骨折复位质量、内固定方案的合理选择及精准微创的置入是避免术后骨折不愈合、内固定失败的重要因素。该例患者在初次手术时，骨折复位不良，存在髋内翻，骨折断端皮质对位不良，间隙较大，这些都导致了骨折断端之间的接触面积减小，从而导致了骨折不愈合。患者术后7个月复查骨折不愈合，此时选择取出远端锁钉进行动力化的做法并不妥当。骨折动力化的前提是要有足够的稳定性，显然此例患者术后局部存在不稳定。而动力化的时机通常是术后 10～24 周内治疗效果最佳。

股骨粗隆间骨折不愈合的翻修方法通常包括以下两种：①更换内固定，局部植骨；②内固定取出，髋关节置换。更换内固定，局部植骨的适应证包括：①年轻患者骨质较好；②对功能要求高；③无明显髋臼侧退变；④单纯粗隆间或粗隆下区域的骨折不愈合。取出内固定，髋关节置换的适应证包括：①原有头钉无法取出；②残余骨量不足；③高龄重度骨质疏松；④已有髋关节骨性关节炎。对于内固定方案的选择包括髓内和髓外固定两种，其选择应当结合股骨头颈内残余骨量、骨折稳定性、骨折类型等多方面因素综合考虑。当然，无论选择何种内固定方案，良好的复位是保证骨折愈合的前提条件。

参考文献

1. GOTFRIED Y. The lateral trochanteric wall: a key element in the reconstruction of unstable pertrochanteric hip fractures. Clin Orthop Relat Res, 2004(425): 82-86.

2. PALM H, JACOBSEN S, SONNE-HOLM S, et al. Integrity of the lateral femoral wall in intertrochanteric hip fractures: an important predictor of a reoperation. J Bone Joint Surg Am, 2007, 89(3): 470-475.

3. GAO Z, LV Y, ZHOU F, et al. Risk factors for implant failure after fixation of proximal femoral fractures with fracture of the lateral femoral wall. Injury, 2018, 49

（2）：315 – 322.

4. FUTAMURA K, BABA T, HOMMA Y, et al. New classification focusing on the relationship between the attachment of the iliofemoral ligament and the course of the fracture line for intertrochanteric fractures. Injury, 2016, 47（8）：1685 – 1691.

5. CHANG S, ZHANG Y, MA Z, et al. Fracture reduction with positive medial cortical support：a key element in stability reconstruction for the unstable pertrochanteric hip fractures. Archives of Orthopaedic and Trauma Surgery, 2015, 135（6）：811 – 818.

6. YE K F, XING Y, Sun C, et al. Loss of the posteromedial support：a risk factor for implant failure after fixation of AO 31-A2 intertrochanteric fractures. Chin Med J （Engl）, 2020, 133（1）：41 – 48.

7. LI P, LV Y, ZHOU F, et al. Medial wall fragment involving large posterior cortex in pertrochanteric femur fractures：a notable preoperative risk factor for implant failure. Injury, 2020, 51（3）：683 – 687.

8. TOMAS-HERNANDEZ J, NUNEZ-CAMARENA J, TEIXIDOR-SERRA J, et al. Salvage for intramedullary nailing breakage after operative treatment of trochanteric fractures. Injury, 2018, 49（2）：S44-S50.

9. BAUMGAERTNER M R, CURTIN S L, LINDSKOG D M, et al. The value of the tip-apex distance in predicting failure of fixation of peritrochanteric fractures of the hip. J Bone Joint Surg Am, 1995, 77（7）：1058 – 1064.

10. HSUEH K K, FANG C K, CHEN C M, et al. Risk factors in cutout of sliding hip screw in intertrochanteric fractures：an evaluation of 937 patients. Int Orthop, 2010, 34（8）：1273 – 1276.

（周方　郝有亮）

病例 41
股骨干合并股骨颈骨折

病历摘要

【基本信息】

患者，男性，22岁。

主诉：车祸伤致全身多发伤伴双下肢开放性骨折9小时。

现病史：患者9小时前因车祸伤致全身多发伤伴双下肢开放性骨折，于外院急诊就诊，予以导尿、气管插管、双下肢包扎、胸腔留置引流管等对症处理后，转入我院急诊。启动创伤中心，多学科紧急会诊，完善全身CT，提示右侧枕叶脑挫裂伤，蛛网膜下腔出血，硬膜下出血；右侧锁骨骨折，双侧肋骨多发骨折；左侧股骨颈骨折及股骨干骨折伴软组织损伤、积气，右侧股骨远端、髌骨粉碎性骨折伴软组织损伤、积气，关节腔积液；脾破裂、腹盆腔积液。经多学科会诊讨论，收入重症监护病房，维持患者生命体征。患者自发病以来，昏迷状态，留置尿管未见血尿，大便未解。

既往史：否认肝炎、结核、疟疾病史。否认高血压、糖尿病、心脏病、脑血管疾病、精神疾病史，否认药物、食物过敏史，预防接种史不详。

【查体】

双下肢开放性损伤，双下肢软组织肿胀、污染，左下肢短缩、外旋畸形、反常活动，右下肢短缩、畸形、反常活动，双下肢活动明显受限，肢体远端感觉、血运未见明显异常。

【影像学检查】

左侧大腿 CT 平扫 + 三维重建（图 41 - 1）：左侧股骨干骨质断裂、断端移位，左侧股骨颈骨折、移位明显。

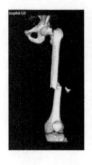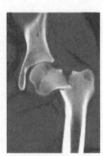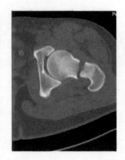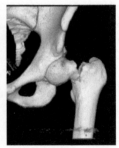

图 41 -1　左侧大腿 CT 平扫 + 三维重建

【诊断】

左侧股骨干开放性骨折；左侧股骨颈骨折；右侧股骨远端开放性骨折；右侧锁骨骨折；双侧多发肋骨骨折；颅脑外伤；脾破裂。

【治疗经过】

本文仅讨论左侧股骨干合并股骨颈骨折的诊疗。

经多学科联合诊治，已处理颅脑损伤及脾破裂等情况，患者意识逐渐恢复，生命体征趋于平稳。积极完善术前准备后，未见明显手术禁忌证，遂于伤后一天在全身麻醉下首先行左侧股骨干骨折清创外固定术：患者仰卧于手术床上，左下肢碘伏消毒、铺单，股骨外侧伤口清创，以大量碘伏、过氧化氢溶液、生理盐水反复冲洗伤口。伤口可见少量坏死组织，清除坏死组织，在骨折远近端打入外固定支架的固定针，连接固定杆，伤口使用VSD覆盖，术毕。股骨颈骨折无法通过闭合复位，考虑患者伤情重，本次手术只进行损伤控制，故暂时不予固定。

经持续VSD负压冲洗引流、抗感染治疗及营养支持治疗，左下肢伤口未见明显感染迹象，遂于伤后第9天在全身麻醉下行左股骨外固定架取出、切开复位髓内钉内固定术：麻醉满意后，患者仰卧于骨科下肢牵引手术床上，左下肢内收内旋牵引复位，反复调整仍牵引复位困难。决定行切开复位，首先去除外架，碘伏消毒后铺巾，取前侧入路，切开皮下，取缝匠肌及阔筋膜张肌间暴露关节囊，沿途缝扎血管分支，切开关节囊，股骨头置入克氏针2枚操纵股骨头，配合股骨近端旋转复位股骨颈骨折，克氏针临时固定，透视复位满意。大粗隆上外侧纵行直切口，切开皮肤、皮下、阔筋膜，骨膜下显露股骨大粗隆，在大粗隆顶点处插入短导针，G形臂透视导针方向满意，开口器扩开皮质，插入长导针至骨折处。骨折复位后将导针通过骨折至远端髓腔。G形臂透视导针位置满意。依次用髓腔钻扩髓，近端扩髓至直径14 mm。置入长400 mm、直径11.5 mm髓内钉，将髓内钉置入骨折远端。连接瞄准器，顺瞄准器向股骨颈方向打入2枚克氏针，位置满意，退出备用，导航下打入远端锁钉2枚。再将近端2枚克氏针调整为合适长度螺钉，并在股骨近端置入空心螺钉1枚稳定股骨头。G臂机正侧位透视显示骨折复位及内固定位置均满意。冲洗止血,清点纱布器械无误后,逐层缝合各伤口。原左侧股骨外侧伤口以碘伏、过氧化氢溶液、生理盐水冲洗,见伤口范围较前缩小,周围可见肉芽组织。清除局部坏死组织及分泌物,生理盐水冲洗,清洁局部皮肤,缝合切口。术毕。

术后即刻左髋关节及左股骨正侧位 X 线片见图 41 - 2。

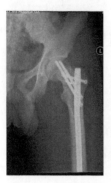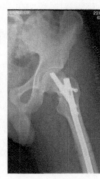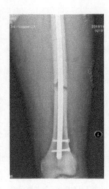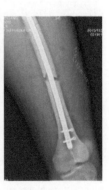

图 41 -2 术后即刻左髋关节及左股骨正侧位 X 线片

【随访】

(1) 术后患者定期复查,跟踪随访。术后 3 个月复查左髋关节及左侧股骨正侧位 X 线片 (图 41 -3):骨折位置良好,内固定位置良好,骨折线模糊,可见骨痂形成。

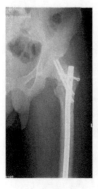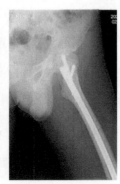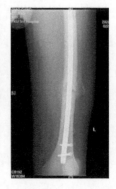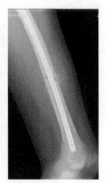

图 41 -3 术后 3 个月复查左髋关节及左侧股骨正侧位 X 线片

(2) 术后 19 个月复查左股骨全长 X 线片 (图 41 -4):骨折位

置良好，内固定位置良好，股骨颈骨折线模糊，股骨干骨折可见骨痂形成，骨折愈合。患者因右股骨远端开放性骨折继发骨感染、骨不愈合，导致患者无法进行负重锻炼，骨折愈合延迟，下肢功能恢复不同程度受限。

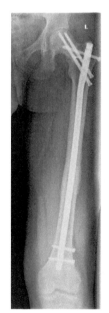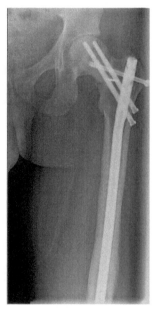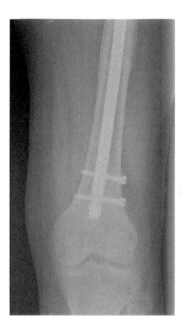

图41-4 术后19个月复查左股骨全长X线片

病例分析

1953年，Delaney和Street首次报道了股骨干骨折合并股骨颈骨折，这种骨折临床上较少见，其发生率占全部股骨干骨折的1%~9%，多为高能量损伤（交通伤或坠落伤），多见于青壮年患者，合并股骨颈骨折以囊内骨折、Pauwels Ⅲ型更多见，有48%的患者合并其他部分损伤。该损伤的受伤机制多为屈曲的膝关节受到撞击，暴力沿膝关节向股骨纵向传导，高能量暴力首先造成股骨干骨折，髋部骨折多为剩余能量的释放。虽然大部分股骨干骨折合并

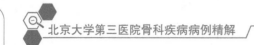
髋部骨折为高能量创伤所致，但也有一些股骨颈骨折是医源性暴力所造成的，如在股骨干骨折髓内钉的置钉位置过于靠前可能导致医源性股骨颈骨折。

1. 常见的股骨干合并髋部骨折的分型

（1）Lambiris 分型：①Ⅰ型，股骨干骨折合并关节囊内股骨颈骨折（股骨颈骨折部位分为：a. 基底型，b. 颈中型，c. 头下型）；②Ⅱ型，股骨干骨折合并转子间骨折（转子间骨折形态分为：a. 转子间型，b. 转子下型，c. 转子间—转子下型）；③Ⅲ型，股骨干骨折合并股骨远端骨折（股骨髁骨折情况分为：a. 髁上型，b. 髁间型，c. 髁间—髁上型）；④Ⅳ型，罕见，股骨干骨折同时合并股骨远端和近端骨折。

（2）Dousa 分型：①Ⅰ型，股骨干骨折合并股骨颈骨折；②Ⅱ型，股骨干骨折合并转子间骨折；③Ⅲ型，股骨颈基底部骨折延伸至股骨干骨折；④Ⅳ型，高位的转子下骨折延伸至股骨干骨折；⑤Ⅴ型，Ⅰ型或Ⅱ型同时合并远端骨折。

本文中病例属于Ⅰ型股骨干合并股骨颈骨折，该类型损伤漏诊率较高，国外文献报道的合并股骨颈骨折漏诊率为 19% ~ 45.2%，国内为 22% ~ 50%，漏诊股骨颈骨折可能导致骨折移位、延迟治疗，严重影响疾病预后。漏诊率高的原因包括：①髋关节外展位发生股骨干骨折后，暴力传导至髋部时能量可能已减弱，所以股骨颈骨折可能移位较小，难以识别；②一些技术因素可能导致漏诊，包括 X 线片质量较差、存在遮挡（如牵引夹板等遮挡股骨颈）或者未进行髋关节正侧位 X 线片检查；③对于严重多发伤患者，重点会放到挽救生命的干预措施上，可能会遗漏合并的股骨颈骨折。为了减少漏诊率，提高该疾病的认识是关键，尤其警惕高能量损伤导致股骨干骨折的患者，需加拍髋、膝关节正侧位 X 线片，必要时行三

笔记

维 CT 扫描，在术中、术后的透视中需同时关注髋部、膝部及股骨干。

2. 同侧股骨颈和股骨干的常用内固定选择

（1）股骨重建钉：有学者认为股骨重建钉治疗股骨干合并股骨颈骨折会导致股骨颈骨折不愈合发生率增高。重建钉并不是为固定同侧股骨颈骨折设计的，经股骨颈打入股骨头的螺钉并不具有加压拉力螺钉的作用，其滑动特性较差，而且由于螺钉的位置是由近端钉孔的位置来确定的，因此无法放置在最佳的位置，理论上这些因素都会影响股骨颈骨折的愈合。

（2）顺行髓内钉 + 空心钉：文献报道该内固定方式最适用于在顺行髓内钉置入后，术中发现股骨颈骨折，如果股骨颈骨折没有移位，则可以将拉力螺钉放置在髓内钉的前和（或）后。

（3）逆行髓内钉 + 空心钉或动力髋螺钉（带或不带抗旋螺钉）：逆行髓内钉置入之前应先进行股骨颈骨折复位固定，在股骨颈骨折稳定之前置入逆行髓内针可能会导致股骨颈骨折移位。对于移位型股骨颈骨折，有学者建议可以考虑进行切开复位内固定。为了减少逆行髓内针置入时的影响，可以多扩髓 2.0 ~ 2.5 mm。

（4）接骨板 + 空心钉或动力髋螺钉（带或不带抗旋螺钉）：因为接骨板的置入不容易导致股骨颈骨折的移位，所以无须先进行股骨颈骨折固定。接骨板的缺点是需要增加骨折附近软组织的剥离，且生物力学性能较弱。接骨板可能更适用于需要彻底切开清创的开放性骨折，或者无法进行逆行髓内针置入的股骨远端关节内骨折。

应该使用一体化内固定还是组合式内固定目前仍存在争议，关于内固定的选择仍没有一个统一的标准。股骨干合并股骨颈骨折的治疗原则：①早期诊断；②合理的、稳定的内固定；③股骨颈骨折尽可能解剖复位。因股骨颈对患者的康复至关重要，且股骨头坏死

笔记

及股骨颈不愈合的并发症处理难度大，多数学者认为应优先保证股骨颈骨折妥善复位及固定。

病例点评

股骨干合并股骨颈骨折多发生于青壮年，临床上相对少见。合并的股骨颈骨折通常无移位，导致多达约 1/3 的病例被延误或漏诊。早期诊断同侧合并股骨颈骨折可改善预后，因此所有高能量股骨干骨折的患者，均应仔细评估是否合并股骨颈骨折。因为股骨头坏死与股骨颈骨不连会导致严重预后不良，所以尽管可选择的内固定方式多样，但应以保证股骨颈骨折的解剖复位及坚强内固定为原则。

文献报道不同内固定方式的并发症发生率稍有不同，但都缺乏大样本随机对照研究证实。我们建议内固定选择应基于股骨颈骨折的移位程度。对于无移位的股骨颈骨折，可以考虑使用股骨重建钉；对于移位的股骨颈骨折，建议采用逆行髓内钉加空心钉或动力髋螺钉固定。对于一体化固定与组合式固定的优劣性目前并无统一结论。

综上所述，股骨干合并股骨颈骨折中股骨头坏死率低于单纯股骨颈骨折，股骨颈骨折的解剖复位和稳定固定是治疗股骨干合并股骨颈骨折的关键。

参考文献

1. DELANEY W M, STREET D M. Fracture of femoral shaft with fracture of neck of same femur; treatment with medullary nail for shaft and Knowles pins for neck. J Int Coll Surg, 1953, 19(3): 303 – 312.

2. BOULTON C L, POLLAK A N. Special topic: Ipsilateral femoral neck and shaft

fractures—does evidence give us the answer?. Injury, 2015, 46(3): 478 – 483.

3. SWIONTKOWSKI M F. Ipsilateral femoral shaft and hip fractures. Orthop Clin North Am, 1987, 18(1): 73 – 84.

4. LAMBIRIS E, GIANNIKAS D, GALANOPOULOS G, et al. A new classification and treatment protocol for combined fractures of the femoral shaft with the proximal or distal femur with closed locked intramedullary nailing: clinical experience of 63 fractures. Orthopedics, 2003, 26(3): 305 – 308.

5. DOUSA P, BARTONICEK J, PAVELKA T, et al. Ipsilateral fractures of the proximal femur and the femoral shaft. Acta Chir Orthop Traumatol Cech, 2010, 77 (5): 378 – 388.

6. TORNETTA P R, KAIN M S, CREEVY W R. Diagnosis of femoral neck fractures in patients with a femoral shaft fracture. Improvement with a standard protocol. J Bone Joint Surg Am, 2007, 89(1): 39 – 43.

7. 孙中华, 田昕, 王发平. 股骨干骨折合并同侧股骨颈骨折诊治体会. 临床骨科杂志, 2003(1): 52 – 53.

8. 侯新安. 股骨干骨折合并同侧股骨颈骨折的研究进展. 中医正骨, 2010, 22 (7): 37 – 40.

9. HUNG S H, HSU C Y, HSU S F, et al. Surgical treatment for ipsilateral fractures of the hip and femoral shaft. Injury, 2004, 35(2): 165 – 169.

10. JAIN P, MAINI L, MISHRA P, et al. Cephalomedullary interlocked nail for ipsilateral hip and femoral shaft fractures. Injury, 2004, 35(10): 1031 – 1038.

11. WATSON J T, MOED B R. Ipsilateral femoral neck and shaft fractures: complications and their treatment. Clin Orthop Relat Res, 2002(399): 78 – 86.

（周方　许翔宇）

笔记

病例 42
股骨颈骨折内固定
失败及翻修

病历摘要

【基本信息】

患者，男性，44岁，高中体育教师，中国武术爱好者。

主诉：股骨颈骨折术后6个月，持续左髋关节疼痛。

现病史：6个月前患者外伤后，于当地医院诊断为股骨颈骨折，行手术治疗，术后患者髋关节持续疼痛，伴活动受限，无法完成下蹲的动作，无法完全负重行走，来我院门诊就诊。

【查体】

患者左髋部可见既往手术瘢痕，屈髋受限明显，下肢肌肉力量良好，髋部存在叩击痛，无明显外旋畸形，左下肢较右下肢短缩5 mm。

【影像学检查】

（1）受伤时 X 线片（图 42 - 1）：左侧股骨颈骨折。外院术后 X 线片见图 42 - 2。

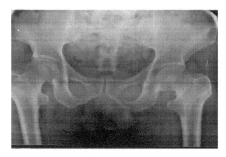

左侧股骨颈骨折，由于无法提供侧位 X 线片及 CT，无法准确判断其 Garden 分型。

图 42 - 1　受伤时 X 线片

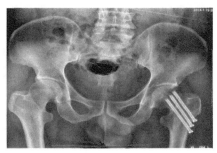

图 42 - 2　外院术后 X 线片

（2）术后 3 个月复查 X 线片（图 42 - 3）：骨折不愈合，内固定退出，骨折内翻加重。

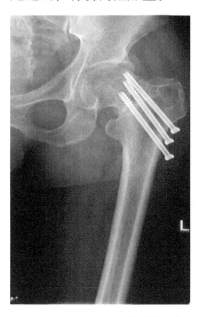

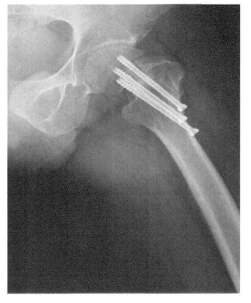

显示骨折不愈合，内固定移位，骨折内翻加重。

图 42 - 3　术后 3 个月复查 X 线片

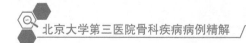

（3）术后复查 CT（图 42 - 4）：断端存在后倾移位及内翻移位，较健侧内翻 10°，后倾 17°。

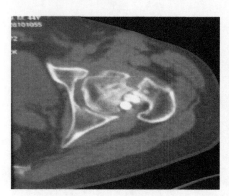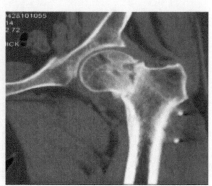

显示断端存在后倾移位及内翻移位，较健侧内翻 10°，后倾 17°。

图 42 - 4　术后复查 CT

【诊断】

左股骨颈骨折不愈合伴局部畸形。

【治疗经过】

患者入院后，完善术前检查，血沉、C 反应蛋白皆未发现异常，且局部无红肿热痛的症状，遂排除感染性不愈合的可能。由于患者初次使用的是不锈钢螺钉，无法行磁共振检查，但 CT 上未见明显的股骨头坏死征象，且局部存在骨痂形成，证明患者股骨颈的血运仍存在。患者内翻、短缩虽然都存在，但是不慎严重，考虑到患者不愈合原因仍是局部不稳定所致，遂决定换用 DHS 固定骨折。即于股骨外侧切口进入后，取出原内固定螺钉，换用 DHS 加防旋钉固定。术后即刻 X 线片检查见图 42 - 5。

【随访】

患者术后规律复查，不同时期复查图像见图 42 - 6 至图 42 - 8。术后 2 年复查，无明显股骨头坏死征象，功能评分为良，患者对治疗效果满意（图 42 - 9、图 42 - 10）。

笔记

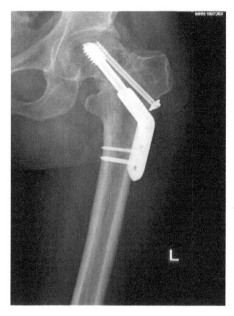
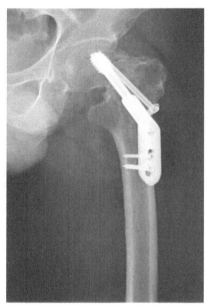

图 42-5　术后即刻 X 线片显示畸形基本无变化

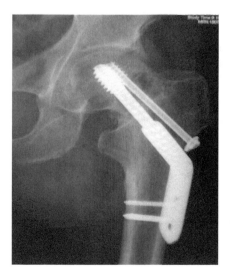
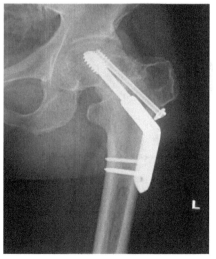

图 42-6　术后 1 个月复查，　　　图 42-7　术后 2 个月复查，
　　骨折线仍清晰可见　　　　　　　骨折线渐模糊

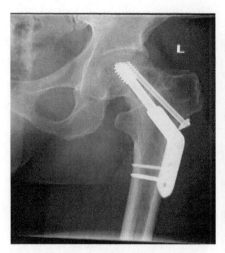
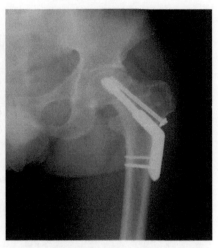

图 42-8　术后 3 个月复查，
股骨颈骨折已愈合

无明显股骨头坏死征象，骨折愈
合良好，股骨颈干角较前略好转。

图 42-9　术后 2 年复查

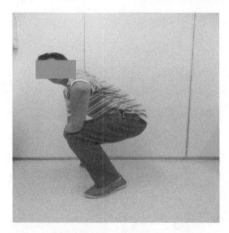

可下蹲，局部疼痛不明显，Harris 评分 82 分。

图 42-10　患者术后 2 年的功能相

🔬 病例分析

　　股骨颈骨折是常见的髋部骨折，年轻患者的股骨颈骨折多为高
能量暴力所致，治疗的目的是尽量保留髋关节的功能。对于股骨颈

骨折，仅拍摄髋关节正位 X 线片是远远不够的，因为股骨颈骨折移位方式不仅为内翻，而且常出现后倾移位。正侧位 X 线片可以准确地判断股骨颈骨折的 garden 分型，而准确的分型可以指导患者的治疗及判断患者的预后。CT 已经在大多数国家用于术前评估股骨颈骨折的局部情况，不仅包括骨折的移位程度，还包括股骨近端的骨量情况，断端碎块的数目及位置，从而制订完善的手术计划，建议所有的骨折患者都应术前进行 CT 评估。

对于股骨颈骨折的保髋治疗方式，首要工作是骨折的复位。良好的骨折复位可以明显降低骨折的不愈合发生率及股骨头坏死的发生率。良好的复位不仅包括正位片更应该包括侧位 X 线片，两个平面同时复位纠正，才可进行内植物的固定。股骨颈骨折可以接受的功能复位是存在 15°外翻，但是不能存在股骨颈的拉长，不能存在股骨头的旋转及股骨头的后倾。本例病例初始治疗失败的原因就是复位不良，推测初次手术医生未进行侧位的透视，从而并未纠正骨折的后倾移位，内翻移位纠正也并不满意，从而造成最终的失败。

对于股骨颈骨折的固定方式，存在很多，如平行空心钉固定、DHS 固定、FNS 固定、不平行螺钉固定等，但必须遵循的基本原则是将内固定的尖端固定至距离股骨头关节软骨的下骨 5 mm。本例患者的内固定不仅过短，而且一大部分螺钉位于股骨颈外，并未起到固定作用，从而造成局部不稳定，最终治疗失败。

对于股骨颈骨折不愈合的病例，首选需要排除局部的感染。ESR、CRP、PCT 及局部红肿热痛的症状都有一定的判断价值，确诊仍需参考核素扫描的结果。

关于股骨颈骨折不愈合的翻修方法多种多样，不同的医生，不同的患者情况可能会造成治疗的选择大相径庭。本例患者翻修术前发现并无股骨头坏死，局部骨痂形成，说明骨折断端的血运良好，

笔记

虽然骨折断端存在内翻及短缩、后倾，但是并不严重，患者又对髋部功能存在特殊要求，不接受关节置换，故术者选择了单纯增加稳定性的手术并最终取得成功。而对于血运良好，但是畸形较严重的病例，使用髋关节外翻截骨可以获得满意的疗效，这种方法改变了股骨颈的受力方向，将剪切应力更换为压应力，使得局部不愈合的骨折更易于愈合。而对于出现了股骨头缺血坏死的病例或者血运差的乏骨痂性不愈合，使用游离腓骨植骨或者局部股方肌骨瓣可以获得良好的改善局部血供的效果。

病例点评

年轻患者的股骨颈骨折规范治疗非常重要，务必在正侧位2个平面做到满意的复位，并进行坚强的内固定。对于股骨颈骨折不愈合的病例进行保髋手术，需要详细分析患者的年龄、职业、功能需求、局部畸形情况、局部血供情况、前次手术不愈合的时间、内固定的方式及髋关节功能等，只有综合考虑各方面因素，谨慎选择治疗方式，才能获得满意的疗效。

参考文献

1. BHANDARI M, DEVEREAUX P J, SWIONTKOWSKI M F, et al. Internal fixation compared with arthroplasty for displaced fractures of the femoral neck. A meta-analysis. J Bone Joint Surg Am,2003,85: 1673 – 1681.

2. MUNDI S, PINDIPROLU B, SIMUNOVIC N, et al. Similar mortality rates in hip fracture patients over the past 31 years. Acta Orthop,2014,85: 54 – 59.

3. ZIELINSKI S M, BOUWMANS C A, HEETVELD M J, et al. The societal costs of femoral neck fracture patients treated with internal fixation. Osteoporos Int,2014,25: 875 – 885.

笔记

4. BHANDARI M, DEVEREAUX P J, TORNETTA P, et al. Operative management of displaced femoral neck fractures in elderly patients. An international survey. J Bone Joint Surg Am,2005,87: 2122 – 2130.

5. JONES H W, JOHNSTON P, PARKER M. Are short femoral nails superior to the sliding hip screw? A meta-analysis of 24 studies involving 3, 279 fractures. Int Orthop,2006,30: 69 – 78.

6. HOSHINO C M, O'TOOLE R V. Fixed angle devices versus multiple cancellous screws: what does the evidence tell us? Injury,2015,46: 474 – 477.

7. Fixation using Alternative Implants for the Treatment of Hip fractures Investigators. Fracture fixation in the operative management of hip fractures (FAITH): an international, multicentre, randomised controlled trial. Lancet, 2017, 389(10078): 1519 – 1527.

8. KARANICOLAS P J, BHANDARI M, WALTER S D, et al. Interobserver reliability of classification systems to rate the quality of femoral neck fracture reduction. J Orthop Trauma, 2009, 23: 408 – 412.

9. FELTON J, SLOBOGEAN G P, JACKSON S S, et al. Femoral neck shortening after hip fracture fixation is associated with inferior hip function: results from the FAITH trial. J Orthop Trauma, 2019, 33: 487 – 496.

10. LUTTRELL K, BELTRAN M, COLLINGE C A. Preoperative decision making in the treatment of high-angle "vertical" femoral neck fractures in young adult patients. An expert opinion survey of the Orthopaedic Trauma Association's (OTA) membership. J Orthop Trauma, 2014, 28: e221 – e225.

11. HEETVELD M J, ROGMARK C, FRIHAGEN F, et al. Internal fixation versus arthroplasty for displaced femoral neck fractures: what is the evidence? J Orthop Trauma, 2009, 23: 395 – 402.

12. YIH-SHIUNN L, CHIEN-RAE H, WEN-YUN L. Surgical treatment of undisplaced femoral neck fractures in the elderly. Int Orthop, 2007, 31: 677 – 682.

13. LIU Y J, XU B, LI Z Y, et al. Quantitative score system for the surgical decision on

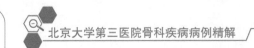

adult femoral neck fractures. Orthopedics, 2012, 35: e137 – e143.

14. BHANDARI M, SWIONTKOWSKI M. Management of acute hip fracture. N Engl J Med, 2017, 377: 2053 – 2062.

15. STOFFEL K, ZDERIC I, GRAS F, et al. Biomechanical evaluation of the femoral neck system in unstable pauwels Ⅲ femoral neck fractures: a comparison with the dynamic hip screw and cannulated screws. J Orthop Trauma, 2017, 31: 131 – 137.

16. LI J, ZHAO Z, YIN P, et al. Comparison of three different internal fixation implants in treatment of femoral neck fracture-a finite element analysis. J Orthop Surg Res, 2019, 14: 76.

17. YE Y, CHEN K, TIAN K, et al. Medial buttress plate augmentation of cannulated screw fixation in vertically unstable femoral neck fractures: surgical technique and preliminary results. Injury, 2017, 48: 2189 – 2193.

18. MA J X, KUANG M J, XING F, et al. Sliding hip screw versus cannulated cancellous screws for fixation of femoral neck fracture in adults: a systematic review. Int J Surg, 2018, 52: 89 – 97.

19. LIN S, SHANG J, XING B, et al. Modified F configuration in the treatment of Pauwels type Ⅲ femoral neck fracture: a finite element analysis. BMC Musculoskelet Disord, 2021, 22: 758.

20. ZLOWODZKI M, AYENI O, PETRISOR B A, et al. Femoral neck shortening after fracture fixation with multiple cancellous screws: incidence and effect on function. J Trauma, 2008, 64: 163 – 169.

21. GARDNER S, WEAVER M J, JERABEK S, et al. Predictors of early failure in young patients with displaced femoral neck fractures. J Orthop, 2015, 12: 75 – 80.

22. DAMANY D S, PARKER M J, CHOJNOWSKI A. Complications after intracapsular hip fractures in young adults. A meta-analysis of 18 published studies involving 564 fractures. Injury, 2005, 36: 131 – 141.

23. LIPORACE F, GAINES R, COLLINGE C, et al. Results of internal fixation of Pauwels type-3 vertical femoral neck fractures. J Bone Joint Surg Am, 2008, 90:

1654 – 1659.

24. KUMAR S, BHARTI A, RAWAT A, et al. Comparative study of fresh femoral neck fractures managed by multiple cancellous screws with and without fibular graft in young adults. J Clin Orthop Trauma,2015, 6: 6 – 11.

25. HOSHINO C M, CHRISTIAN M W, O'TOOLE R V, et al. Fixation of displaced femoral neck fractures in young adults: Fixed-angle devices or Pauwel screws? Injury,2016, 47: 1676 – 1684.

26. BHANDARI M, TORNETTA P 3rd, HANSON B, et al. Optimal internal fixation for femoral neck fractures: multiple screws or sliding hip screws? J Orthop Trauma, 2009, 23: 403 – 407.

27. LEVACK A E, GAUSDEN E B, DVORZHINSKIY A, et al. Novel treatment options for the surgical management of young femoral neck fractures. J Orthop Trauma, 2019, 33(Suppl 1): S33-S37.

28. SWIONTKOWSKI M F, WINQUIST R A, HANSEN S T, Jr. Fractures of the femoral neck in patients between the ages of twelve and forty-nine years. J Bone Joint Surg Am,1984, 66: 837 – 846.

29. UPADHYAY A, JAIN P, DHAON B K, et al. Delayed internal fixation of fractures of the neck of the femur in young adults. A prospective, randomised study comparing closed and open reduction. J Bone Joint Surg Br,2004, 86: 1035 – 1040.

（吕扬 周方）

病例 43
股骨远端骨折不愈合

病历摘要

【基本信息】

患者，女性，79 岁。

主诉：摔伤致右下肢疼痛、活动受限 5 小时。

病史：患者 5 小时前在家中滑倒摔伤，右下肢股骨远端疼痛、肿胀，不能自主站立、行走，急诊来院，无其他部位损伤。既往体健。

【查体】

生命体征平稳，神志清楚，言语流利。

右股骨远端肿胀、活动受限，体位变动可及骨擦感，未见明显淤斑，无皮肤破损，右侧足背动脉搏动正常，右足感觉正常。

【影像学检查】

（1）右股骨远端X线片（图43－1）：右股骨远端斜行骨折线，断端移位，骨折断端可见蝶形骨块。

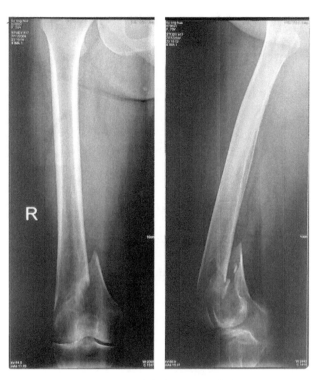

图43－1　右股骨远端X线片

（2）右膝关节CT（平扫加重建）（图43－2）：右股骨远端骨折，断端移位。

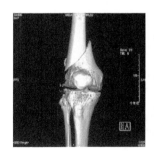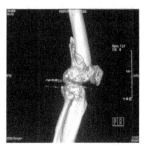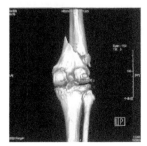

图43－2　右膝关节CT（平扫加重建）

【诊断】

右股骨远端骨折（AO 33A2 型）。

【治疗经过】

患者入院后积极完善术前检查，在排除手术禁忌后于腰麻下行右股骨远端骨折切开复位内固定术，术中膝关节外侧纵行直切口，切开皮肤、皮下、阔筋膜，骨膜下显露股骨外侧髁，见骨折线位于髁上，骨折粉碎，复位困难。另于膝关节内上方做切口协助复位，骨折块以克氏针维持固定。选择9孔 LISS 钢板连接瞄准器，将钢板自外侧切口于股骨髁外侧向近端插入，远端贴服股骨外髁，近端达到股骨中段，以克氏针临时固定，C 型臂透视调整位置，钢板贴附后，打入1枚皮质骨螺钉，固定钢板与股骨，向股骨髁内打入锁定螺钉5枚，股骨干锁定螺钉5枚固定，透视见固定螺钉位置满意，力线恢复良好。术后即刻 X 线片见图 43–3。

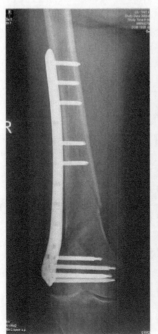
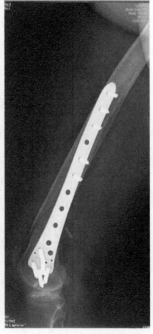

图 43–3　术后即刻 X 线片

【随访】

（1）术后 12 周复查 X 线片见图 43 - 4。

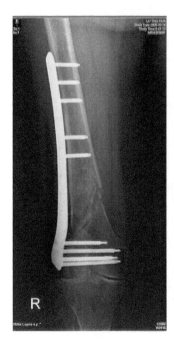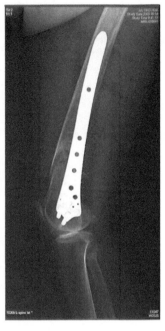

图 43 - 4　术后 12 周复查 X 线片

（2）术后 20 周复查 X 线片见图 43 - 5。

（3）术后 10 个月复查 X 线片见图 43 - 6。

患者术后定期复查，跟踪随访。术后 8 周随访见骨折断端开始出现吸收征象，但内固定未见松动、断裂，嘱患者患肢避免负重，密切复查。术后 10 个月，可见骨折断端吸收较前进一步加重。患者规律复查至 10 个月，可见骨折断端内外侧均已出现明显的吸收硬化，考虑骨不连，收入院准备进行二次手术。

【二次手术】

二次手术取仰卧位，右侧髋部垫高，取髂骨处及切口常规消毒，右大腿外侧切口，沿瘢痕切开皮肤、皮下及深筋膜。用骨膜剥

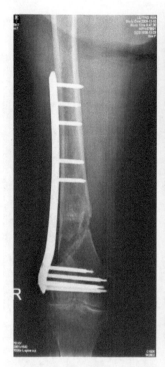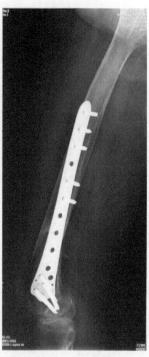

图 43 -5　术后 20 周复查 X 线片

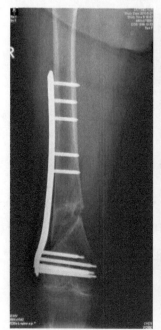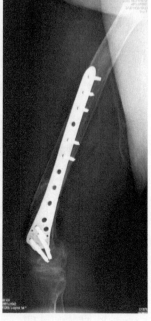

图 43 -6　术后 10 个月复查 X 线片

离子剥离瘢痕组织，显露钛板和螺钉，推开钛板表面组织，暴露骨折不愈合处（图43-7），用尖嘴咬骨钳咬除骨折不愈合处纤维连接组织，用刮勺处理骨折断端至有新鲜血液渗出，去右侧髂骨约1 cm×3 cm大小，一面皮质骨三面松质骨骨块，拌和约15 g松质骨植入未愈合区域，取出远近的螺钉共3枚。

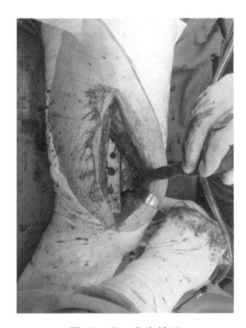

图43-7　术中情况

【二次手术术后随访】

（1）二次手术术后患者规律复查，术后8周可见部分骨痂形成（图43-8）。

（2）术后24周，骨折已部分愈合（图43-9）。

（3）患者复查至术后4年，行股骨X线片检查见骨折已愈合，内固定无松动断裂，右膝关节功能恢复良好（图43-10）。

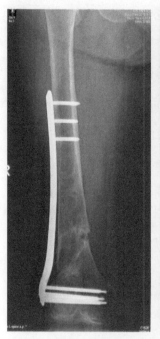
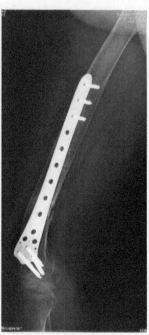

图 43 -8　术后 8 周

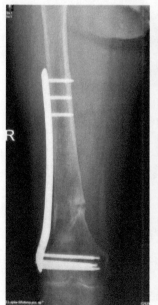
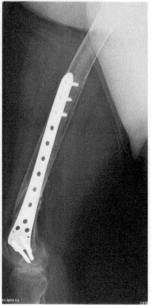

图 43 -9　术后 24 周

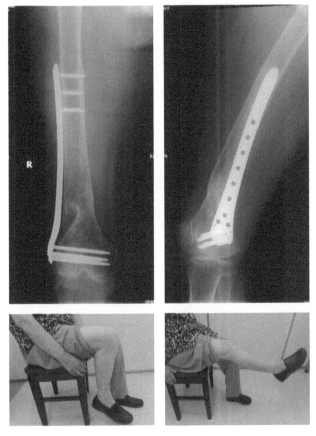

图 43 - 10　术后 4 年

病例分析

　　股骨远端骨折使用 LISS 钢板是目前临床常用的治疗方式，其具有可软组织下微创置入、避免对软组织过度剥离等优点。在临床中，常可见到延迟愈合及不愈合的病例，在笔者医院，不愈合率约为 10.5%，究其原因，可归结为复位不良、骨缺损、内固定失稳或应力遮挡等原因，但不同病例的情况需个体分析，提供个体化治疗方案。

　　本例患者为低能量暴力损伤，术前骨折分型 AO 33A2，拟采用外侧切口 LISS 接骨板固定，但术中发现外侧存在蝶形骨块，复位困难，遂加做内侧辅助复位切口但未行内侧内固定。术后复查发现骨折断端逐渐硬化吸收，依照骨不连的成因分析，萎缩性骨不连多由于内固定弹性模量过高导致应力遮挡所致，解决思路可适当延长接骨板工作距离。本例患者复查过程全程未见明显内固定物松动表现，遂二次手术仅去除近端 2 枚远端 1 枚最靠近骨折端的螺钉，并清理了骨折断端的纤维瘢痕，同时配合自体髂骨移植，进一步提高愈合率。二次术后复查，内固定仍无松动断裂，直至术后 4 年复查，骨折愈合、功能良好。

如在临床中遇到骨不连病例，需分析骨不连成因并给予相应措施：肥大性骨不连应考虑存在骨折端不稳，需考虑增加稳定性。如出现萎缩性骨不连，则需要考虑应力遮挡，可考虑增加内固定工作距离或动力化，去除部分螺钉也可视作锁定钢板"动力化"。

⊞ 病例点评

股骨远端骨折占股骨骨折的 6%。青年患者多由高能量损伤导致，而老年患者则多由低能量损伤导致。锁定接骨板对股骨远端骨折的治疗有优势，其具有可软组织下微创置入、避免对软组织过度剥离等优点，可以降低感染率、更好地恢复下肢力线、避免植骨，并对骨质疏松骨折有良好的把持作用，使其在对股骨远端骨折的治疗中具有重要作用，是国内外治疗股骨远端骨折最常用的方式。

导致股骨远端骨折不愈合的原因可能包括以下 2 个。①锁定接骨板结构过于坚强而抑制骨折端微动，造成局部不愈合。②骨折微动过度而导致局部不稳定，出现骨折不愈合。

有文献指出仅有轴向的骨折块微动能促进骨痂形成。而锁定接骨板在轴向负重约为体重时仅能产生 < 0.5 mm 的骨折断端微动，远小于 Ilizarov 环可产生的 1 ~ 3 mm 微动。锁定接骨板过高的刚度使得越靠近接骨板，骨痂形成越少，在远离接骨板的对侧皮质，骨痂形成更多。由此，术者在二次手术拔除了距离骨折端最近的 3 枚螺钉，之后骨折获愈合，取出距骨折端最近的螺钉，可增加锁定接骨板的工作长度，降低锁定接骨板结构的强度，增加骨折端的微动，从而促进骨折愈合。

参考文献

1. SCHÜTZ M, MÜLLERM, KRETTEK C, et al. Minimally invasive fracture stabilization of distal femoral fractures with the LISS: a prospective multicenter study. Results of a clinical study with special emphasis on difficult cases. Injury, 2001, 32 (Suppl 3): SC48 – SC54.

2. HAKE M E, DAVIS M E, PERDUE A M, et al. Modern implant options for the treatment of distal femur fractures. J Am Acad Orthop Surg, 2019, 27(19): e867-e875.

3. YOON B H, PARK I K, KIM Y, et al. Incidence of nonunion after surgery of distal femoral fractures using contemporary fixation device: a meta-analysis. Arch Orthop Trauma Surg, 2021, 141(2): 225 – 233.

4. HOU G, ZHOU F, TIAN Y, et al. Analysis of risk factors for revision in distal femoral fractures treated with lateral locking plate: a retrospective study in Chinese patients. J Orthop Surg Res, 2020, 15(1): 318.

5. EBRAHEIM N A, MARTIN A, SOCHACKI K R, et al. Nonunion of distal femoral fractures: a systematic review. Orthop Surg, 2013, 5(1): 46 – 50.

6. KOSO R E, TERHOEVE C, STEEN R G, et al. Healing, nonunion, and re-operation after internal fixation of diaphyseal and distal femoral fractures: a systematic review and meta-analysis. Int Orthop, 2018, 42(11): 2675 – 2683.

7. HOLZMAN M A, HANUS B D, MUNZ J W, et al. Addition of a medial locking plate

to an in situ lateral locking plate results in healing of distal femoral nonunions. Clin Orthop Relat Res, 2016, 474(6): 1498 – 1505.

8. LEE C, BRODKE D, GURBANI A. Surgical tips and tricks for distal femur plating. J Am Acad Orthop Surg, 2021, 29(18): 770 – 779.

9. Smith T O, HEDGES C, MACNAIR R, et al. The clinical and radiological outcomes of the LISS plate for distal femoral fractures: a systematic review. Injury, 2009, 40 (10): 1049 – 1063.

10. Elkins J, MARSH J L, LUJAN T, et al. Motion predicts clinical callus formation: construct-specific finite element analysis of supracondylar femoral fractures. J Bone Joint Surg Am, 2016, 98(4): 276 – 284.

（周方　杨钟玮）

病例 44
股骨远端开放骨折

病历摘要

【基本信息】

患者，女性，30岁。

主诉：车祸伤及头部和左下肢，短暂昏迷，左下肢疼痛、活动受限9小时。

现病史：患者9小时前骑车时被汽车撞倒，伤后有短暂昏迷，左下肢开放性损伤，左下肢疼痛、肿胀、活动受限，来我院急诊就诊。

【查体】

左膝关节后方可见伤口，长约20 cm，伤口和骨折断端相通，创面较脏，左下肢畸形、活动受限，足背动脉未触及。

【影像学检查】

（1）膝关节 X 线片（图 44 -1）：左股骨髁上骨折，左胫骨平台骨折。

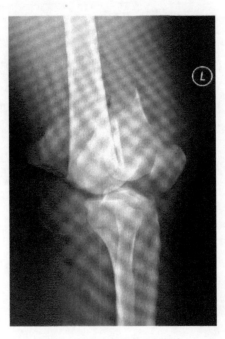

图 44 -1　膝关节 X 线片

（2）膝关节 CT 造影（图 44 -2）：左股骨髁上骨折，左胫骨平台骨折，左腘动脉损伤。

【诊断】

多发伤；左股骨远端开放性骨折（Gustilo ⅢC 型）；左胫骨平台骨折；左腘动脉损伤；左大腿皮肤软组织缺损；左小腿皮肤脱套伤；脑震荡；宫内妊娠（29 周）。

【治疗经过】

积极完善术前准备后，在全身麻醉下行多次手术治疗，包括：清创 VSD 引流术、外固定架固定术、腘动脉切开取栓动脉修复术、筋膜室切开减压术、微创接骨板内固定术、皮瓣移植术、取皮植皮术等。经过多次手术，患者血管修复、血供恢复（图44-3），骨折复位良好、固定稳定（图44-4），创面最终愈合（图44-5），关节功能恢复（图44-6），患者安全产子。

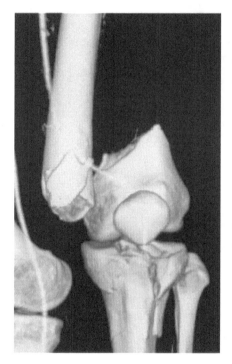
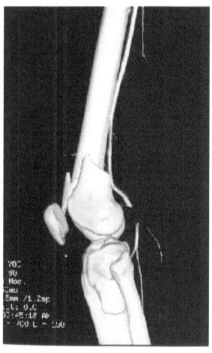

图44-2 膝关节CT造影

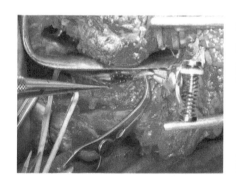
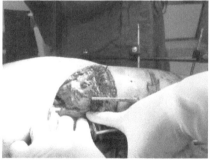

图44-3 腘动脉取栓、血管修复手术

笔记

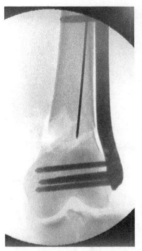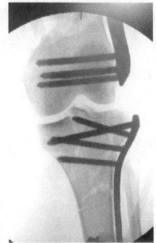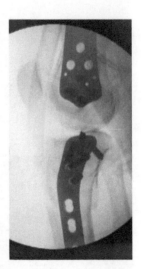

图 44 - 4 骨折复位良好、固定稳定

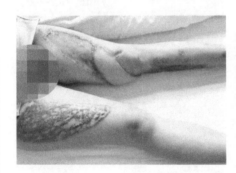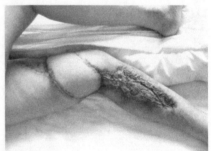

图 44 - 5 创面愈合

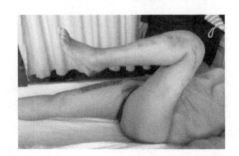

图 44 - 6 关节功能恢复

【随访】

患者术后半年骨折愈合（图 44 - 7），术后 1 年行走正常（图44 - 8）。

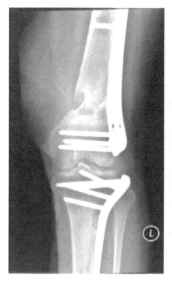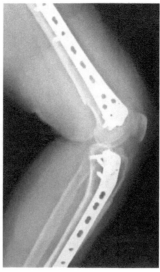

图 44 –7　术后半年骨折愈合

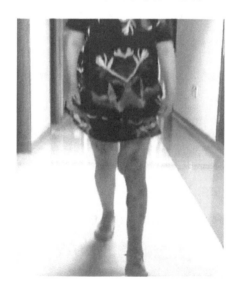

图 44 –8　术后 1 年行走正常

病例分析

　　多发伤分期治疗的第一步是创伤控制，这个阶段主要是抢救生命和挽救患肢。有活动性出血的部位要进行止血，从而稳定生命体征；污染的创面要进行清创，从而减少感染的风险；损伤的血管要尽快修复，从而恢复肢体的血供；移位明显的骨折要尽量复位，再用外固定架进行固定，提供早期的稳定性，从而减少再次损伤的风险、减少骨折断端的出血、减少骨折部位的疼痛、方便后续的护理，也为后期的手术提供方便。如果缺血时间较长，对于缺血部位的骨筋膜室应该切开减压，减少血供恢复后再灌注损伤造成骨筋膜室综合征的风险，清创的伤口和切开的骨筋膜室一般使用负压吸引装置进行覆盖。

在后续的治疗中，应定期进行清创和细菌培养，当确定创面感染风险较低后，尽早关闭伤口，有软组织缺损而无法直接关闭的伤口，可以使用皮瓣进行覆盖。伤口关闭而没有感染的情况下，可以将外固定转变成内固定作为最终的骨折固定方式。对于股骨远端骨折，可以使用接骨板进行固定，最常使用的是股骨 LISS 系统或者相似的解剖型锁定接骨板，放置于股骨远端外侧。一般采用微创手术切口，将骨折进行复位和临时固定后，经皮置入接骨板，接骨板的长度应足够长，特别是骨折粉碎时，接骨板的长度应是骨折区域长度的3 倍，螺钉的分布应尽量分散，以达到弹性固定的目的。如果单纯外侧接骨板固定无法提供足够的稳定性，可以考虑在大腿内侧做一小切口，在股骨内侧放置一枚接骨板作为辅助固定，提供额外的稳定性。

内固定足够稳定的情况下，为了早期恢复关节功能，应尽早开始功能锻炼，早期以不负重的功能锻炼为主，当骨折端出现足够骨痂时，可以开始部分负重功能锻炼，逐渐增加负重，直至完全负重。

病例点评

多发伤和开放骨折的治疗原则是分期治疗，早期患者全身状况不稳定，应先做创伤控制，即抢救生命、挽救患肢、清理创面、修复血管、使用外固定架快速稳定骨折，待患者生命体征稳定、创面确定没有感染后，再行内固定治疗。

　　股骨远端骨折，特别是髁上骨折，当骨折移位明显时，骨折断端伤及周围血管的风险较大，开放骨折通常都是高能量损伤，所以股骨远端的开放性骨折，造成腘动脉损伤的风险很大，在急诊接诊时要特别注意血管损伤的体征和辅助检查，CT血管造影是诊断的金标准，既可以明确损伤的类型、部位和程度，又可以帮助确定进一步治疗的方案。当组织缺血时间过长时，会出现不可逆的组织坏死，最终导致必须要截肢，所以当怀疑有血管损伤时，检查应尽量节省时间，一步到位地明确诊断，避免重复检查而浪费时间。

参考文献

1. CIMBANASSI S, O'TOOLE R, MAEGELE M, et al. Orthopedic injuries in patients with multiple injuries: Results of the 11th trauma update international consensus conference Milan, December 11, 2017. J Trauma Acute Care Surg, 2020, 88(2): e53-e76.

2. PAREKH A A, SMITH W R, SILVA S, et al. Treatment of distal femur and proximal tibia fractures with external fixation followed by planned conversion to internal fixation. J Trauma, 2008, 64(3): 736 - 739.

3. BERWIN J T, PEARCE O, HARRIES L, et al. Managing polytrauma patients. Injury, 2020, 51(10): 2091 - 2096.

4. SIMMONS J D, GUNTER J W 3rd, SCHMIEG R E JR, et al. Popliteal artery injuries in an urban trauma center with a rural catchment area: do delays in definitive treatment affect amputation? Am Surg, 2011, 77(11): 1521 - 1525.

5. SUBASI M, CAKIR O, KESEMENLI C, et al. Popliteal artery injuries associated with fractures and dislocations about the knee. Acta Orthop Belg, 2001, 67(3): 259 - 266.

6. HOFFMANN M F, JONES C B, SIETSEMA D L, et al. Clinical outcomes of locked plating of distal femoral fractures in a retrospective cohort. J Orthop Surg Res, 2013,

笔记

8：43.

7. DIWAN A, EBERLIN K R, SMITH R M. The principles and practice of open fracture care, 2018. Chin J Traumatol, 2018, 21(4)：187 – 192.

8. AL-HOURANI K, PEARCE O, KELLY M. Standards of open lower limb fracture care in the United Kingdom. Injury, 2021, 52(3)：378 – 383.

9. SAGI H C, PATZAKIS M J. Evolution in the acute management of open fracture treatment? Part 1. J Orthop Trauma, 2021, 35(9)：449 – 456.

10. SAGI H C, PATZAKIS M J. Evolution in the acute management of open fracture treatment? Part 2. J Orthop Trauma, 2021, 35(9)：457 – 464.

11. AL-HOURANI K, FOWLER T, WHITEHOUSE M R, et al. Two-stage combined ortho-plastic management of type ⅢB open diaphyseal tibial fractures requiring flap coverage：is the timing of debridement and coverage associated with outcomes? J Orthop Trauma, 2019,33(12)：591 – 597.

（郭琰　周方）

病例 45
复杂胫骨 Pilon 骨折

病历摘要

【基本信息】

患者，男性，26 岁。

主诉：车祸后右踝肿痛 5 天。

现病史：患者 5 天前车祸致右踝受伤，自感右踝疼痛伴活动受限，就诊于我院急诊。

【查体】

患者自主体位，右踝关节肿胀、畸形，局部皮肤青紫，皮肤擦伤。右踝关节压痛，可触及骨擦感，右足背动脉搏动可触及，右踝关节活动受限，无神经损伤，末梢皮温正常。

笔记

【影像学检查】

（1）右踝关节正侧位 X 线片（图 45-1）：右胫腓骨远端皮质不连续，累及胫距关节。

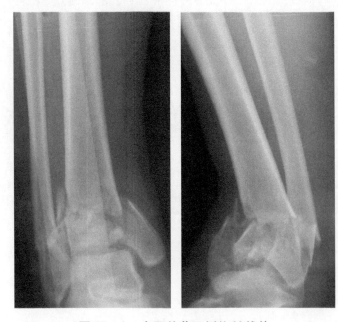

图 45-1　右踝关节正侧位 X 线片

（2）右踝关节 CT 平扫及重建（图 45-2）：右胫腓骨远端粉碎性骨折。

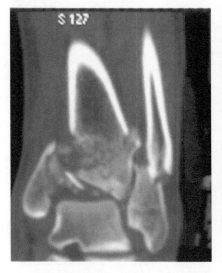

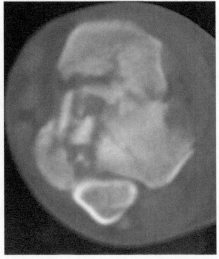

笔记

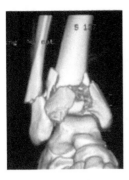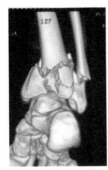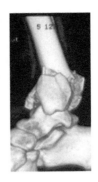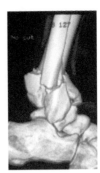

图 45 -2 右踝关节 CT 平扫及重建

【诊断】

右胫骨远端 Pilon 骨折（AO 分型 C 型）；右腓骨远端骨折（AO 分型 A 型）。

【治疗经过】

患者于急诊诊断明确后，除外其他部位损伤，积极完善术前检查，由于患者有局部皮肤张力性水疱（图 45 -3），不具备切开复位内固定皮肤条件，故在椎管内麻醉下完成一期右胫腓骨远端骨折闭合复位外固定架固定术（图 45 -4），术中于右胫骨近端前内侧及跟骨内侧和第一跖骨内侧钻入外固定架固定针，闭合牵引复位，恢复胫骨远端力线和对位，纠正成角和旋转移位。后于一期术后1 周行二期右胫腓骨远端骨折切开复位内固定术，术中首先复位固定腓骨远端，再取胫骨远端前侧切口（图 45 -5），复位胫骨关节面，缺损处做人工骨植骨处理，胫骨内侧放置胫骨远端解剖型接骨板，胫骨前外侧放置 L 形解剖型接骨板，术中 C 臂机透视复位满意（图 45 -6）。术后复查右踝关节 X 线片提示骨折对位对线良好（图45 -7），关节面基本恢复，术后右踝支具固定，右踝活动良好，足背动脉搏动可触及，末梢感觉血运良好。

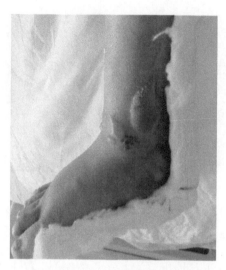

图 45 -3　术前右踝皮肤条件

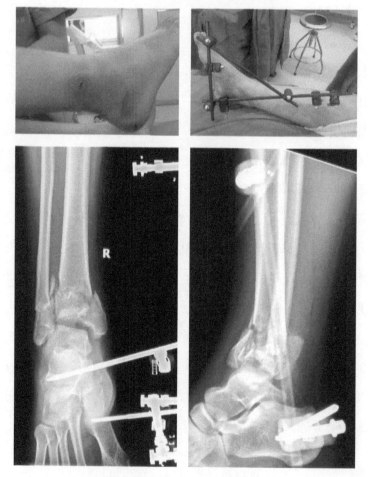

图 45 -4　一期外固定架固定

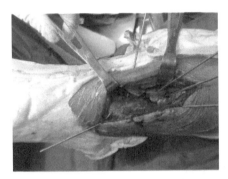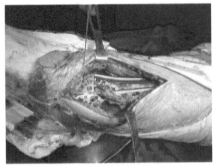

图45-5　胫骨远端前侧切口

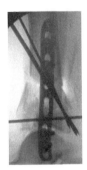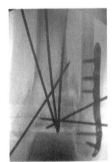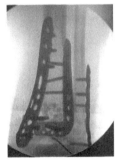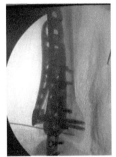

图45-6　术中复位固定

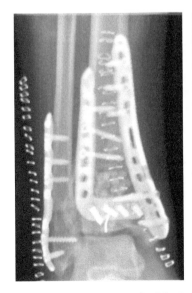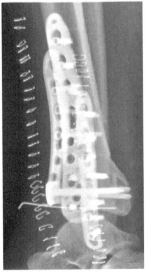

图45-7　术后复查右踝关节X线片

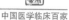
【随访】

术后定期复查，跟踪随访，术后1周（图45-8）、1个月（图45-9）、3个月（图45-10）复查右踝关节X线片显示骨折位置良好，骨折线模糊，临床愈合。右踝功能良好，Kofoed评分：90分（优）。

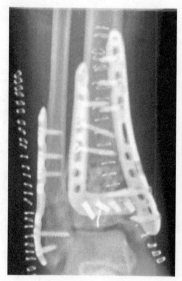
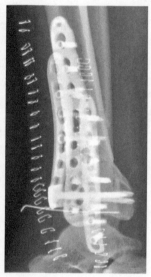

图45-8 术后1周复查右踝关节X线片

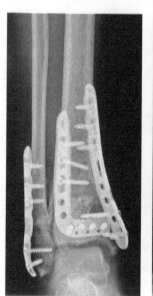
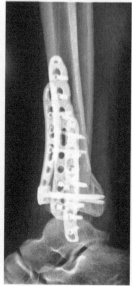
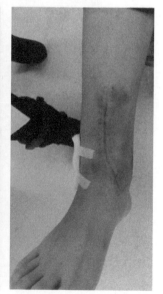

图45-9 术后1个月复查右踝关节X线片及伤口

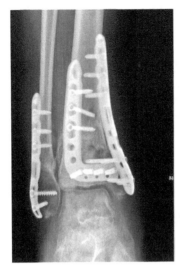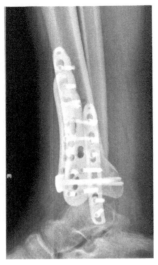

图 45 – 10　术后 3 个月复查右踝关节 X 线片

病例分析

　　胫骨 Pilon 骨折是一种累及胫骨远端胫距关节面的复杂骨折，占胫骨骨折的 3% ~ 10%，常造成关节面塌陷、粉碎性骨折、严重软组织损伤，临床处理棘手并且术后并发症较多。Pilon 骨折的治疗不仅是对骨折进行复位和固定，更重要的是对软组织损伤的处理，软组织如处理不当可能会造成严重的后果，因此选择恰当的手术时机对 Pilon 骨折术后愈后至关重要。结合本病例的手术时机可以有如下几种选择：①一期切开复位内固定术；②直接用外固定架固定；③二期切开复位内固定术；④牵引，二期切开复位内固定术；⑤一期外固定架，二期切开复位内固定术。对于本例患者，是车祸伤导致的高能量损伤，且于伤后 5 天就诊，软组织已经不具备一期切开复位内固定的条件，故只能选择一期临时固定，给予冰敷、甘露醇等脱水剂进行脱水，等待皮肤条件恢复，而相较于跟骨牵引，外固定架可以更好恢复下肢力线，对塌陷胫骨远端进行复位，恢复小腿长度，并且还可以缓解皮肤张力，但是单纯外固定架并不能使塌陷或粉碎的胫距关节面达到解剖复位，所以二期切开复位内固定手术也是必须的。

值得一提的是，本病例应用到了骨科损伤控制的概念（limb damage control orthopedics），主要为了避免因过早手术带来的皮肤坏死、内固定失败等并发症的发生，Patterson等曾提出Pilon骨折延期手术的治疗策略，即早期的软组织修复、中期的骨折断端初步稳定和后期的骨折切开复位内固定。患者住院后先行外固定架固定，待二期皮肤条件允许后再行切开复位内固定治疗。通过外固定架可以促使骨折达到初步复位，从而减轻骨折断端间骨块对周围软组织的刺激压迫，软组织中痉挛的血管也能得到有效的缓解，微循环开始逐渐恢复和改善，为下一步切开复位内固定提供良好的软组织条件和骨折复位基础，有效降低手术风险。此外，高能量暴力所造成的Pilon骨折对患者而言不仅是强烈的外源性创伤，更会产生相应的内源性应激和炎症反应，分步延期手术不仅有利于局部软组织条件的改善，同时还能减轻创伤给身体造成的应激反应。然而过度延长手术前等待时间会对骨折复位及固定带来更大的困难，因为超过21天，骨折周围就已经开始出现增生的肉芽组织和激化的血肿，再进行手术就需要剥离更多的软组织，不仅延长了手术时间，更增加了手术切口坏死的发生率，同时还会严重影响踝关节功能的恢复，因此建议手术一般安排在骨折后7~14天内进行。

病例点评

对于Pilon骨折，干骺端一般粉碎严重，且多伴有严重的软组织伤，手术入路及固定方法较多。美国骨科医师学会（AAOS）根据以往经验最早总结了胫骨 Pilon 骨折的六大常用手术入路：内侧、前内侧、前外侧、外侧、后外侧、后内侧，但每一种手术入路均有其相应的适用范围和局限性。Msccan 等通过比较六种手术入路，提出直接手术入路的概念，即手术入路直接位于主要骨折块处。本病例采用前侧入路不仅易于骨折块的复位固定，同时又避开了内侧张力高处皮肤，减少术中软组织的损伤，术中选用 L 形解剖型接骨板及关节面塌陷处植骨为关节面解剖复位及后期骨愈合提供了坚强固定和基础条件。无论选择何种手术入路，都要根据患者骨折及软组织的特点不同及术者个人手术习惯而做出不同的选择。

Pilon 骨折患者术后早期的并发症主要有皮肤等软组织感染、坏死等。因此，术前要注意手术时机的选择，术中操作轻柔并注意无菌原则，避免对软组织过度的剥离与牵拉，术后晚期的并发症主要有踝关节活动受限、骨折不愈合、创伤性关节炎等。即术前不要过度等待时间，术中要注意骨折的解剖复位并适量植骨，术后早期要进行功能锻炼等。

参考文献

1. MCFERRAN M A, SMITH S W, BOULAS H J, et al. Complications encountered in the treatment of pilon fractures. J Orthop Trauma, 1992, 6(2): 195－200.

2. SCALEA T M, BOSWELL S A, SCOTT J D, et al. External fixation as a bridge to intramedullary nailing for patients with multiple injuries and with femur fractures: damage control orthopedics. J Trauma, 2000, 48(4): 613－623.

3. PAPE H C, HILDEBRAND F, PERTSCHY S, et al. Changes in the management of femoral shaft fractures in polytrauma patients: from early total care to damage control orthopedic surgery. J Trauma, 2002, 53(3): 452－462.

4. PATTERSON M J, COLE J D. Two-staged delayed open reduction and internal

fixation of severe pilon fractures. J Orthop Trauma, 1999, 13(2): 85 – 91.

5. SIRKIN M, SANDERS R, DIPASQUALE T, et al. A staged protocol for soft tissue management in the treatment of complex pilon fractures. J Orthop Trauma, 2004, 18 (8): S32 – S38.

6. MARSH J L, BONAR S, NEPOLA J V, et al. Use of an articulated external fixator for fractures of the tibial plafond. J Bone Joint Surg Am, 1995, 77(10): 1498 – 1509.

7. 高洪, 施慧鹏, 罗从风, 等. 带关节外固定架在高能量 Pilon 骨折治疗中的应用. 中华骨科杂志, 2003, 23(4): 216 – 219.

8. MCCANN P A, JACKSON M, MITCHELL S T, et al. Complications of definitive open reduction and internal fixation of pilon fractures of the distal tibia. Int Orthop, 2011, 35(3): 413 – 418.

9. GIORDANO C P, KOVAL K J. Treatment of fracture blisters: a prospective study of 53 cases. J Orthop Trauma, 1995, 9(2): 171 – 176.

10. ZHOU Y, CAI L, LU X, et al. The correlation of the morphological changes of ankle point and ankle joint function after surgery on the Ruedi-Allgouer type Ⅲ Pilon fracture: A case series study. Int J Surg, 2017, 44: 49 – 55.

（周方　司高）